# La brioche tue plus que le cholestérol

Dr Édouard Pélissier

# La brioche tue plus que le cholestérol

*Combattre l'inflammation*

Odile Jacob

15, rue Soufflot, 75005 Paris

www.odilejacob.fr

ISBN 978-2-7381-2795-2

*À Penelope, Emmanuelle, Diane, Ariane,*
*Pierre, Lila, Arthur, François, Anne-Catherine.*

# Pourquoi ce livre ?

Que ce livre soit écrit par un chirurgien pourra surprendre. En effet, en quoi le chirurgien peut-il être légitime à traiter du diabète, de l'athérosclérose, de la maladie d'Alzheimer, du régime alimentaire ou du stress ? N'est-il pas habituellement l'ultime maillon de la chaîne : celui qui intervient à la fin du processus de soin, après que les médecins généralistes et spécialistes ont déterminé la nature du mal ? Celui qui tranche, qui excise, qui résèque, ou qui répare, qui rapièce, ou qui raccommode, et non celui qui fait de la prévention ?

En fait, cela n'a rien d'étonnant. Le bon chirurgien ne se borne pas à traiter le « cas », la maladie ou l'organe, il soigne un malade, au moyen d'une technique très perfectionnée, qu'il est le seul à maîtriser, et il prend en considération cette personne dans son état de santé global. Cela est vrai pour toute chirurgie, et plus encore en chirurgies majeures, cancérologique ou cardio-vasculaire, qui sont des chirurgies à haut risque. Pour donner toutes ses chances au malade, il faut savoir évaluer au plus près le rapport bénéfice/risque et cette évaluation nécessite de bonnes connaissances médicales.

Même si le chirurgien prend l'avis des différents spécialistes médicaux qui l'entourent et en tient le plus grand compte, c'est à lui que revient la décision finale d'opérer. Il doit non seulement prendre la décision mais aussi en assurer la réalisation technique et en assumer les conséquences. Il doit donc avoir suffisamment de connaissances médicales pour intégrer les avis des différents spécialistes en un tout, qui est une sorte de modélisation du malade, que nous dénommons plus sobrement et de façon pragmatique dans notre jargon, le « terrain ». Si le terrain est défavorable, le risque, lors de l'intervention, est plus élevé.

Le bon chirurgien n'est pas qu'un bon opérateur ; il est avant tout un médecin. Un médecin qui maîtrise une technique de traitement hautement spécialisée, la chirurgie. Dans la réussite de l'entreprise chirurgicale, la part du raisonnement et de la réflexion ne vaut pas moins que celle de l'habileté manuelle : les mains sont des prolongements du cerveau. Si l'on adopte cette vision du chirurgien, on comprend qu'il puisse s'intéresser à d'autres aspects de la médecine que la seule technique chirurgicale.

Le chirurgien est aussi un humaniste. S'il peut paraître distant, parce qu'il a appris à maîtriser ses émotions pour garder son sang-froid en toutes circonstances, même les plus dramatiques, au fond de lui, il demeure sensible à la souffrance de ses semblables. Il s'efforce de réduire au minimum la douleur et de faciliter le retour à la vie normale ; ce que nous appelons la réhabilitation postopératoire.

Le chirurgien que je suis se pose aussi des questions, curieux, avide de connaissance ; toute mon activité est une quête de progrès. Avec l'expérience, en observant, j'ai compris que l'association fréquente entre plusieurs maladies, en apparence aussi différentes que le cancer, l'artérite, le diabète, la bronchite chronique, ou même la dépression, devait être due à un dénominateur commun. J'ai cherché à comprendre quel pouvait être ce dénominateur commun – étudié par d'autres spécialistes – et à en diffuser la connaissance, afin de mieux le combattre. C'est cette réflexion qui est à l'origine de ce livre.

En près de quatre décennies d'exercice de la chirurgie, et plus particulièrement de la chirurgie cancérologique, j'ai été frappé par la fréquence de certaines associations. Le cancer était volontiers associé aux maladies cardio-vasculaires, au diabète ou à la bronchite chronique. Il était évident que ces associations constituaient un facteur de mauvais pronostic. Ces malades sont plus fragiles, le risque opératoire est plus élevé, l'anesthésie plus risquée, les complications plus fréquentes, la cicatrisation plus aléatoire et la réhabilitation plus longue. Au staff – la réunion où l'on discute chaque cas avant de décider du choix thérapeutique –, on parle de terrain défavorable ou fragile. Sur un terrain parfois tellement fragile, il peut être difficile de faire un choix entre la prise de risques excessifs et l'abstention. Le terme « terrain » exprime bien ce que nous percevons comme l'état de l'organisme dans sa globalité. Nous savons très bien qu'un « mauvais terrain » est associé à un risque plus élevé de complications postopératoires et de mauvais résultat à long terme, voire à un risque majoré de décès. Il est aussi clair que ce mauvais terrain tient souvent aux mêmes facteurs : le plus souvent le tabac, l'alcool, l'obésité ou au contraire la dénutrition.

J'ai gardé en mémoire l'image de cet homme de la quarantaine, sympathique, éduqué, de bon milieu, mais triste et dépressif, accompagné de sa femme, jeune et belle, qui semblait distante. Il paraissait résigné. Il fumait beaucoup et buvait régulièrement du whisky. Il avait un cancer du gros intestin, pour lequel son médecin me l'avait adressé, et une artérite qui touchait l'aorte abdominale, pour laquelle il allait devoir être aussi opéré. Le problème était de décider quelle intervention il fallait pratiquer en premier : le cancer ou l'artérite ? Quelques mois après qu'il eut été opéré successivement des deux, les métastases sont apparues et le cancer a flambé.

Ou encore, cet homme de la cinquantaine, qui en paraissait vingt de plus, qui m'était adressé pour un cancer de l'œsophage. C'était un très gros fumeur, il était essoufflé au moindre mouvement, il graillonnait, il cracha plusieurs fois dans son mouchoir pendant la consultation. Il avait une bronchite chronique sévère et les épreuves fonctionnelles respiratoires étaient si mauvaises qu'on ne pouvait pas l'opérer. Ce qui m'a frappé, et dont je me souviens très clairement, c'est sa peau. Elle était grise, d'un gris de cendre et elle exhalait l'odeur du tabac. Sa peau comme ses poumons et tous ses organes étaient imprégnés des substances contenues dans la fumée de tabac, au point que son corps sentait le tabac froid. Le tabac était l'agent commun de la bronchite sévère et du cancer.

Je me souviens d'un autre homme, que j'avais opéré pour une artérite sévère. Son aorte était complètement obstruée, le sang n'irriguait plus correctement les membres inférieurs. Il aurait fallu la déboucher ou la remplacer par une prothèse – un tuyau en plastique tricoté – pour éviter l'amputation de la cuisse, mais il était tellement fragile que cette opération majeure ne pouvait être pratiquée. J'avais donc fait un pontage entre l'artère axillaire située au niveau de l'aisselle et l'artère fémorale à l'aine. Les deux artères étaient unies par un long tube prothétique qui cheminait sous la peau entre l'aisselle et l'aine. Cette technique de pontage est un procédé de sauvetage employé lorsque le patient ne peut manifestement pas supporter une intervention de plusieurs heures à ventre ouvert. Sa jambe fut sauvée ; mais quelques mois plus tard il est revenu me voir parce que des nodules avaient poussé sous la peau tout le long du pontage. J'ai prélevé un nodule et l'examen au microscope a montré qu'il s'agissait d'une métastase d'un cancer du poumon. Les cellules cancéreuses qui circulaient dans son sang étaient passées à travers les pores de la prothèse et avaient produit des greffes sous la peau, alors que le cancer du poumon ne s'était pas encore manifesté directement. Ces métastases révélaient le cancer. Le tabac était le facteur commun à l'artérite et au cancer.

Il était bien évident qu'il y avait un lien entre les différentes maladies qui frappaient ces hommes. Cette association entre certaines maladies, qui est un fait d'observation courante, est manifestement due à un facteur commun. Ce facteur commun c'est le plus souvent le tabac, l'alcool, la trop bonne chère, le diabète ou l'obésité ; qui sont fréquemment associés et qui forment ce mauvais terrain, dont nous savons qu'il est source des plus grandes difficultés pour ces malades et pour ceux qui les soignent. Mais nous ignorions quel était le mécanisme biologique qui faisait le lien.

Aujourd'hui, on sait que ce mécanisme commun, c'est l'inflammation systémique de bas grade. Les publications scientifiques sont de plus en plus nombreuses, qui font le lien entre l'inflammation à bas bruit de bas grade et ces maladies chroniques, qui sont de plus en plus fréquentes. Il est actuellement établi que l'inflammation chronique et le stress oxydatif qui lui est associé jouent un rôle de premier plan dans l'obésité, le diabète, les maladies cardiovasculaires, la bronchite chronique, l'arthrose, le cancer et les maladies dégénératives du système nerveux – maladies d'Alzheimer ou de Parkinson – et même la dépression, la cataracte ou le vieillissement de la peau.

Heureusement, les chercheurs ne se bornent pas à étudier l'inflammation systémique, ils étudient aussi les moyens de la prévenir ou de la combattre. Ces moyens sont nombreux, ils tiennent essentiellement au mode de vie que nous adoptons. Il y a des conduites à éviter et des conduites à suivre et il ne faut pas croire que c'est difficile ou contraignant : il y a une multitude de petites choses que nous ne ferions pas si nous savions combien elles peuvent être nuisibles et aussi une multitude de petites choses à faire que nous ignorons.

J'ai écrit ce livre pour aider les gens à savoir ce qu'il faut faire ou ne pas faire, afin de permettre à ceux qui voudront bien le lire d'en tirer avantage pour mieux se protéger contre ces maladies de civilisation qui touchent de plus en plus de monde, qui sont en grande partie inhérentes à notre mode de vie moderne et dont on peut se prémunir, sinon avec une garantie de réussite à cent pour cent, du moins avec de grandes chances de succès.

Ce livre est fondé sur une recherche bibliographique importante, basée uniquement sur des articles scientifiques de haut niveau ; l'essentiel de la documentation a été fait sur PubMed Central, la base de données des National Institutes of Health américains, ou dans des ouvrages médicaux reconnus.

PREMIÈRE PARTIE

# L'inflammation systémique : le dérèglement d'un système de protection

CHAPITRE PREMIER

# Inflammation systémique et stress oxydatif

L'inflammation est un moyen de défense de l'organisme contre les agressions diverses auxquelles il est exposé. L'inflammation aiguë au niveau d'une écharde ou d'une griffure traduit le combat des globules blancs contre les microbes.
L'inflammation systémique de bas grade est à l'inflammation aiguë ce que le terrorisme est à la guerre d'affrontement : elle évolue à bas bruit, sans manifestations bruyantes, dans tout le corps, et elle provoque des maladies, telles que diabète, infarctus, cancer, cataracte, maladie d'Alzheimer, dépression et autres.
Le stress oxydatif provoque la dégradation des protéines des membranes cellulaires et de l'ADN (acide désoxyribonucléique) de nos gènes et contribue à l'inflammation systémique.

## L'inflammation systémique

Nous ne vivons pas dans une bulle ; notre corps est en contact permanent avec l'environnement au niveau de la peau, des voies respiratoires et du tube digestif ; ce qui représente une surface de contact et d'échanges considérable avec le milieu ambiant. Nous sommes sans arrêt exposés aux agressions des micro-organismes et des substances chimiques, sur toute cette surface. Parmi ces trois appareils, la peau constitue à la fois la barrière la plus solide et la moins étendue, donc la moins aisément franchissable. Cependant, elle n'est pas totalement étanche, elle laisse passer certaines substances, puisqu'on peut administrer des médicaments par des patchs collés sur la peau. De la même façon, certains microbes, certains parasites, ou certaines substances chimiques peuvent la traverser ; mais à des doses minimes, sans rapport avec ce qui peut se passer au niveau des poumons ou de l'intestin.

Dans le poumon en effet, au niveau des alvéoles pulmonaires – sortes de petits sacs situés à l'extrémité des ramifications bronchiques terminales –, le sang n'est séparé de l'air que par une couche de cellules à travers laquelle se font les échanges gazeux : l'oxygène passe de l'air que l'on inspire au sang et le gaz carbonique passe du sang à l'air que l'on expire. C'est donc une barrière aisément franchissable par les gaz polluants et les particules de petite taille (0,1 à 0,5 micron) qu'ils véhiculent. Et, comme la surface totale dévolue aux échanges gazeux est d'environ 130 $m^2$, on peut imaginer que la quantité de molécules toxiques qui traversent la barrière est considérable. La pollution atmosphérique est actuellement un des deux principaux facteurs d'inflammation systémique avec l'obésité, et, aux effets toxiques de la pollution, s'ajoutent encore ceux des substances contenues dans la fumée du tabac.

La troisième zone de contact avec l'extérieur est l'intestin. Les cellules qui tapissent la paroi interne de l'intestin grêle sont disposées en villosités. Les villosités sont des formations microscopiques, que l'on pourrait comparer un peu, pour en avoir une représentation, aux tentacules des anémones de mer que l'on voit onduler au gré des courants, mais à l'échelle microscopique. Cette disposition augmente considérablement la surface d'absorption de la muqueuse intestinale, afin de nous permettre d'absorber les nutriments. Et, pour améliorer l'absorption, chaque cellule intestinale est coiffée d'une sorte de houppette de cils, qui augmente encore la surface. Finalement la surface d'absorption de l'intestin grêle est de l'ordre de 250 à 400 m². Ainsi, par l'intermédiaire de la peau, des poumons et de l'intestin, notre corps est en contact avec le milieu extérieur et exposé aux organismes et aux substances qu'il véhicule, par une surface d'échange de plusieurs centaines de mètres carrés.

Pour couronner le tout, le gros intestin contient environ 100 000 milliards de microbes ; 1 gramme de matières contenues dans le gros intestin contient environ 150 fois plus de bactéries qu'il y a d'habitants sur la planète. Cette flore intestinale est composée en grande partie de bactéries favorables, dont nous avons besoin, par exemple pour fabriquer de la vitamine K ou pour digérer la cellulose des fibres, que nous sommes incapables de dégrader par nos propres moyens. Mais elle comprend aussi des microbes méchants – pathogènes – qui peuvent nous attaquer dès que nous faiblissons.

Exposés comme nous le sommes aux microbes, qui peuvent nous attaquer en passant à travers les voies respiratoires, l'intestin ou même la peau, aux substances chimiques, aux radiations solaires ou aux blessures, nous ne pourrions pas survivre sans un système de défense. Ce système défensif, c'est l'immunité – un ensemble de phénomènes complexes, faisant intervenir une armée de cellules spécialisées, qui produisent des substances toxiques, destinées à combattre les agresseurs, mais qui peuvent être irritantes aussi pour nos cellules. L'inflammation est un des éléments de ce système de défense.

L'inflammation aiguë est le processus que l'on peut observer lorsqu'on se plante par mégarde une écharde dans un doigt ou lorsqu'on se fait griffer ou mordre par un chat. La zone rougit, enfle, devient chaude et douloureuse. Le combat contre les microbes, présents sur l'écharde ou déposés par les griffes ou les dents du chat, est assuré essentiellement par les globules blancs, qui affluent pour nous défendre, traversent la paroi des artérioles, qui devient perméable pour les laisser passer et, ce faisant, livre également passage au plasma – ce qui explique l'enflure. Les globules blancs tuent les microbes, en libérant des substances toxiques et ils les phagocytent, c'est-à-dire qu'ils les enserrent en formant des sortes de tentacules de façon à les engloutir. À la fin de la bataille, le pus qui s'écoule est formé par les cadavres des combattants des deux bords.

Dans ce combat, notre défense a été assurée par les cellules chargées de nous défendre. Ce sont essentiellement des globules blancs, dont il existe plusieurs types (neutrophiles, éosinophiles, monocytes, macrophages) et qui patrouillent dans le courant sanguin. Dans certains organes, il y a également des cellules spécialisées, qui assurent les mêmes fonctions que les globules blancs, dont elles sont d'ailleurs proches parentes, puisqu'elles dérivent des mêmes cellules originelles ; par exemple les cellules de Kupffer dans le foie ou les cellules microgliales dans le système nerveux. Toutes ces cellules disposent des mêmes armes : des substances inflammatoires – cytokines, chémokines, leucotriènes, prostaglandines, interleukines, ou TNF (*tumor necrosis factor*) – qui attaquent les intrus et agissent aussi comme des agents de communication, capables de provoquer la sécrétion d'autres substances, ou la production d'autres cellules combattantes. Lorsque tout se déroule normalement, l'organisme produit aussi des cytokines anti-inflammatoires ; un équilibre s'établit et le calme revient après la bataille ; le processus inflammatoire cesse.

Cependant, les choses ne sont pas toujours aussi simples que pour l'écharde. Un processus d'inflammation chronique peut évoluer à bas bruit, sans rougeur, ni enflure, ni douleur, sans même qu'un foyer quelconque soit apparent. L'inflammation chronique de bas grade évolue en silence dans l'organisme, sans foyer apparent ; elle diffuse partout, on dit qu'elle est systémique. L'inflammation systémique à bas bruit est en quelque sorte à l'inflammation aiguë ce que le terrorisme est à la guerre. Il n'y a pas de choc frontal, mais l'ennemi invisible infiltre le terrain, il est partout, il se fond dans la foule et agit à bas bruit. Globules blancs et substances inflammatoires sont présents dans les tissus, où ils provoquent des dégâts sur nos propres cellules – en quelque sorte des dommages collatéraux – sans qu'il y ait de foyer aigu visible. Cependant, on peut observer les globules blancs au microscope dans les tissus où siège l'inflammation, et les substances inflammatoires peuvent être dosées dans le sang.

Le point de départ de l'inflammation systémique peut être une infection qui ne guérit pas, comme un virus (herpès, VIH), une parodontite (inflammation des gencives), ou une irritation qui perdure, comme la fumée de cigarette ou la pollution atmosphérique, ou des particules microbiennes ou chimiques, qui ont traversé la barrière intestinale. Les causes sont nombreuses. Ce peut aussi être un excès d'acides gras, du fait d'une alimentation trop riche en graisses, ou un excès de sucre. L'obésité est par elle-même un facteur d'inflammation, parce que la graisse qui entoure l'intestin, et qui est responsable de ce que l'on nomme aimablement la brioche, libère des acides gras et sécrète des substances inflammatoires – les adipokines. L'épidémie d'obésité qui sévit actuellement dans les pays industrialisés, et plus particulièrement aux États-Unis, a atteint un tel niveau que, pour la première fois, la courbe de la durée de vie risque de s'inverser et que les générations à venir vivront moins longtemps que leurs parents. L'obésité et la pollution ambiante se renforcent mutuellement pour aggraver l'état d'inflammation.

## Le stress oxydatif

Le stress oxydatif correspond à la dégradation par oxydation des molécules de lipides et de protéines, qui forment les parois de nos cellules, et à la dégradation de notre ADN. En vieillissant, nous rouillons sous l'effet des radicaux libres, comme les boîtes de conserve. Les radiations ionisantes, les rayons ultraviolets, les polluants, le tabac, l'alcool sont les principaux fournisseurs de radicaux libres. Tous sont des agents qui majorent le stress oxydatif et accélèrent le vieillissement des tissus.

Ce n'est pas tout, car notre métabolisme étant un métabolisme aérobie – nous brûlons de l'oxygène comme une bougie ou un moteur à combustion –, il aboutit en bout de chaîne à la formation, entre autres sous-produits, de molécules appelées espèces réactives de l'oxygène ou ROS (*reactive oxygen species*), qui ont également le pouvoir d'oxyder les molécules de lipides et de protéines. Ainsi, même sans l'apport extérieur de radicaux libres, nous nous oxydons nous-mêmes en brûlant de l'oxygène. Les principales ROS issues de notre métabolisme sont le peroxyde d'hydrogène, le radical hydroxyle, l'anion superoxyde et l'oxygène singulet.

Ces molécules provoquent l'oxydation des lipides et des protéines qui constituent les membranes de nos cellules, entraînant ainsi des perturbations du métabolisme cellulaire. Elles altèrent aussi les protéines qui forment nos gènes, donnant naissance à des mutations, qui peuvent aboutir au cancer. Elles provoquent également l'oxydation des lipoprotéines LDL, qui sont à l'origine du mécanisme initial de la formation des plaques d'athérome dans les artères (voir chapitre 2, p. 26).

Radicaux libres et ROS sont responsables d'un des principaux mécanismes du vieillissement cellulaire. Au fur et à mesure que nous avançons en âge, que le moteur tourne, notre métabolisme accumule les ROS. Un certain nombre de divisions cellulaires ont pu donner naissance à des mutations ; les combats que nous avons menés contre les bactéries, les virus, les substances chimiques, ou les radiations, ont laissé des traces sur l'organisme. Le stress oxydatif augmente avec le vieillissement et s'accompagne d'un état d'inflammation systémique inévitable. Certains spécialistes ont ainsi proposé le terme *inflammaging*, contraction d'*inflammation* et d'*aging* (« vieillissement ») – l'anglais permet des raccourcis que le français n'autorise pas –, pour exprimer le fait que le vieillissement s'accompagne d'un état d'inflammation systémique de bas grade, en dehors même de toute maladie.

## Les responsables de l'inflammation systémique

L'alcool, le tabac et l'excès de graisses et de sucres sont les principaux facteurs d'inflammation systémique. L'ingestion d'un repas riche en sucres provoque un pic d'hyperglycémie et l'ingestion d'un repas riche en graisses provoque une forte élévation des lipides dans le sang. Ce glucose et ces acides gras doivent être métabolisés par les mitochondries – corpuscules intracellulaires sièges du métabolisme énergétique. L'excès de glucose ou d'acides gras ou des deux à la fois peut dépasser les capacités des mitochondries, aboutir à la formation de ROS en excès et majorer le stress oxydatif et l'inflammation. Ainsi, on a démontré qu'il y a une relation de proportionnalité directe entre l'élévation du glucose sanguin et la présence dans les urines de marqueurs de l'inflammation. Pour conceptualiser cette notion de ROS attaquant vos cellules chaque fois que vous mangez trop gras ou trop sucré, imaginez une nuée de moustiques ou un essaim de guêpes fondant sur vos cellules. Mémorisez cette image ; elle reviendra quelques fois dans le texte. C'est le traitement que vous infligez à vos cellules, chaque fois que vous mangez des chips, des biscuits, des barres chocolatées, des sucreries, ou tout autre aliment de ce type.

## Les moyens de protection

Nous disposons de deux types de moyens de défense contre les phénomènes d'oxydation. Nous avons d'une part des moyens propres à notre organisme, que sont certaines enzymes spécialisées aux noms barbares : superoxyde dismutase, catalase, glutathion peroxydase ou glutathion réductase, par exemple. D'autre part, l'alimentation peut nous apporter des antioxydants, dont certains agissent d'ailleurs comme des catalyseurs de ces enzymes. Les principaux antioxydants que nous apporte l'alimentation sont d'origine végétale ; ce sont les vitamines C et E, les caroténoïdes et les polyphénols. Ces substances se trouvent essentiellement dans les fruits et légumes, le thé et le vin rouge. Il y a aussi des minéraux qui jouent un rôle important par leur implication dans l'activité des enzymes antioxydantes, comme le zinc ou le sélénium.

Après avoir longtemps considéré les maladies comme des entités autonomes, on admet volontiers aujourd'hui que nombre d'entre elles ont un facteur commun : l'inflammation systémique de bas grade. D'ailleurs, nous savons par expérience depuis longtemps que certaines maladies sont volontiers associées entre elles, comme l'obésité et le diabète, ou le cancer et l'athérosclérose. L'athérosclérose n'est pas la seule maladie chronique inflammatoire, l'inflammation systémique est impliquée également dans l'obésité, le diabète, la bronchite chronique, l'arthrose, le cancer, les maladies neurodégénératives et même la dépression et la fatigue.

### Oxydation et radicaux libres

L'atome est formé d'un noyau – constitué de neutrons sans charge électrique et de protons chargés positivement – autour duquel gravite un nuage d'électrons chargés négativement. L'atome est stable lorsqu'il y a équilibre entre le nombre de protons et le nombre d'électrons. L'oxydation est une perte d'électrons.

L'union entre deux atomes pour former une molécule s'effectue par échange d'électrons. Lorsque la couche périphérique d'un atome n'est pas saturée en électrons, il tend à la saturer en captant les électrons des molécules voisines ; il est donc moins stable, plus réactif et participe plus facilement aux échanges.

C'est le cas des radicaux libres qui ont un électron célibataire sur leur couche périphérique. Ils s'unissent facilement en captant les électrons des molécules voisines. Ils sont très réactifs ; ils arrachent les électrons des autres molécules comme un voyou arracherait le sac d'une vieille dame. Ainsi, les molécules qui ont eu la malchance de rencontrer un radical libre sont oxydées en perdant un électron.

CHAPITRE 2

# Le cholestérol ne se dépose pas dans les artères…

L'image couramment véhiculée du cholestérol qui se dépose dans les artères est fausse. La formation de la plaque d'athérome qui obstrue partiellement l'artère est due à un processus inflammatoire et ce n'est pas cette obstruction par la plaque qui provoque l'infarctus. C'est la formation soudaine d'un caillot qui obstrue totalement l'artère. La formation du caillot est également la conséquence d'un phénomène inflammatoire.
Les principaux responsables de cette inflammation sont le tabac, l'excès de lipides et de sucre, la sédentarité et la brioche.

## La formation de la plaque d'athérome

Le cholestérol ne se dépose pas dans les artères, comme le calcaire dans les canalisations. La plaque d'athérome est une formation qui contient certes un cœur lipidique, mais aussi une gangue inflammatoire, qui l'entoure et qui est formée de cellules et de tissu fibreux, voire parfois de calcaire.

En effet, la formation de la plaque d'athérome résulte d'un processus inflammatoire complexe, que je vais tenter de résumer en simplifiant.

Lorsque la concentration de lipides dans le sang est élevée, le processus commence par la pénétration à travers la tunique interne de l'artère, ou endothélium, de lipoprotéines LDL (voir encadré) circulant dans le courant sanguin. La présence dans la paroi de ces LDL oxydées déclenche une réaction inflammatoire, au même titre que n'importe quel corps étranger, fût-ce un microbe ou une particule chimique. La réaction inflammatoire provoque un signal d'alerte au niveau de l'endothélium sous forme de molécules d'adhésion. Celles-ci attirent les globules blancs chargés de nos défenses, qui patrouillent dans le courant sanguin à la recherche d'intrus. Ils s'arrêtent, se collent à l'endothélium sous l'effet des molécules d'adhésion et pénètrent dans la paroi de l'artère. Certains de ces globules blancs se transforment alors en grands méchants, aptes au combat – les macrophages – qui attaquent les LDL. Ils les phagocytent, c'est-à-dire qu'ils forment des sortes de tentacules qui englobent ces intrus, ils les engloutissent et ils les digèrent. Ils en mangent tellement qu'ils se chargent de lipides et deviennent ce que l'on appelle des cellules spumeuses, qui forment le cœur lipidique de la future plaque. Les cellules musculaires lisses de la paroi artérielle participent à la réaction inflammatoire de défense, en englobant ce paquet de cellules spumeuses dans une sorte de gangue fibreuse, qui forme l'essentiel de la plaque. On voit bien que ce processus est bien plus complexe qu'un simple dépôt de cholestérol.

**LDL et HDL : cholestérol, un équilibre à surveiller**

Pour circuler dans le sang, qui est en phase aqueuse, les lipides sont unis à des protéines avec lesquelles ils forment les lipoprotéines. Il y a deux types principaux de lipoprotéines, les HDL (*high density lipoprotein*) et les LDL (*low density lipoprotein*), qui étant plus chargées en lipides sont moins denses.

Les LDL transportent les triglycérides du foie vers les cellules, où ils sont scindés en acides gras et cholestérol. Les acides gras sont brûlés pour fournir de l'énergie et l'excès est stocké dans le tissu graisseux. Mais les cellules étant incapables de dégrader le cholestérol, celui-ci est renvoyé vers le foie par les HDL pour être éliminé par la bile.

Les LDL qui transportent les lipides aux cellules sont désignées de façon un peu inexacte, car ce ne sont que des transporteurs, sous le terme de « mauvais cholestérol », alors que les HDL, qui ramènent le cholestérol en quelque sorte « à la casse », sont le « bon cholestérol ». Il est donc préférable d'avoir un taux sanguin plus élevé de HDL que de LDL.

## L'infarctus

La complication aiguë de la plaque d'athérome – l'infarctus du myocarde lorsque la plaque est située sur une artère coronaire – est due également à un phénomène inflammatoire. Contrairement à ce que l'on a longtemps pensé, le blocage de la circulation du sang dans une artère coronaire n'est pas dû à la simple obstruction de l'artère par le développement de la plaque. Au contraire, le rétrécissement progressif de l'artère entraîne le développement d'une circulation collatérale de suppléance, qui compense la diminution du flux sanguin dans l'artère.

C'est la formation soudaine d'un caillot qui obstrue complètement et brutalement le courant sanguin, qui provoque l'infarctus. Les substances inflammatoires produites en abondance par les cellules immunitaires, comprenant des enzymes qui détruisent les protéines (métallo-protéinases), provoquent l'ulcération de la plaque. Le contenu de la plaque riche en facteurs de coagulation, mis au contact du sang, provoque avec les plaquettes sanguines – corpuscules indispensables à la coagulation – la formation d'un caillot qui bouche l'artère. Les cellules du cœur dépendant de cette artère, privées d'oxygène, meurent : c'est l'infarctus. Comme la formation du caillot est soudaine, l'infarctus a le plus souvent un début brutal. Mais comme il est le résultat d'un processus inflammatoire qui dure depuis un certain temps, sa survenue peut être prévue par l'élévation des marqueurs de l'inflammation dans le sang, notamment par le dosage de la CRP (*C reactive protein*).

## Le cholestérol n'est pas un poison

Quel est le rôle du cholestérol dans tout cela ? Il joue probablement un rôle, mais il n'est pas le seul, ni le premier des acteurs. Il n'est qu'un membre de la troupe ; il ne fait probablement que traduire l'excès de lipides. Il ne suffit donc pas de s'attaquer à lui, en prenant des médicaments anticholestérol, pour se protéger. Il faut aussi et surtout combattre les autres causes d'inflammation, au premier rang desquelles figurent le tabac, les mauvaises graisses, l'excès de sucre et la surcharge de graisse abdominale – la brioche.

En effet, le cholestérol n'est pas un poison. C'est au contraire une molécule indispensable, car elle entre dans la constitution des membranes cellulaires et elle participe à de nombreuses réactions métaboliques ; elle entre notamment dans la composition des hormones sexuelles et de la vitamine D. Les réanimateurs savent que l'effondrement du taux de cholestérol est un signe de mauvais pronostic chez un malade en état critique, après une intervention chirurgicale majeure, un traumatisme ou tout autre état grave. La baisse du cholestérol chez les personnes âgées est associée à la dégradation des fonctions cérébrales et même à une augmentation de la mortalité. C'est pourquoi notre organisme fait tout pour le stocker plutôt que pour l'éliminer. En effet, nos lointains ancêtres préhistoriques avaient probablement plus souvent au menu des plantes que du gigot. Il était plus facile de cueillir des baies, des graines ou des racines, que d'attraper un cochon sauvage ; or le cholestérol provient des aliments d'origine animale. Par conséquent, l'organisme humain devait préserver plutôt qu'éliminer le précieux cholestérol. Nous avons hérité de ces mécanismes de stockage et nous continuons à stocker et à fabriquer le cholestérol, alors que notre alimentation est devenue trop riche.

Plus que le cholestérol proprement dit, c'est la dysfonction endothéliale – la dégradation de la fonction de l'endothélium –, due à l'inflammation, qui est à l'origine du processus initial de formation de la plaque d'athérome. La fonction de l'endothélium (la couche de cellules qui tapissent la paroi interne de l'artère, au contact du sang) est de faciliter l'écoulement du sang dans les vaisseaux, un peu comme une couche de silicone ou de téflon dans un tuyau ; à la différence qu'il s'agit ici d'une fonction active des cellules endothéliales. Si cette fonction est altérée, les cellules sanguines se collent à la paroi. C'est l'apparition de molécules d'adhésion qui piègent les globules blancs dans la paroi artérielle. Or la dysfonction endothéliale peut être due à d'autres facteurs d'inflammation que le cholestérol : le tabac, fort pourvoyeur de radicaux libres – les gros fumeurs n'ont pas besoin du cholestérol pour faire un infarctus –, le diabète, la graisse abdominale qui bombarde l'organisme de substances inflammatoires (voir chapitre 3), ou d'autres maladies plus rares, qui comportent une atteinte vasculaire de nature inflammatoire, sans que le cholestérol intervienne (maladie de Horton, périartérite noueuse, maladie de Buerger).

D'ailleurs, le risque d'être frappé par un infarctus ou de mourir de façon subite est élevé chez les personnes atteintes de maladies inflammatoires chroniques, comme la polyarthrite rhumatoïde ou le lupus érythémateux, sans qu'elles aient nécessairement un taux de cholestérol élevé. C'est l'état d'inflammation chronique qui provoque l'atteinte des vaisseaux.

Certains spécialistes, et non des moindres, tel le docteur Michel de Lorgeril, cardiologue et chercheur (voir encadré), considèrent même que le rôle du cholestérol dans la genèse de l'infarctus est – sauf dans des cas particuliers – pratiquement nul. Parmi tous les arguments qu'il expose dans un livre qui ne manque ni de punch ni d'humour, le plus frappant est que dans nombre d'essais sur l'efficacité des statines – famille de médicaments qui font baisser efficacement le cholestérol – les malades appartenant au groupe qui a reçu les statines voient leur cholestérol baisser, mais ne meurent pas moins que ceux du groupe témoin, qui ont reçu un placebo. Autrement dit, avec les statines le cholestérol baisse, mais les malades meurent autant ; ils meurent en quelque sorte guéris de leur hypercholestérolémie ! Ce qui donne à penser que le cholestérol ne serait pas le seul tueur.

### L'étude de Lyon

Lorgeril et ses collaborateurs ont réalisé une étude d'intervention, internationalement connue comme l'« étude de Lyon », dont les premiers résultats ont été publiés en 1994.
Dans cette étude, 605 patients, qui avaient déjà eu un infarctus du myocarde, ont été répartis en deux groupes : l'un à qui on recommandait le régime « prudent » en vigueur à l'époque (c'est-à-dire essentiellement pauvre en graisses) et l'autre à qui on recommandait de manger plus de fruits, de légumes et de poisson, de réduire la viande rouge et de remplacer le beurre par une margarine enrichie en oméga 3 ; c'est-à-dire un régime calqué sur le régime méditerranéen.
Au bout de vingt-sept mois, il y avait eu 73 % d'accidents coronariens en moins et 70 % de décès en moins dans le groupe au régime de type méditerranéen par comparaison au groupe contrôle, avec le régime « prudent » !

L'opinion de Michel de Lorgeril est minoritaire, la majorité des cardiologues considèrent que le cholestérol est un facteur important d'infarctus et qu'il est justifié de faire baisser sa concentration sanguine autant que possible par les statines. Je n'entrerai pas dans cette controverse de spécialistes, car je n'ai pas la compétence pour trancher et j'ai l'impression que la polémique va durer encore longtemps et fera encore couler beaucoup d'encre, avant que la réponse définitive soit établie. Cependant, le bon sens indique que, puisqu'il y a d'autres facteurs en cause, se contenter d'en combattre un – le cholestérol en l'occurrence – n'est pas logique. Il est aussi important de modifier son mode de vie : cesser de fumer, faire de l'exercice, perdre du poids, modifier son alimentation. Et sur ce point, tout le monde est d'accord ; même les inconditionnels du cholestérol bas et des statines.

## L'obésité abdominale

Dans un article intitulé « L'obésité abdominale : le cholestérol du XXI$^{e}$ siècle ? », Jean-Pierre Després et ses collègues de l'Institut du cœur de Québec font remarquer que, au Canada, la baisse du tabagisme ainsi que la meilleure prise en charge médicale de l'hypertension et du cholestérol n'ont pas fait diminuer l'incidence de la maladie des coronaires. Ils attribuent cela à la forte prévalence de l'obésité abdominale. Ils considèrent comme un facteur de risque important l'association de triglycérides élevés et d'un large tour de taille, qu'ils dénomment, par un raccourci que seul l'anglais permet, *hypertriglyceridemic waist.* Ils insistent sur le fait qu'il faut associer aux traitements classiques une prise en charge globale de l'hygiène de vie, notamment pour corriger la surcharge de graisse abdominale.

C'est l'inflammation chronique qui provoque la dysfonction endothéliale et l'hypercoagulabilité du sang et qui favorise aussi la survenue d'un trouble du rythme cardiaque, qui majore le risque d'arrêt cardiaque et de décès. Par conséquent, c'est l'inflammation qu'il faut combattre en priorité. L'excès de graisses saturées et surtout de graisses *trans*, l'excès d'oméga-6 – qui favorisent l'inflammation – par rapport aux oméga-3, qui sont anti-inflammatoires et qui protègent des troubles du rythme cardiaque (voir chapitre 12 – corps gras, p. 92), ainsi que l'obésité abdominale, ont au moins autant d'impact que le cholestérol, sinon plus.

Je pense à cet homme – un important chef d'entreprise – qui travaille beaucoup et doit avoir des déjeuners d'affaires quotidiens. Il a une stature impressionnante, accompagnée d'une belle brioche. Il a aussi « un peu de cholestérol », comme il dit, et il prend une statine pour le faire baisser ;

il se croit donc à l'abri. Cependant, s'il va effectivement normaliser son taux de cholestérol avec le traitement, il n'empêchera pas sa graisse abdominale de continuer à bombarder ses organes d'agents inflammatoires ; aussi bien ses artères, que son foie, ses muscles et son cerveau. Seul un changement radical de mode de vie pourrait inverser la situation. Il faudrait que son médecin lui explique que la brioche tue plus que le cholestérol ; mais cela demande plus de temps que de faire une prescription et plus de détermination de la part du patient, pour changer son mode de vie. Il est plus facile pour le médecin de prescrire et pour le malade de prendre un comprimé.

CHAPITRE 3

# L'obésité entretient l'inflammation

L'épidémie d'obésité qui frappe notre civilisation résulte du déséquilibre entre une activité physique insuffisante et une alimentation industrielle trop calorique et déséquilibrée. Perdre du poids passe par la reprise d'une activité physique et le retour à une alimentation naturelle et équilibrée.
Le tissu graisseux en excès produit un grand nombre de substances inflammatoires, qui entretiennent un état d'inflammation systémique, responsable de maladies aussi graves que le diabète, l'infarctus, ou le cancer.

L'obésité est une maladie en soi et, du fait de sa nature inflammatoire, la cause d'autres maladies graves, telles que diabète, athérosclérose, hypertension ou cancer. Dans les pays industrialisés, elle est devenue une véritable épidémie et par son impact sur l'incidence de ces maladies, elle risque d'entraîner dans les années à venir une baisse de l'espérance de vie, alors que celle-ci n'a jamais été aussi élevée que de nos jours.

L'obésité résulte d'un déséquilibre entre des apports énergétiques trop importants et des dépenses insuffisantes. L'alimentation occidentale moderne est trop riche en graisses et en sucres, alors que notre mode de vie est plutôt sédentaire.

L'excès de calories qui n'est pas dépensé par des efforts physiques est stocké sous forme de graisse. L'estimation d'un besoin énergétique moyen est forcément approximative. Pour fixer les idées, elle est généralement estimée à 2 200 calories par jour pour un homme sédentaire de 20 à 60 ans, 1 750 entre 60 et 75 ans et 1 500 après 75 ans. Pour la femme, ces valeurs sont respectivement de 1 800, 1 250 et 1 130 calories par jour. Ces chiffres expriment des moyennes, mais il est bien évident qu'une femme de grande taille et sportive pourra consommer plus et qu'un homme peu musclé et sédentaire devrait consommer moins.

## L'obésité, maladie de civilisation

L'homme primitif était un chasseur-cueilleur : pour obtenir sa nourriture il devait marcher des jours entiers dans une nature sauvage, dans des terrains accidentés, escalader des rochers, grimper dans les arbres, et dépenser ainsi beaucoup d'énergie. Aujourd'hui encore les membres des rares tribus isolées, vivant toujours de cette façon primitive, que nous voyons parfois dans un reportage télévisé, exhibent des corps musclés et dépourvus de graisse. Quand il y avait de la nourriture en abondance, à la belle saison, ou parce que la chasse avait été bonne, la petite tribu faisait bonne chère et accumulait de l'énergie sous forme de graisse, en prévision de jours moins heureux. Et elle devait repartir très vite à la recherche de nourriture ; il n'y avait ni supermarché ni réfrigérateur.

Même lorsqu'il s'est sédentarisé, l'homme a encore affronté la pénurie et les disettes pendant des millénaires. L'organisme humain s'est donc adapté à la pénurie et non à l'excès ; il a appris à stocker, à faire du gras, comme le font les animaux sauvages en période faste, en prévision de périodes moins fastes. Jusqu'au milieu du siècle dernier, le travail de production reposait encore sur l'effort physique. Cela ne fait guère plus d'un demi-siècle que, dans les pays industrialisés, la machine fait le travail pénible à la place de l'homme. Cependant notre organisme est toujours adapté à l'effort et à la pénurie et il continue de stocker.

Certains individus ont une aptitude génétique au surpoids – une inégalité métabolique –, ils font plus facilement des réserves que d'autres, résultat d'une meilleure adaptation à la pénurie de leurs ancêtres. Cette faculté, qui était autrefois un avantage pour la survie, est devenue un handicap dans notre société de surabondance, et ces personnes à qui « tout profite » doivent être encore plus vigilantes que d'autres. Les réserves plus importantes au niveau des fesses ou des cuisses des femmes qui étaient de bonnes reproductrices étaient destinées à emmagasiner de l'énergie, qui serait disponible pour préserver la reproduction et la préservation de l'espèce en période de disette. Les vénus paléolithiques qui, selon certains spécialistes, seraient des symboles de fécondité, avaient en général des rondeurs. Dans nos sociétés modernes, cette graisse est devenue objet de détestation, que l'on cherche à tout prix à faire disparaître ; ce qui est à l'origine d'un vaste et juteux marché de pilules, de crèmes et de chirurgie.

Aujourd'hui, la grande majorité des citadins passent le plus clair de leur temps assis dans un bureau, devant un ordinateur, se déplacent en voiture, en métro et en ascenseur et trouvent la nourriture en abondance dans les supermarchés. En outre, cette nourriture n'a rien à voir avec la nourriture naturelle primitive ; elle est trop riche en graisses, en sucres et en sel. Et c'est la nourriture industrielle, la plus accessible, la moins chère, celle qui demande le moins de temps de préparation, qui est la plus riche en graisses, en sucres et en sel. Si, en rentrant à la maison après une journée de travail, vous ingurgitez pizza, fromage, biscuits, ou autres nourritures industrielles, votre organisme ravi de cette aubaine, après avoir jeûné souvent depuis le matin, parce que le repas de midi a été escamoté, va stocker et faire du gras en prévision de la prochaine période de jeûne. Sauter un repas pour perdre du poids ou ne pas en prendre est une mauvaise idée, parce que l'organisme va stocker tout ce qu'il peut au repas suivant.

On est loin aujourd'hui de la nourriture frugale du chasseur-cueilleur, mais notre organisme, lui, n'a pas eu le temps de modifier son métabolisme. Pour éviter la prise de poids ou pour maigrir, il faut dépenser plus d'énergie par l'exercice et en accumuler moins en mangeant mieux. Nous verrons dans la deuxième partie, quels sont les aliments qu'il faut éviter et ceux qu'il faut privilégier.

## L'obésité, maladie inflammatoire

Le tissu adipeux a longtemps été considéré comme un simple organe de stockage d'énergie ; en effet, les cellules adipeuses se chargent de graisse en période d'abondance et cette graisse est utilisée pour fournir de l'énergie en période de manque. Les triglycérides en réserve sont alors scindés en acides gras et utilisés par le foie pour fabriquer le glucose nécessaire au fonctionnement des organes. Mais, en cas d'obésité, les acides gras sont libérés en excès dans la circulation sanguine et constituent un des facteurs de la résistance à l'insuline, qui aboutit à l'apparition du diabète de type 2 ; le plus fréquent.

À côté de cette fonction métabolique de stockage d'énergie, importante pour la survie de l'individu et la préservation de l'espèce, on sait maintenant que le tissu adipeux exerce une autre fonction tout aussi vitale en participant aux défenses immunitaires. Cette fonction, il l'exerce par l'intermédiaire de deux acteurs : d'une part, les macrophages – globules blancs chargés des défenses de l'organisme –, qui sécrètent des substances inflammatoires toxiques pour les microbes, mais aussi pour les autres cellules, et qui sont présents en abondance dans le tissu adipeux. D'autre part, les cellules graisseuses elles-mêmes, ou adipocytes, qui loin d'être de simples boules de graisse, sont de véritables glandes, qui produisent aussi bien des hormones que des substances inflammatoires – les adipokines.

Cette association de fonctions n'est en rien étonnante, puisque aussi bien les fonctions métaboliques qui gèrent l'énergie nécessaire à la vie que l'immunité qui est en charge de nos défenses sont toutes deux des mécanismes de survie. Le tissu adipeux joue donc un rôle aussi important que le foie ou les globules blancs. Il produit – aussi bien par ses propres cellules, que par l'intermédiaire des macrophages – une grande quantité de cytokines inflammatoires.

Les adipocytes produisent aussi des hormones. L'une d'entre elles – la leptine – est particulièrement remarquable. Elle agit au niveau de l'hypothalamus – sorte de centre de contrôle de nombreuses fonctions vitales, situé à la base du cerveau – en lui donnant le signal inverse de la sensation de faim : elle indique au cerveau qu'il faut cesser de manger. Or on constate qu'elle est présente en abondance dans le sang des obèses, mais malheureusement le message ne passe pas ; comme si les obèses avaient développé une résistance à la leptine. En outre, comme la leptine perturbe la consommation de glucose induite par l'insuline, elle participe à la résistance à l'insuline qui est le mécanisme essentiel du diabète de type 2. La leptine joue également un rôle stimulant de la fonction immunitaire ; elle provoque ainsi l'activation des globules blancs et contribue à majorer l'inflammation.

Dans le tissu adipeux des sujets obèses, les macrophages sont très abondants (ils peuvent représenter jusqu'à 40 % de l'ensemble des cellules, contre 10 % chez les sujets minces) et la concentration en adipokines inflammatoires y est aussi anormalement élevée. C'est-à-dire que le seul fait d'être obèse s'accompagne d'un état inflammatoire chronique, à bas bruit, qui a des conséquences délétères pour les autres organes ; exposant notamment au diabète et aux maladies cardio-vasculaires.

## La graisse abdominale, facteur d'inflammation

C'est la graisse viscérale, c'est-à-dire la graisse qui entoure les viscères abdominaux, celle qui est responsable de la brioche, surtout chez les hommes, qui est la plus impliquée dans l'inflammation ; alors que la graisse des hanches et des fesses, typiquement féminine, a plutôt un effet protecteur. Le rôle péjoratif de la graisse abdominale, reconnu dès 1947 par le professeur Jean Vague de Marseille, n'a été couramment admis par la communauté médicale internationale que dans les années 1980. Les choses n'évoluent pas vite en médecine ! Depuis, plusieurs études ayant inclus des milliers de patients ont confirmé la validité de ce concept. Il a été confirmé encore récemment par les chercheurs de l'équipe de Susan Sam de l'Université de l'Illinois, qui ont comparé l'épaisseur de la graisse abdominale, évaluée par scanner, et la concentration sanguine en marqueurs de l'inflammation, chez 382 patients suivis pour diabète. Ils ont confirmé que plus la graisse viscérale est développée, plus la concentration en marqueurs de l'inflammation est élevée. La graisse abdominale entretient l'inflammation systémique et constitue un facteur de risque d'infarctus aussi puissant que le cholestérol. Traiter l'excès de cholestérol par des médicaments ne sert à rien si l'on ne fait pas un effort pour faire fondre cette graisse, en modifiant son alimentation et en bougeant !

### Calculer son indice de masse corporelle

L'indice de masse corporelle ou IMC, ou encore BMI (de l'anglais *body mass index*) exprime la proportion du poids par rapport à la surface corporelle ; il se calcule simplement par la formule suivante :

$BMI = P/T^2$

où P est le poids en kilos et T la taille en mètres.

Autrement dit, en multipliant la taille en mètres par elle-même et en divisant le poids en kilos par le chiffre obtenu. Par exemple pour un sujet pesant 70 kilos et mesurant 1,70 mètre, le BMI est : 70 divisé par (1,70 × 1,70) = 24,22 $kg/m^2$.

Les valeurs de référence du BMI sont les suivantes :

- inférieur à 16 : sous-nutrition sévère ;
- de 16 à 18 : sous-nutrition modérée ;
- de 19 à 24 : normal ;
- de 25 à 30 : surpoids ;
- de 30 à 40 : obésité modérée ;
- plus de 40 : obésité morbide.

Ainsi, pour le même sujet de 1,70 mètre, le surpoids commence à 72 kilos, l'obésité à 87 kilos et l'obésité morbide à 115 kilos.

La mesure du périmètre abdominal est une façon simple, accessible à tous, d'évaluer la graisse viscérale. On mesure le périmètre abdominal avec un mètre ruban à hauteur de l'ombilic, en expiration. La normale est de 85 à 90 centimètres chez la femme et 93 à 100 centimètres chez l'homme. Le périmètre abdominal est corrélé au risque cardio-vasculaire, ce qui signifie que plus le périmètre abdominal dépasse la norme, plus le risque de maladies cardio-vasculaires est élevé. Sa mesure est le moyen le plus simple, à la portée de tous, de savoir si on est trop gros. Munissez-vous d'un mètre ruban et vous saurez tout de suite si vous devez ou non prendre les dispositions qui s'imposent, pour ne pas vous exposer à un risque majoré d'infarctus et autres maladies inflammatoires.

**Masse maigre, masse grasse et impédancemètre**

Le BMI a ses limites car il ne permet pas de distinguer la part qui revient à la graisse et celle de la masse maigre, du muscle. Ainsi, un robuste rugbyman peut avoir un BMI supérieur à la normale sans excès de graisse, son poids correspondant à la masse de muscles, et inversement une femme mince, ou une personne âgée, avec un BMI normal peut être une « fausse maigre » et avoir une proportion de graisse plus élevée parce qu'elle a peu de muscles.

Pour déterminer les proportions respectives de la masse maigre et de la masse grasse, on utilise un impédancemètre. Le principe de cet appareil est basé sur le fait que la graisse conduit moins bien le courant électrique que les tissus maigres, qui sont plus riches en eau et plus conducteurs. On trouve des impédancemètres dans le commerce, au rayon des pèse-personnes.

Le pourcentage de masse grasse doit se situer idéalement aux alentours de 15-20 % chez l'homme et 22-28 % chez la femme. Certains appareils indiquent la valeur souhaitable en fonction de l'âge et du sexe de la personne.

CHAPITRE 4

# Le diabète est une maladie inflammatoire

L'incidence du diabète de type 2 est en augmentation dans le monde, parallèlement à celle de l'obésité. Le diabète est une maladie inflammatoire.

Normalement, l'insuline intime l'ordre au muscle de capter le glucose et au foie de cesser d'en produire pour faire baisser le taux de sucre dans le sang. Mais la graisse abdominale périviscérale – la brioche – libère des molécules inflammatoires et des acides gras, qui bloquent la transmission du message ; ce qui aboutit à l'augmentation du taux de sucre dans le sang.

La prévention du diabète passe par l'adoption d'une meilleure hygiène de vie, basée sur l'alimentation anti-inflammatoire et l'activité physique.

Le diabète sucré est caractérisé par une augmentation de la concentration de glucose dans le sang ; sa concentration normale (glycémie) est de 1 g/l et le diabète est défini par une glycémie supérieure à 1,26 g/l. C'est une maladie grave, en raison des complications provoquées par l'action du glucose sur les tissus (voir encadré). En effet, bien que le glucose soit notre carburant, la molécule qui nous fournit l'énergie, dont nous ne pouvons pas nous passer, il est toxique à forte dose. Il altère les protéines qui constituent nos tissus par une réaction dite de glycation (voir encadré). C'est pourquoi sa concentration sanguine doit être constante et ne pas dépasser le seuil de 1 g/l. Notre organisme est doté d'un dispositif de régulation, qui permet à la fois d'assurer un apport suffisant aux organes et d'éviter les effets délétères d'un excès. Dans les conditions courantes, la régulation est assurée essentiellement par deux hormones, l'insuline et le glucagon.

### Réaction de Maillard et glycation des protéines

Louis Camille Maillard a décrit au début du siècle précédent une réaction qui intervient entre protéines et sucres à température élevée. C'est elle qui donne le goût, l'arôme et la couleur brune des aliments grillés, mais qui aboutit aussi à la formation de dérivés toxiques.

Chez les diabétiques, le glucose en excès dans le sang réagit de façon comparable avec les protéines de l'organisme. La glycation des protéines aboutit à la formation de substances dénommées AGE (*advanced glycation end-products*). Les AGE suscitent la formation de liaisons chimiques entre protéines, qui sont responsables de leur déformation et de la perte de leurs qualités.

C'est par exemple l'altération des protéines du cristallin qui est responsable de la cataracte et celle du collagène qui est responsable du vieillissement de la peau. Les AGE se forment aussi en l'absence de diabète au cours du vieillissement et participent au stress oxydatif et à l'inflammation systémique.

**Les effets du glucose sur les vaisseaux et les nerfs**

L'excès de glucose et les AGE détériorent les parois des grosses artères et des artérioles qui irriguent tous les organes : l'infarctus du myocarde est la première cause de mortalité chez le diabétique. Le diabète peut aussi entraîner une altération directe du muscle cardiaque – la cardiomyopathie –, responsable d'une insuffisance cardiaque. L'atteinte des vaisseaux cérébraux est à l'origine de l'accident vasculaire cérébral. L'atteinte des artères du rein provoque l'hypertension artérielle et l'insuffisance rénale. L'artérite touche également les membres inférieurs. L'atteinte des vaisseaux microscopiques de la rétine provoque la rétinite diabétique.

Le glucose est toxique pour les nerfs, dont il provoque une dégénérescence progressive. La névrite diabétique touche d'abord les nerfs sensitifs et provoque d'abord une insensibilité, qui expose le malade à se blesser sans s'en rendre compte. L'association de l'atteinte nerveuse et de l'atteinte microvasculaire provoque au niveau du pied, des lésions complexes, associant des ulcérations qui cicatrisent mal et une décalcification osseuse.

## Deux types de diabète sucré

Après un repas, les glucides complexes – du pain ou des pâtes par exemple – sont scindés dans le tube digestif en sucres simples, qui traversent la paroi intestinale et passent dans le sang. Pour éviter que la concentration de glucose augmente (hyperglycémie), l'insuline intervient en agissant au niveau du muscle et du foie. Elle provoque la captation du glucose par le muscle, où il est consommé si nous bougeons, ou dans le cas contraire mis en réserve sous forme de glycogène en vue d'une utilisation ultérieure. Au niveau du foie, l'insuline induit une diminution de la fabrication du glucose que le foie produisait pendant le jeûne pour maintenir la glycémie à un niveau constant.

Pendant les heures de jeûne en effet, c'est le glucagon qui stimule la fabrication de glucose par le foie, pour assurer une concentration sanguine suffisante, indispensable au fonctionnement des organes gros consommateurs et notamment du cerveau – le plus gros consommateur –, de l'œil, du rein, de l'intestin ou de la peau. Le foie libère du glucose à partir du glycogène qu'il a en réserve et en fabrique si besoin, en utilisant l'énergie fournie par les lipides stockés dans le tissu graisseux, détruisant ainsi des graisses.

Les hormones sont des messagers. L'insuline ordonne aux cellules musculaires de se réveiller et de capter le glucose en excès et aux cellules hépatiques, au contraire, de cesser la production de glucose. Le diabète sucré est la conséquence d'un trouble sévère de ce mécanisme.

Il existe deux types de diabète sucré. Le diabète de type 1, dans lequel la sécrétion d'insuline par les cellules bêta du pancréas est insuffisante – l'ordre n'est donc pas émis –, c'est le moins fréquent. Dans le diabète de type 2, il y a encore de l'insuline, mais les organes cibles demeurent insensibles à ses effets – l'ordre n'est pas exécuté. C'est le diabète de type 2 qui concerne le plus de monde (environ 90 % des cas de diabète) et qui devient un problème majeur de santé publique, parce qu'il est en constante augmentation, parallèlement à l'obésité.

Son mécanisme fait une large part à l'inflammation systémique. Tout commence par ce que l'on appelle la résistance à l'insuline : l'insuline est présente, mais le muscle et le foie demeurent insensibles à son message. Pendant des années, les cellules bêta du pancréas continuent à sécréter de l'insuline, mais celle-ci ne produit pas son effet. Non seulement il y a de l'insuline, mais elle est en excès (hyperinsulinémie), parce que les cellules bêta augmentent la production pour tenter de forcer le message à passer. À la longue, elles s'épuisent et finissent par ne plus en produire.

Tant que la surproduction d'insuline compense la résistance des cellules cibles, le diabète n'est pas apparent ; la glycémie est à peu près normale et il faut des tests de sensibilisation pour mettre en évidence l'anomalie. Or la surabondance d'insuline est un facteur d'inflammation, qui favorise l'hypertension artérielle et le cancer. Cet état de résistance à l'insuline s'accompagne volontiers d'autres anomalies dont l'association forme ce que l'on appelle le syndrome métabolique : obésité abdominale, augmentation du taux sanguin de triglycérides (supérieure à 1,5 g/l), hypertension artérielle, glycémie supérieure ou égale à 1,1 g/l, diminution du taux de HDL, le « bon cholestérol ». Le syndrome métabolique est fréquent et mérite d'être pris au sérieux.

## La résistance à l'insuline

La résistance à l'insuline est en rapport avec l'inflammation systémique. Elle est due simplement – simplement si l'on peut dire, parce que le mécanisme biochimique à l'échelon de la cellule est très complexe – à un défaut de transmission du message de l'insuline aux cellules cibles : le message ne les atteint pas. La transmission du message de l'insuline est bloquée par certaines molécules inflammatoires, notamment le TNFα, et par les acides gras libres. C'est la graisse abdominale qui libère le TNFα et les acides gras dans la circulation. Ceux-ci interviennent autant en bloquant la transmission du message de l'insuline, qu'en entretenant la fabrication de glucose dans le foie, dans lequel ils se déversent directement par la veine porte. L'inflammation du tissu adipeux est encore aggravée par la pollution de l'environnement, car la plupart des produits polluants sont liposolubles et se fixent préférentiellement dans le tissu adipeux. La pollution pourrait ainsi contribuer avec l'épidémie d'obésité à aggraver l'épidémie de diabète.

Comme la résistance à l'insuline précède de plusieurs années l'apparition du diabète, c'est l'inflammation systémique qu'il faut prévenir, en adoptant une hygiène de vie anti-inflammatoire, sans attendre que les troubles apparaissent. Cette hygiène de vie est basée sur le choix d'une alimentation anti-inflammatoire, que nous verrons dans la deuxième partie et sur l'exercice, qui stimule la consommation de glucose par les muscles. Bien sûr, il y a également une participation de l'hérédité et les personnes qui ont des diabétiques parmi leurs ascendants sont plus à risque que d'autres ; raison de plus pour qu'elles adoptent ces mesures préventivement (voir encadré).

### Le cas des Indiens pimas

Les Indiens pimas ont une prédisposition génétique au diabète. Cependant, au début du siècle précédent, avec leur mode de vie traditionnel, ils étaient peu touchés, alors que l'incidence du diabète a atteint des niveaux très élevés depuis qu'ils vivent dans des réserves, avec sédentarité, régime alimentaire déséquilibré et alcoolisme – autant de facteurs d'inflammation systémique.

Au contraire, un groupe d'Indiens pimas qui s'est séparé des autres depuis quelques siècles, et qui vit au Mexique, est moins touché parce qu'il a conservé son mode de vie traditionnel, bien que ses membres partagent avec les Pimas d'Amérique du Nord le même patrimoine génétique.

CHAPITRE 5

# L'inflammation est une cause de cancer

Il est déjà établi que 15 à 20 % des cancers sont d'origine inflammatoire, et les études mettant en évidence un lien entre inflammation chronique et cancer se multiplient.
Le processus inflammatoire génère dans les tissus un cycle qui fait alterner des phases de dégradation et de réparation. Des altérations de l'ADN peuvent se produire au cours des phases de dégradation et les phases de réparation favorisent la croissance des cellules tumorales et la formation de néovaisseaux, ou angiogenèse, qui contribuent au développement tumoral.

Dès 1863, Rudolf Virchow, célèbre pathologiste berlinois, avait fait le lien entre cancer et inflammation. Il avait remarqué la ressemblance entre l'aspect microscopique des tissus inflammatoires et des tissus cancéreux. L'hypothèse n'a pas été développée, probablement parce que les moyens de la science de l'époque ne le permettaient pas, ou tout simplement parce qu'on a souvent tort d'avoir raison avant les autres. Quoi qu'il en soit, pendant plus d'un siècle, on a bien séparé les processus tumoraux des processus inflammatoires. Pourtant la cancérisation de certains processus inflammatoires chroniques était connue depuis longtemps, comme la survenue du cancer au niveau des fistules chroniques, c'est-à-dire des orifices par où s'écoule le pus d'une infection qui traîne pendant des années, comme c'était le cas avant l'ère des antibiotiques.

Plus récemment, l'hypothèse d'un lien entre cancer et inflammation a été relancée sur la base d'arguments scientifiques plus forts, grâce aux progrès fantastiques de la biologie. En 2002, un article publié par Lisa Coussens et Zena Werb, de l'Institut de recherche sur le cancer de San Francisco, dans la prestigieuse revue *Nature*, a bien démontré le lien qui existe entre inflammation et cancer. Il est actuellement établi qu'environ 15 à 20 % des cancers de l'adulte sont certainement d'origine inflammatoire, et les publications de recherches tendant à montrer que cette relation entre cancer et inflammation serait en cause de façon plus générale se multiplient.

## Le rôle de l'inflammation

On sait que l'incidence du cancer augmente avec l'âge – la majorité des cancers surviennent après 65 ans – et, comme le vieillissement s'accompagne d'un état inflammatoire chronique à bas bruit – *inflammaging* –, le lien entre les deux n'est probablement pas une simple coïncidence. On sait que l'obésité augmente le risque de cancer par le biais de l'inflammation systémique qu'elle entretient, comme elle favorise les autres maladies chroniques inflammatoires. On sait que les personnes qui prennent des anti-inflammatoires au long cours pour diverses raisons ont moins de risques d'avoir un cancer. On sait depuis plusieurs années que l'aspirine, qui est un anti-inflammatoire, fait diminuer le nombre et la taille des polypes intestinaux et réduit le risque de cancer du côlon, et on a constaté tout récemment que les sujets qui prennent quotidiennement de l'aspirine en prévention de complications cardio-vasculaires ont également moins de risques de mourir d'autres types de cancers que le cancer de l'intestin. On sait depuis longtemps que les maladies inflammatoires chroniques de l'intestin – maladie de Crohn et rectocolite hémorragique – exposent à la transformation cancéreuse, même chez des sujets jeunes. Le redoutable cancer du pancréas, lui aussi, est favorisé par la pancréatite chronique.

L'origine infectieuse de plusieurs cancers est bien établie. L'infection chronique par certains virus, comme le VIH ou le virus herpès, favorise le cancer. Les hépatites virales chroniques B et C exposent au cancer du foie. Le cancer du col de l'utérus est dû à l'infection par un papillomavirus, contre lequel un vaccin existe depuis quelques années ; ainsi la prévention du cancer du col de l'utérus passe actuellement par la vaccination, comme la prévention de la grippe ou du tétanos ! On sait depuis peu que c'est un microbe qui provoque l'inflammation chronique de la muqueuse gastrique – la gastrite – sur laquelle se développe le cancer de l'estomac (voir encadré). Le cancer se développe aussi sur des lésions inflammatoires chroniques provoquées par un parasite (voir encadré).

### *Helicobacter pylori*

La connaissance de l'origine microbienne des cancers de l'estomac est récente. La présence du microbe *Helicobacter pylori* dans l'estomac de sujets atteints d'ulcère n'a été découverte qu'en 1982 et a valu le prix Nobel à ses découvreurs, les Australiens Warren et Marshall. Jusque-là l'ulcère d'estomac n'était pas du tout rattaché à un processus infectieux, et on pensait même qu'aucun microbe ne pouvait survivre dans le milieu acide de l'estomac. Or *Helicobacter* vit dans la muqueuse gastrique qu'il attaque.
Quelques années plus tard, on a compris que ce microbe provoque aussi le cancer de l'estomac, par le biais de l'inflammation chronique de la muqueuse gastrique, dont il est responsable.

### La schistosomiase

Les larves d'un petit ver – *Schistosomia haematobium* – portées par un petit escargot, qui vit dans les cours d'eau dans les zones tropicales et subtropicales, peuvent pénétrer à travers la peau lorsqu'on se baigne ou simplement en marchant dans l'eau de ces cours d'eau. Elles migrent ensuite et peuvent se fixer au niveau de la vessie et de l'intestin, où elles provoquent un état inflammatoire chronique, qui peut aboutir à un cancer de ces organes.

Nombre de cancers se développent sur des lésions inflammatoires provoquées par des agents chimiques : les poussières d'amiante provoquent le cancer de la plèvre, certains produits chimiques utilisés dans l'industrie provoquent le cancer de la vessie. Le reflux chronique du liquide gastrique acide dans l'œsophage provoque une inflammation (œsophagite) qui se complique de cancérisation (voir encadré). Au niveau du poumon, c'est l'inflammation, provoquée par le tabac et les polluants atmosphériques, qui engendre aussi bien la bronchite chronique que le cancer. La brûlure provoquée par les rayons ultraviolets a fait exploser l'incidence des cancers de la peau, avec la mode du bronzage.

**Adénocarcinome de l'œsophage**

Alors même que le cancer de l'estomac est en diminution dans les pays occidentaux, du fait des méthodes modernes de conservation des aliments et d'une meilleure hygiène, on constate une augmentation massive de l'incidence d'un autre cancer proche : l'adénocarcinome de l'œsophage.

Ce cancer se développe sur une inflammation chronique de la muqueuse œsophagienne, due à l'irritation que provoque le reflux du contenu acide de l'estomac au niveau de l'œsophage. Ce reflux gastro-œsophagien, couramment assimilé à la hernie hiatale, se traduit par des brûlures d'estomac.

L'augmentation de l'incidence de ce cancer est liée à l'augmentation de l'obésité, qui agit à la fois en aggravant le reflux, du fait de l'augmentation de la pression dans l'abdomen, et en entretenant un état d'inflammation systémique.

## Un mode de vie inflammatoire

L'alcool et le tabac sont les premiers pourvoyeurs de cancers : cancer de la bouche, de la gorge, du poumon et de l'œsophage, parce que ces organes sont au contact direct des produits cancérogènes présents dans la fumée et dilués dans la salive. De la même façon que le tabac noircit les dents, il « brûle » les cellules des muqueuses. Comme les substances cancérogènes contenues dans la fumée passent dans le sang, puis sont éliminées par les urines et par les sécrétions glandulaires, elles provoquent aussi les cancers du rein et des voies urinaires, du pancréas et du sein.

L'obésité est facteur de cancer, par l'état d'inflammation systémique qu'elle entretient ; on estime qu'elle est responsable de 14 % des décès par cancer chez les hommes et 20 % chez les femmes. D'une façon générale, la forte consommation calorique, facteur de stress oxydatif et d'inflammation, est cancérogène. La forte consommation de graisses animales et de viande favorise le cancer du côlon, du pancréas, de la prostate, du sein, de l'ovaire et de l'utérus. Puis viennent les fortes consommations de sucres et de laitages.

CHAPITRE 6

# La broncho-pneumopathie chronique obstructive, ou BPCO

La BPCO est la conséquence des lésions provoquées au niveau des bronches et des alvéoles pulmonaires, par l'inflammation due aux gaz toxiques, dont la fumée de tabac est le plus commun.
L'inflammation bronchopulmonaire et le défaut d'oxygénation des autres tissus entretiennent un état d'inflammation systémique, qui touche les autres organes et qui est responsable de l'incidence élevée des autres maladies inflammatoires, comme l'hypertension artérielle, le diabète, l'infarctus du myocarde, le cancer du poumon, l'anémie, l'ostéoporose et même la dépression.

L'inflammation chronique des voies respiratoires est due aux effets toxiques des gaz sur les cellules des bronches et des alvéoles pulmonaires. C'est la fumée de cigarette qui est le plus grand pourvoyeur de bronchite chronique, ou plus précisément de broncho-pneumopathie chronique obstructive (BPCO), par son effet irritant sur les cellules des voies respiratoires. La fumée de cigarette apporte des milliards de radicaux libres par bouffée et elle contient environ 4 700 composés chimiques réactifs, responsables d'un stress oxydatif intense, qui dépasse les moyens de défense antioxydants de l'organisme et génère l'inflammation. En dehors du tabagisme, certaines professions exposent à un risque qui résulte de l'inhalation de gaz dans la sidérurgie, de particules minérales dans le secteur minier ou le ciment, de poussières dans le bois ou le textile ou de particules d'huiles dans l'industrie.

### Les lésions de la BPCO (broncho-pneumopathie chronique obstructive)

La BPCO est une maladie inflammatoire bronchopulmonaire, caractérisée par une diminution des débits respiratoires. Normalement l'air inspiré, mis au contact du sang dans les alvéoles pulmonaires, apporte de l'oxygène au sang, et l'air expiré se charge du gaz carbonique du sang pour le rejeter dans l'atmosphère.

Les échanges entre sang et air se font au niveau des alvéoles pulmonaires, où air et sang ne sont séparés que par la mince paroi des capillaires. Dans la BPCO, l'expiration est déficiente, l'air stagne dans le poumon, le renouvellement est insuffisant ; il en résulte un manque d'oxygène dans tous les tissus.

C'est la destruction des alvéoles pulmonaires et la perte d'élasticité des tissus qui provoquent la diminution des flux respiratoires. En effet, l'inspiration est un mécanisme actif par abaissement du diaphragme, alors que l'expiration est un mécanisme passif : c'est grâce à son élasticité que le poumon chasse l'air des alvéoles vers l'extérieur.

Dans la BPCO, le poumon ayant perdu son élasticité, du fait de la destruction des fibres élastiques par l'inflammation, le débit expiratoire est ralenti et l'air stagne dans les poumons. En outre, les cellules de la paroi bronchique enflammées sécrètent du mucus en abondance.

## Cette bronchite n'a rien de banal

Autant on craint l'infarctus ou le cancer, autant on sous-estime ce qui n'est *a priori* qu'une bronchite, c'est-à-dire quelque chose de bien banal. C'est une erreur, car cette maladie n'est pas une bronchite banale ; elle est fréquente et grave. C'est la deuxième cause d'invalidité et la quatrième cause de décès dans le monde et elle est responsable de 17 000 décès par an en France.

L'inflammation des bronches, provoquée par la fumée ou les particules, se traduit par l'arrivée de globules blancs qui affluent sur le site de l'agression pour nous défendre. Ces cellules libèrent des radicaux libres, qui ajoutent leurs effets oxydants à ceux des radicaux libres de la fumée et des cytokines inflammatoires destinées à combattre l'adversaire. Celles-ci sont efficaces contre les microbes, mais sans effet sur des substances chimiques et en fait elles attaquent nos propres cellules.

La maladie est grave, parce qu'elle entraîne un défaut d'oxygénation. Le manque d'oxygène se traduit par un essoufflement au moindre effort et retentit sur tout l'organisme. L'inflammation chronique ne reste pas localisée aux bronches, mais se généralise et crée un état d'inflammation systémique à bas bruit. Le défaut d'oxygénation entraîne une souffrance de tous les tissus et notamment des cellules adipeuses, qui augmentent leur production de cytokines inflammatoires et majorent l'état d'inflammation chronique. C'est en raison de cet état d'inflammation systémique, que les malades atteints de BPCO ont plus de risques d'avoir de l'hypertension artérielle, du diabète, un infarctus du myocarde, un cancer, de l'anémie, de l'ostéoporose et même de la dépression. La BPCO entraîne une limitation de la mobilité, altère la qualité de vie, fragilise l'organisme et provoque même une dégradation des muscles, avec une diminution de la tolérance à l'effort. À un stade avancé, elle s'accompagne d'un amaigrissement extrême – la cachexie. Souvenez-vous du malade dont je vous ai cité le cas au début de ce livre.

### BPCO et inflammation systémique

Une étude de facteurs de risque, conduite par des chercheurs espagnols sur une cohorte de 4 274 participants âgés de 40 à 80 ans, a montré que les 324 sujets atteints de BPCO, faisant partie de cette cohorte, présentaient tous les signes de l'inflammation systémique et que leur qualité de vie était d'autant plus altérée que leur degré d'inflammation était élevé.

L'inflammation est la marque principale de cette maladie : elle en est à la fois la cause, du fait de l'agression par les gaz ou les particules, et la conséquence au niveau de tout l'organisme, par le manque d'oxygène et la diffusion des cytokines inflammatoires.

CHAPITRE 7

# L'ostéoporose est une maladie inflammatoire

L'épidémie d'ostéoporose qui sévit en Occident ne peut pas être expliquée uniquement par le manque de calcium, car les pays occidentaux sont à la fois les plus gros consommateurs de laitages et ceux où les fractures ostéoporotiques sont les plus fréquentes. Beaucoup d'autres facteurs interviennent dans la santé osseuse, et l'inflammation systémique, liée à l'alimentation occidentale actuelle et à la sédentarité, est un intervenant non négligeable.

L'ostéoporose est caractérisée par une déminéralisation de l'os. Contenant moins de calcium, il est donc plus fragile, ce qui expose à un risque de fracture survenant pour des chocs parfois minimes, à la moindre chute, voire spontanément. L'ostéoporose constitue de nos jours une véritable épidémie dans les pays occidentaux : après 50 ans, une femme sur deux et un homme sur quatre ont un risque de fracture liée à l'ostéoporose. Les fractures ostéoporotiques les plus courantes sont les fractures du poignet, les fractures du col du fémur et les tassements vertébraux.

La quasi-totalité du calcium contenu dans le corps humain est fixée à l'os. Comme le 1 % restant, qui circule librement, assume des fonctions biologiques vitales, sa concentration sanguine doit demeurer stable, autour de 100 mg/l. Cette stabilité est assurée par un mécanisme complexe, sous la dépendance de la vitamine D et de l'hormone parathyroïdienne.

Lorsque le calcium, absorbé au niveau de l'intestin, arrive dans le sang, l'excès de calcium est en partie fixé par l'os, et le surplus est éliminé par le rein, pour éviter que la concentration de calcium dans le sang ne dépasse le seuil de 100 mg/l. À l'inverse, si la concentration sanguine baisse, il se produit un transfert de calcium de l'os vers le sang pour rétablir l'équilibre. En effet, l'os n'est pas une masse inerte de calcium comme de la pierre. C'est un tissu vivant formé d'une trame de cellules et de collagène à laquelle le calcium confère sa solidité. L'os est le siège d'un remodelage permanent : les cellules dénommées ostéoclastes détruisent le tissu osseux ancien, et d'autres cellules, appelées ostéoblastes, reconstruisent du tissu osseux nouveau. L'équilibre dynamique – l'homéostasie – est ainsi assuré par un mouvement permanent du calcium dans les deux sens : fixation sur l'os et libération à partir de l'os.

L'ostéoporose se produit lorsque l'activité des ostéoclastes dépasse celle des ostéoblastes. Ainsi, si l'apport de calcium est insuffisant, ou si l'on manque de vitamine D, les ostéoclastes détruisent de l'os afin de libérer du calcium pour maintenir une concentration sanguine suffisante.

## Le manque de calcium n'est pas le seul responsable

Mais que vient faire l'inflammation dans cette maladie qui semble être principalement liée au manque de calcium ? Ne suffit-il pas de consommer beaucoup de laitages pour être à l'abri, comme les publicités télévisées l'affirment quotidiennement et de compenser les effets hormonaux de la ménopause par le traitement hormonal substitutif ? Certes, il est vrai qu'il ne faut pas manquer de calcium et que les œstrogènes ont un effet protecteur. Néanmoins, ce n'est pas tout, puisqu'une alimentation riche en laitages ne semble pas suffire à prévenir l'ostéoporose et que les hommes sont aussi touchés. En effet, l'ostéoporose et les fractures du col du fémur sont plus fréquentes dans les pays du Nord, qui sont pourtant les plus gros consommateurs de laitages, que dans les pays méditerranéens et asiatiques. Une des explications possibles, c'est que le régime occidental trop riche en protéines et en sodium – par la consommation excessive de sel – acidifie le milieu intérieur, ce qui augmente la fuite urinaire de calcium ; alors que l'alcalinisation du milieu intérieur par le potassium et le magnésium présents dans les légumes diminue la perte de calcium.

Cela ne signifie pas pour autant que les protéines sont nuisibles pour la solidité osseuse ; au contraire elles sont indispensables ; mais c'est l'excès qui est en cause, par l'acidification du milieu intérieur et aussi par l'inflammation systémique qu'il entretient. C'est l'état d'inflammation chronique, lié au mode de vie occidental typique – excès de calories, excès de lipides, excès de sucres et manque d'exercice – qui est probablement le facteur principal.

En effet, l'ostéoporose est favorisée par l'inflammation, comme en témoigne sa fréquence au cours des maladies inflammatoires chroniques. Il n'y a rien d'étonnant à ce que l'ostéoporose soit associée à la polyarthrite rhumatoïde, puisque c'est un rhumatisme inflammatoire et que le squelette est concerné à ce titre. Mais l'ostéoporose complique aussi d'autres maladies inflammatoires systémiques, dont la cible principale n'est pas l'os ; comme les maladies inflammatoires chroniques de l'intestin, ou le lupus érythémateux disséminé, ou la maladie cœliaque, ou encore la BPCO, comme nous venons de le voir.

Le mécanisme intime expliquant le rôle de l'inflammation systémique dans la déminéralisation osseuse est complexe et probablement pas encore totalement connu. Il y a des arguments pour penser que le stress oxydatif dégrade les ostéoblastes et que l'activité des ostéoclastes – destructeurs de l'os – est augmentée par les cytokines inflammatoires, telles l'interleukine-1 et le fameux TNFα, que l'on retrouve toujours dans les maladies inflammatoires chroniques.

Finalement l'équation ostéoporose = manque de calcium est trop simpliste. D'autres éléments interviennent en effet dans la solidité osseuse. La vitamine C atténue le stress oxydatif et participe à la synthèse des protéines de l'os, et, d'une manière générale, les antioxydants et les oméga 3 limitent la destruction osseuse en s'opposant au stress oxydatif. La vitamine K, d'origine essentiellement végétale, favorise la fixation du calcium. Les phyto-œstrogènes du soja – très consommé en Asie où il y a moins d'ostéoporose – atténuent les effets de la ménopause. D'autres oligo-éléments jouent également un rôle dans la minéralisation osseuse, en particulier le fluor, essentiel pour le squelette et les dents, le cuivre, le zinc, la silice et le bore, présents dans nombre de fruits et légumes, qui sont apportés par une alimentation plus variée que ne l'est la diète occidentale actuelle. Enfin, l'exercice physique joue un rôle important dans la minéralisation osseuse ; il est particulièrement important pendant l'adolescence, car c'est à cet âge que l'on constitue son capital osseux.

CHAPITRE 8

# L'arthrose aussi

La dégradation du cartilage articulaire, caractéristique de l'arthrose, peut être due au surpoids, au mauvais alignement des extrémités articulaires, ou à des lésions traumatiques.
Cependant, l'arthrose n'est pas seulement due à des phénomènes mécaniques. Les stigmates de l'inflammation sont présents dans tous les éléments de l'articulation. Le stress oxydatif et le vieillissement des chondrocytes entraînent un déséquilibre entre production et dégradation du cartilage et les microparticules de cartilage dégradé provoquent une réaction inflammatoire de l'articulation.

Affirmer que les différents types de rhumatismes sont de nature inflammatoire n'étonnera personne. Dire que les lésions d'arthrose présentent également les stigmates de l'inflammation peut être plus surprenant. Pourtant le traitement courant de l'arthrose, en dehors de la chirurgie, n'est-il pas basé essentiellement sur les anti-inflammatoires ?

La synoviale, cette membrane lisse qui délimite l'articulation, comme le péritoine délimite la cavité abdominale – un peu comme un tissu de soie tapisse l'intérieur d'un coffret à bijoux –, est très sensible à l'inflammation. Le caractère inflammatoire des poussées rhumatismales aiguës, avec douleur, gonflement, rougeur et fièvre, est évident. Dans les arthrites bactériennes, il y a des microbes et du pus dans l'articulation. Mais, dans les rhumatismes inflammatoires, il n'y a pas de microbes dans l'articulation ; la synoviale articulaire répond à d'autres stimuli par une réaction inflammatoire, exprimant ainsi sa grande réactivité aux phénomènes immunitaires.

### Polyarthrite rhumatoïde et pollution

Dans le cadre de l'étude Nurses' Health Study (NHS), qui a porté sur une cohorte de 121 700 infirmières américaines suivies pendant plusieurs années, on a comparé – entre autres choses – le risque de développer une polyarthrite rhumatoïde par rapport à la distance entre le domicile et une route à grande circulation.

On a constaté que les femmes qui vivaient à une distance inférieure ou égale à 50 mètres d'une route à grande circulation avaient un risque significativement majoré de développer une polyarthrite rhumatoïde par rapport à celles qui vivaient à plus de 200 mètres.

Celles qui ont développé la maladie avaient probablement une prédisposition génétique, mais sur un si grand nombre de femmes, il y en avait autant parmi celles qui vivaient loin des routes, qui avaient cette prédisposition. Or celles-ci ont été moins nombreuses à développer la maladie. C'est donc la conjonction de cette prédisposition génétique et de la pollution, qui a contribué à déclencher la maladie chez celles qui étaient exposées à la pollution.

Sur un terrain prédisposé, les particules toxiques présentes dans les gaz d'échappement des voitures ont déclenché une réaction inflammatoire excessive, à l'origine de la maladie.

Dans le rhumatisme articulaire aigu, par exemple, l'inflammation de la synoviale est la conséquence d'une angine à streptocoque. Le streptocoque n'est pas dans l'articulation, mais les antigènes qu'il produit déclenchent une réaction immunitaire, qui provoque l'inflammation au niveau de tissus réactifs, comme la synoviale, mais aussi les valves cardiaques et le rein, avec, dans ces organes, des risques de séquelles graves.

D'autres rhumatismes inflammatoires plus fréquents, telle la polyarthrite rhumatoïde, évoluent sur un mode chronique. Bien que cette maladie ait une composante génétique, des facteurs environnementaux comme la pollution peuvent favoriser son déclenchement (voir encadré). Un rhumatisme inflammatoire peut compliquer aussi d'autres maladies dites auto-immunes, de mécanisme complexe, dans lesquelles l'atteinte articulaire n'est qu'une des manifestations de l'inflammation systémique, dont le foyer principal peut être la peau ou l'intestin.

À côté de ces maladies qui heureusement ne sont pas les plus fréquentes, l'arthrose est la forme de rhumatisme qui touche le plus de monde avec l'âge ; à peu près personne n'y échappe en vieillissant. À première vue, l'arthrose n'a rien à voir avec l'inflammation. D'ailleurs, le nom que lui ont donné nos prédécesseurs l'indique bien. Ils ne lui ont pas donné un nom en -ite, pour exprimer l'inflammation, comme arthrite, appendicite ou otite. Ils ont voulu ainsi marquer sa différence et traduire dans son nom le caractère dégénératif lié à l'usure (voir encadré).

### *Osteoarthritis*

Les Anglo-Saxons, plus pragmatiques que nous, désignent l'arthrose par le terme *osteoarthritis*, qui traduit simplement ce que l'on observe, à savoir une atteinte aussi bien osseuse qu'articulaire, sans préjuger de son mécanisme.

Pour eux, passer de la notion d'usure à la notion d'inflammation ne pose pas de problème.

L'usure de l'articulation avec le temps intervient certainement, puisqu'on sait que l'arthrose des articulations du genou et de la hanche est favorisée par une charge excessive du fait de l'obésité, par un mauvais alignement des éléments de l'articulation – des genoux cagneux par exemple –, par les microtraumatismes répétés – d'origine professionnelle ou sportive –, ou par des séquelles de traumatismes – entorses ou fractures. Autant de facteurs qui provoquent une usure anormale du cartilage. Pourtant l'obésité est un facteur de risque de l'arthrose de la main, alors que bien évidemment, à moins de marcher sur les mains, le surpoids ne saurait intervenir dans ce cas. Par ailleurs, l'arthrose touche toutes les articulations avec l'âge, même en l'absence de déformations ou d'antécédents traumatiques.

Comment l'obésité peut-elle intervenir dans ce cas, si ce n'est par l'inflammation systémique qu'elle induit ? En effet, les lésions d'arthrose expriment tous les signes de l'inflammation chronique. Certes, l'élément caractéristique de l'arthrose est l'amincissement du cartilage, attribué à l'usure. Mais il y a aussi de nombreux signes d'inflammation : épaississement de la capsule articulaire, inflammation de la synoviale visible au microscope, inflammation des tendons, ainsi que de l'os, traduite par la présence d'ostéophytes (les becs-de-perroquet), de kystes et de lésions de la moelle osseuse visibles à l'IRM. On observe aussi dans ces tissus une concentration anormalement élevée de médiateurs inflammatoires – TNFα, interleukines, prostaglandines et leucotriènes.

Le cartilage est dépourvu de nerfs et ce n'est pas lui qui est à l'origine de la douleur provoquée par l'arthrose, alors que c'est la douleur qui est la principale plainte des patients. C'est bien l'inflammation des autres éléments de l'articulation, notamment de la synoviale, qui crée la douleur et celle-ci est calmée par les anti-inflammatoires. Certaines cellules de la synoviale se comportent comme des macrophages : elles phagocytent les particules de dégradation du cartilage, et créent une réaction inflammatoire avec production de cytokines, qui à leur tour stimulent l'inflammation, créant un cercle vicieux.

Il s'agit bien de phénomènes inflammatoires, mais comment se produisent-ils ?

Le cartilage est formé d'une matrice de substance amorphe, qui lui confère son aspect lisse, pour réduire au minimum les forces de frottement, et son élasticité pour amortir les chocs. Cette matrice, formée essentiellement de protéoglycanes, de collagène et d'eau, contient peu de cellules – les chondrocytes –, qui assurent le renouvellement de la matrice. Or, comme les neurones, ces cellules sont arrivées à un stade de leur évolution où elles ne se divisent plus, ne se renouvellent plus – contrairement par exemple aux cellules de la peau ou de l'intestin, qui sont en perpétuel renouvellement. Il n'est donc pas étonnant qu'en vieillissant elles perdent une partie de leurs moyens. Par ailleurs, comme les autres cellules, les chondrocytes ont un métabolisme aérobie et, comme les autres cellules, ils sont soumis au stress oxydatif.

Dans le cartilage comme dans l'os, il y a équilibre (homéostasie) entre destruction et reconstruction. Dans l'arthrose, l'équilibre est rompu en faveur de la destruction : les chondrocytes produisent plus de substances capables de détruire la matrice – métalloprotéinases, collagénases, gélatinases – que de composants de la matrice. Le processus inflammatoire peut être initié par une souffrance anormale du cartilage en cas de charge excessive ou d'une désaxation congénitale de l'articulation, ou encore de lésions post-traumatiques. En l'absence de ces causes précises, c'est le vieillissement cellulaire, le stress oxydatif et l'inflammation qui en résulte qui sont en cause. Si l'on a une déformation axiale des genoux – des genoux cagneux –, si l'on a eu une fracture qui a laissé des déformations, il sera difficile d'éviter l'arthrose. Dans le cas contraire, il est possible de l'éviter ou, à tout le moins, d'en retarder l'apparition, en évitant de prendre trop de poids – ce qui agit autant par effet mécanique qu'en favorisant l'inflammation –, en protégeant les articulations par des équipements adaptés lors de la pratique sportive pour atténuer les microtraumatismes et en adoptant un mode de vie anti-inflammatoire.

CHAPITRE 9

# Inflammation, cataracte et DMLA

L'inflammation chronique provoquée par le rayonnement solaire et entretenue par des facteurs métaboliques, tels que notamment l'excès de sucre et de laitages, favorise la dégradation des protéines du cristallin, responsable de la cataracte, ainsi que la dégénérescence de la macula, responsable de la cécité. La protection comporte le port de verres antisolaires, l'arrêt du tabac et un régime alimentaire anti-inflammatoire.

## Prévenir la cataracte

L'inflammation systémique sévit aussi au niveau du cristallin et de la rétine. Le cristallin est une lentille transparente située à la partie antérieure de l'œil, qui focalise les images sur la rétine. Il est constitué d'eau et de protéines transparentes. La cataracte est due à l'opacification du cristallin, par la dégradation et la perte de transparence de ces protéines. Heureusement, la cataracte se traite efficacement par l'ablation chirurgicale du cristallin, que l'on remplace par une lentille synthétique. Bien faite, l'intervention est bénigne et se pratique sans hospitalisation.

L'altération des protéines du cristallin est due au stress oxydatif. Les principales sources de radicaux libres responsables du stress oxydatif au niveau de l'œil sont les rayons ultraviolets, le tabac et les mêmes facteurs nutritionnels qu'au niveau des autres organes : l'excès de graisses saturées et l'excès de sucre.

En effet, la glycation, réaction chimique entre sucres et protéines comparable à la réaction de Maillard, est une des causes principales de l'altération des protéines du cristallin. C'est ce type de réaction qui est responsable de l'opacification du cristallin, de l'altération de la cornée, de l'altération du corps vitré et de la dégénérescence de la rétine. Elle est provoquée par le glucose, c'est pourquoi la cataracte est plus fréquente chez les diabétiques (voir chapitre 4).

Le lactose et le galactose contribuent également à la dégradation des protéines par accumulation d'un dérivé appelé galactitol. La consommation excessive de lait et de laitages, pourrait ainsi jouer un rôle favorisant dans la formation de la cataracte. En effet, certaines études ont montré que le risque de cataracte est plus élevé chez les sujets qui ont une activité lactasique conservée, c'est-à-dire la faculté de digérer le lactose du lait ; alors qu'elle est moins fréquente chez ceux qui ne digèrent pas le lactose (voir encadré). La consommation excessive de produits lactés pourrait donc avoir un effet délétère sur le cristallin.

L'apport d'antioxydants contribue à contrecarrer les effets du stress oxydatif. La vitamine C est favorable au cristallin, on constate en effet que sa concentration y est dix fois supérieure à ce qu'elle est dans le sang, alors que cette concentration est plus faible dans les cristallins atteints de la cataracte. La baisse de transparence du cristallin est corrélée également à une faible concentration dans la macula de lutéine et de zéaxanthine ; deux caroténoïdes antioxydants qui sont présents dans les fruits et légumes colorés de vert ou de jaune et dans le jaune d'œuf. Ainsi, certaines études ont montré que les sujets qui ont une alimentation riche en

### Lactase et « intolérance au lactose »

La lactase est l'enzyme qui permet au nourrisson de digérer le lait. Chez la plupart des humains, comme chez les autres mammifères, elle disparaît normalement après le sevrage, rendant la digestion du lait difficile.

On a qualifié cet état d'intolérance au lactose. Cependant, la persistance de l'activité lactasique est une anomalie. C'est une adaptation développée avec l'élevage dans les populations qui consomment du lait depuis plusieurs millénaires.

Ainsi, la prévalence du défaut d'activité lactasique varie considérablement selon les groupes humains. Elle est par exemple très élevée (80 à 100 %) chez les Indiens d'Amérique et certaines populations noires. Elle est moyennement élevée (50 à 80 %) chez les Grecs, les Italiens et les Mexicains, et elle est faible ou nulle (0 à 20 %) chez les Hollandais, les Danois et les Américains caucasiens, qui sont de gros consommateurs de laitages depuis longtemps.

vitamine C, lutéine et zéaxanthine ont moins de risque de développer une cataracte que les autres. D'autres études ont montré que le risque de cataracte est plus élevé chez les sujets qui ont une concentration faible en vitamine E, bêta-carotène ou vitamine C. La consommation de fruits et légumes colorés, notamment jaunes et orange, est donc recommandée pour son pouvoir protecteur.

## La dégénérescence maculaire : méconnue et grave

La dégénérescence maculaire liée à l'âge, ou DMLA est moins connue du public que la cataracte, alors qu'elle est en augmentation constante, et qu'elle est beaucoup plus grave parce qu'elle est irréversible ; c'est la première cause de cécité après 50 ans. La macula est une petite zone de quelques millimètres située au fond de l'œil, au niveau de la rétine, là où les rayons lumineux sont focalisés par le cristallin. Ce sont les cellules de la macula qui transmettent le signal lumineux au cerveau, par l'intermédiaire du nerf optique.

Plusieurs facteurs favorisent la survenue de la DMLA : l'hérédité, les yeux clairs, contre lesquels on ne peut rien. Mais aussi les facteurs de stress oxydatif et d'inflammation, que sont l'exposition à la lumière, le tabac, les maladies cardio-vasculaires, un taux élevé de cholestérol, le diabète et l'obésité. À côté de l'hérédité, ce sont le tabac et l'exposition chronique à la lumière, générateurs de radicaux libres, ainsi que les facteurs alimentaires, qui en sont les principales causes. L'excès de fer, qui est un oxydant, peut aussi favoriser la DMLA ; c'est une des raisons pour lesquelles, la prise de fer en complément n'est pas recommandée après 50 ans.

La macula contient un pigment jaune formé essentiellement de lutéine et de zéaxanthine, qui contribuent à protéger les cellules photoréceptrices de l'action des rayons lumineux. On a constaté qu'il y a une relation entre DMLA et faible concentration en lutéine et zéaxanthine et, au contraire, un effet protecteur des antioxydants. Ainsi, dans l'étude AREDS (*Age Related Eye Disease Study*), la prise de vitamines C et E, de bêta-carotène, de zinc et de cuivre en association a entraîné une diminution de 25 % de la progression de la maladie.

La rétine contient également des acides gras oméga-3, principalement l'acide docosahexanoïque (DHA), qui participe à la structure des photorécepteurs. Certaines études ont montré que la consommation régulière de poisson, riche en oméga-3, réduit le risque de développer une DMLA, alors que la consommation d'acides gras saturés majore ce risque. Ce qui n'est pas surprenant puisque les graisses saturées sont un facteur de stress oxydatif et d'inflammation, alors que les oméga-3 sont anti-inflammatoires.

Au total, le rôle du stress oxydatif et de l'inflammation est très important au niveau de l'œil ; on peut se protéger en évitant de s'exposer au soleil sans verres protecteurs, en adoptant un régime alimentaire anti-inflammatoire et en prenant éventuellement des antioxydants en complément ; notamment lutéine et zéaxanthine.

CHAPITRE 10

# Parkinson, Alzheimer et inflammation cérébrale

On ne connaît pas le véritable déclencheur du processus qui aboutit aux maladies neurodégénératives, notamment la maladie de Parkinson et la maladie d'Alzheimer, dont l'incidence est en augmentation dans notre civilisation.
Cependant, on sait que l'inflammation du cerveau par des substances chimiques est impliquée dans la maladie de Parkinson, et que le cerveau des personnes atteintes de la maladie d'Alzheimer présente des stigmates d'inflammation.
Il n'est pas certain que l'adoption d'une hygiène de vie anti-inflammatoire mette efficacement à l'abri de ces maladies, mais elle peut constituer un adjuvant précieux.

## La part inflammatoire des maladies dégénératives

En 1976, un étudiant en chimie américain qui s'était injecté du MPTP (méthylphényltétrahydropyridine) par voie intraveineuse, comme drogue, a déclenché un syndrome parkinsonien sévère – une sorte de maladie de Parkinson en mode accéléré. Par la suite, d'autres cas comparables sont survenus avec une drogue illicite, qui contenait du MPTP. Cette substance est hautement toxique et agit entre autres par la production de radicaux libres.

Depuis cette observation, le rôle des produits chimiques dans la maladie de Parkinson et, de façon plus générale, le rôle de l'inflammation chronique et du stress oxydatif dans les maladies neurodégénératives ont été bien établis. Les maladies neurodégénératives – maladies d'Alzheimer et de Parkinson, sclérose en plaques, sclérose latérale amyotrophique – sont des maladies caractérisées par la destruction de certains des constituants du système nerveux. Leur incidence est en augmentation constante depuis quelques décennies. Cette augmentation est évidemment liée au fait que l'on vit de plus en plus vieux, mais pas seulement ; car certaines de ces maladies touchent des sujets jeunes. Il est probable que des facteurs liés à notre mode de vie, notamment l'alimentation et la pollution jouent un rôle important.

Bien que les personnes qui ont des antécédents familiaux aient plus de risques de développer ce type de maladie, d'autres sont touchées alors qu'aucun de leurs ascendants n'a jamais été concerné. Ainsi, dans la majorité des cas, la maladie de Parkinson frappe des sujets sans antécédents familiaux. Ces cas ne surviennent probablement pas au hasard, mais à la suite d'une agression du cerveau par des substances toxiques. En effet, c'est dans les zones hautement industrialisées et dans les zones d'agriculture intensive, du fait de l'exposition aux produits chimiques et aux pesticides, que la prévalence de la maladie de Parkinson est la plus élevée. Les agents polluants agissent en provoquant des phénomènes inflammatoires au niveau du cerveau. Les agents polluants présents dans l'air de nos grandes villes et les pesticides à la campagne pénètrent dans le cerveau où ils provoquent et entretiennent un état d'inflammation chronique (voir encadré).

### Des chiens errants et des hommes

On a observé dans le cerveau des chiens errants qui vivent dans des zones urbaines polluées, des signes de stress oxydatif, la présence de métaux toxiques, ainsi que la présence de plaques amyloïdes comparables à celles que l'on observe dans le cerveau des malades atteints d'Alzheimer.

Ces lésions prédominent au niveau des bulbes olfactifs et du cortex frontal. Les bulbes olfactifs sont situés à la base du cerveau, juste au-dessus des cavités nasales, séparés de l'air, par une simple lame osseuse perforée de petits orifices et par la muqueuse qui la tapisse. Il est évident que la contamination se fait par l'air inspiré.

De la même façon, dans le cerveau de personnes décédées, qui vivaient en zones polluées, on observe une élévation des marqueurs de l'inflammation, une augmentation de la protéine Aβ, caractéristique de la maladie d'Alzheimer et la présence de particules provenant des fumées et des gaz d'échappement des voitures.

Les arguments en faveur du rôle de l'inflammation dans la survenue des maladies neurodégénératives ne manquent pas. Les études épidémiologiques ont montré que parmi les facteurs de risque de maladie d'Alzheimer figurent des maladies dont la nature inflammatoire est établie, telles que l'athérosclérose ou le diabète. Autrement dit, l'inflammation systémique exposerait à la maladie d'Alzheimer, comme elle expose à ces autres maladies inflammatoires chroniques. On a observé depuis longtemps que les épisodes d'infection – grippale ou urinaire par exemple – chez les patients atteints d'Alzheimer ou de sclérose en plaques s'accompagnent à la fois d'une élévation des marqueurs de l'inflammation dans le sang et d'une aggravation de la maladie : tout se passe comme si le processus inflammatoire provoqué par l'infection entraînait l'aggravation de la maladie. À l'inverse, les études épidémiologiques ont montré que les personnes qui prennent des anti-inflammatoires au long cours pour diverses raisons ont moins de risque de développer une maladie d'Alzheimer que les autres, comme elles ont d'ailleurs moins de risques de cancer. On a observé également que le cerveau des malades atteints de la maladie d'Alzheimer ou de Parkinson contient une concentration élevée de cytokines inflammatoires, ainsi que des cellules microgliales activées.

## Comment l'inflammation atteint le cerveau

Comment l'inflammation peut-elle atteindre le cerveau, qui est pourtant l'organe le mieux protégé vis-à-vis de l'extérieur ? En effet, contrairement aux autres organes, le cerveau est séparé du sang par ce que l'on appelle la barrière hémato-encéphalique, afin de protéger son autonomie. Cette barrière n'est pas matérialisée par une membrane visible, mais formée simplement par une couche de cellules au niveau de l'endothélium (paroi interne) des artérioles qui irriguent le cerveau. Cette barrière est sélective ; elle laisse passer vers le cerveau certaines substances mais pas d'autres, et dans l'autre sens elle permet le passage de substances à éliminer.

Cependant, cette barrière n'est pas totalement imperméable aux cytokines inflammatoires, de sorte que lorsqu'une agression, telle qu'une infection, provoque une surproduction de cytokines inflammatoires par les autres organes, celles-ci atteignent aussi le cerveau. Par surcroît, les cellules de la barrière hémato-encéphalique elles-mêmes pourraient, lorsqu'elles ont été stimulées, sécréter des cytokines inflammatoires. Enfin, des signaux périphériques d'agression peuvent être transmis directement au cerveau par les voies afférentes du nerf vague et déclencher le processus inflammatoire.

Le système glial est formé par un ensemble de cellules présentes au niveau du cerveau, qui ne sont pas des neurones et ne participent pas à l'activité cérébrale noble, mais qui sont en quelque sorte chargées de l'intendance, comme les ouvrières ou les soldats, dans une ruche d'abeilles. Parmi ces cellules, les cellules microgliales sont chargées de la protection des neurones contre les agressions toxiques ou inflammatoires, au même titre que les globules blancs dans les autres organes ; ce sont des soldats. Elles dérivent d'ailleurs des mêmes cellules que les globules blancs et elles jouent le même rôle de protection vis-à-vis des cellules nerveuses que les globules blancs vis-à-vis des autres tissus.

Lors d'épisodes d'inflammation provoqués chez l'animal de laboratoire, par exemple en injectant des lipopolysaccharides – méthode courante pour provoquer une réponse inflammatoire –, on observe que les cellules microgliales changent de forme, prennent un aspect qui ressemble à celui des globules blancs et se comportent comme eux : elles grossissent, se multiplient et sécrètent des cytokines inflammatoires. Ce processus, initialement destiné à combattre un agresseur étranger, infectieux ou chimique, peut se dérégler, dépasser son but et agresser les neurones : les cytokines exercent un effet toxique et les cellules microgliales peuvent même phagocyter les neurones, c'est-à-dire tout bonnement les manger, comme les globules blancs phagocytent les microbes. Le processus aboutit alors à la mort et à la destruction des neurones. Ainsi, l'emballement d'un processus destiné primitivement à protéger les neurones finit par les détruire. Ces cellules microgliales, activées chez l'animal par l'inflammation provoquée expérimentalement, sont les mêmes que celles que l'on observe dans le cerveau des malades atteints d'Alzheimer. L'inflammation systémique pourrait donc provoquer l'activation de ces cellules chez l'homme comme elle le fait chez l'animal de laboratoire.

L'injection intrapéritonéale de lipopolysaccharides chez la souris provoque une diminution de la mémoire (évaluée par des tests très astucieux) et la formation de protéine Aβ dans le cerveau – la protéine présente dans le cerveau des malades atteints d'Alzheimer. On a en quelque sorte reproduit expérimentalement, en petit et en raccourci un équivalent de la maladie humaine, simplement en déclenchant un processus inflammatoire expérimental.

Si l'injection de lipopolysaccharides, qui sont des résidus de bactéries mortes, provoque chez l'animal un état inflammatoire du cerveau, on peut concevoir que le passage de lipopolysaccharides provenant de bactéries intestinales mortes, à travers la paroi intestinale, puisse provoquer des réactions inflammatoires chez l'homme. Il est possible aussi que les cytokines sécrétées par les viscères enflammés, traversent la barrière hémato-encéphalique et déclenchent l'activation des cellules microgliales.

On a constaté dans les expérimentations animales que les phénomènes inflammatoires provoqués peuvent se prolonger sur plusieurs mois et créer un état d'inflammation auto-entretenue. Il semble aussi que les cellules microgliales, lorsqu'elles ont été sensibilisées une première fois par une infection, vont déclencher à l'occasion d'une agression ultérieure, une réaction inflammatoire dont l'intensité dépasse largement ce qu'aurait été la réponse aux deux agressions séparées. Autrement dit, il pourrait y avoir potentialisation de la réaction avec la multiplication des agressions inflammatoires au cours de la vie. L'inflammation associée au vieillissement – *inflammaging* – pourrait ainsi sensibiliser les cellules microgliales, qui réagiraient de façon excessive et nocive à l'occasion d'agressions ultérieures, telles de simples maladies virales.

Si on ne peut pas garantir qu'une hygiène de vie anti-inflammatoire protège à coup sûr des maladies neurodégénératives, il est permis de penser qu'elle peut contribuer à en réduire le risque.

CHAPITRE 11

# La fatigue et même la dépression

La fatigue, l'abattement, l'« envie de rien », que l'on ressent au cours d'une infection, ou d'une grippe, sont dus à l'action des cytokines au niveau du cerveau, auquel elles indiquent qu'il faut ménager ses forces pour affronter le virus.

Les symptômes de dépression – fatigue, abattement, repli sur soi, envie de rien – présentent une forte ressemblance avec ceux de l'état grippal. La dépression n'est pas rare au cours des maladies inflammatoires chroniques (infarctus, obésité, diabète, cancer). On peut même la provoquer chez l'animal ou chez des volontaires en provoquant un état inflammatoire réversible et sans danger.

## Inflammation et fatigue

Vous avez probablement comme tout le monde, eu à faire face un jour ou l'autre, à la grippe ou à toute autre maladie infectieuse et vous savez ce que l'on ressent : malaise général, fatigue, maux de tête, douleurs dans les muscles et les articulations, perte d'appétit, abattement, somnolence et surtout repli sur soi, « envie de rien », même pas de lire, seulement de rester au lit. C'est ce que nous appelons dans notre jargon médical un syndrome grippal. Un syndrome est un ensemble de symptômes, qui peut se voir dans différentes maladies ; ce syndrome s'observe dans les maladies infectieuses. Il est provoqué par l'action des cytokines inflammatoires au niveau du cerveau.

De manière plus générale, ce comportement du sujet malade, qui s'observe aussi bien chez l'animal que chez l'homme est désigné en anglais par le terme *sickness behavior* – le comportement de maladie. Ce comportement particulier est lié à l'inflammation et peut être considéré d'abord comme un mécanisme de protection : le cerveau, informé par les cytokines d'une attaque microbienne ou virale, provoque cet état de fatigue qui nous pousse à nous mettre au repos, préservant ainsi nos forces en vue du combat qui va se livrer contre les virus.

### Comment les cytokines atteignent le cerveau

Bien que le cerveau soit protégé par la barrière hémato-encéphalique, les cytokines peuvent l'atteindre de plusieurs façons. Elles peuvent passer à travers certains points faibles de la barrière hémato-encéphalique. Elles peuvent la traverser en étant transportées par certaines molécules (transport actif). Les récepteurs situés dans les macrophages et les cellules endothéliales des vaisseaux qui entourent le cerveau peuvent provoquer la formation de prostaglandines inflammatoires. La production peut être activée par les messages transmis au cerveau par les nerfs périphériques, comme le nerf vague.

### L'effet des cytokines au niveau du cerveau

Dans les conditions normales, les cytokines renforcent les fonctions cognitives (elles augmentent la mémoire chez l'animal de laboratoire).

Au contraire, leur activation excessive ou prolongée provoque un ensemble d'anomalies qui majorent le stress oxydatif, augmentent la libération de glutamate, toxique pour les neurones et activent les cellules microgliales qui agressent les neurones. Il est intéressant de noter que l'on a observé, par autopsie, une augmentation du nombre de cellules microgliales, dans le cortex préfrontal de personnes suicidées.

## Inflammation et fatigue chronique

La sensation de fatigue est aussi une réaction de défense, qui nous invite à prendre conscience que nous avons abusé de nos forces et qu'il faut se reposer pour récupérer. Dans ce cas, la fatigue disparaît assez rapidement – d'autant plus rapidement qu'on est plus jeune. Cependant, certaines personnes souffrent de fatigue chronique. Le diagnostic de fatigue chronique repose sur l'association d'une fatigue qui dure six mois ou plus et d'au moins quatre des huit symptômes suivants : douleurs musculaires, douleurs articulaires, maux de gorge, ganglions gonflés, manque de tonus intellectuel, maux de tête, malaise à l'effort et troubles du sommeil. On peut remarquer que nombre de ces symptômes sont aussi des symptômes du syndrome grippal. Bien que des facteurs psychologiques puissent jouer un rôle dans ce tableau, il ne faut pas les surestimer. Il y a aussi un substrat organique et nombre de ces patients ont une élévation des marqueurs de l'inflammation dans le sang, traduisant un état d'inflammation chronique. Cette inflammation chronique peut avoir une cause précise, comme une infection latente, mais elle peut aussi être entretenue simplement par une mauvaise hygiène de vie : tabac, alcool, nourriture inflammatoire, obésité, manque d'exercice, ou stress.

## Inflammation et dépression

Plus encore que la fatigue chronique, la dépression est habituellement considérée comme d'origine purement psychologique et cela est probablement vrai pour une partie des patients. Cependant, il ne faut pas méconnaître que si la pensée est une abstraction, elle n'en résulte pas moins de l'activité des neurones, qui, elle, est le résultat d'une myriade de réactions chimiques. Il est bien concevable que ces réactions chimiques puissent être perturbées par d'autres agents chimiques, comme les cytokines. Depuis les années 1990, les arguments en faveur du rôle de l'inflammation dans la dépression se multiplient.

On sait par exemple que nombre de patients ayant fait un infarctus du myocarde font une dépression après avoir échappé à l'infarctus. On peut évidemment penser – c'est la première explication qui vient à l'esprit – que c'est à cause du choc psychologique et de la crainte de l'avenir. Pourtant, aujourd'hui, avec un *stent* pour dilater les coronaires obstruées, de l'aspirine pour éviter la formation de caillots et l'adoption d'un autre mode de vie – anti-inflammatoire –, on sait que si on a échappé à la mort immédiate, on a de longues années devant soi. Il est plus probable que l'inflammation systémique, qui est à l'origine de l'infarctus, soit aussi en cause dans la dépression, au moins chez les patients qui n'avaient aucune tendance dépressive auparavant. Inversement, on a observé que l'apparition de symptômes neurovégétatifs de dépression – notamment la fatigue et les troubles du sommeil et de l'appétit – est parfois le signe annonciateur de l'infarctus.

D'une manière plus générale, on sait que la dépression est fréquente chez les personnes souffrant de maladies inflammatoires chroniques, telles que l'athérosclérose, le diabète, l'arthrite rhumatoïde, ou même simplement l'obésité. Le risque de dépression est également plus élevé avec le vieillissement, dont on sait qu'il s'accompagne d'un état inflammatoire systémique – *inflammaging*.

Autre exemple : environ un tiers des malades traités pour cancer ou pour hépatite C par interféron – stimulant des défenses immunitaires – font une dépression. Ici encore on pense *a priori* qu'ils ont de bonnes raisons psychologiques d'être déprimés. Cependant, il est remarquable que la dépression, qui ne survient qu'au bout de quelques mois, est habituellement précédée d'un épisode plus précoce, qui ressemble à un syndrome grippal ; autrement dit un tableau d'inflammation aiguë provoquée par l'activation du système immunitaire par le traitement. La participation de l'inflammation à ce type de dépression est d'autant plus probable que l'on trouve la présence de cytokines inflammatoires, non seulement dans le sang de ces patients, mais aussi dans le liquide céphalorachidien – le liquide dans lequel baignent les éléments du système nerveux central, prélevé par ponction lombaire.

D'une façon plus générale, la présence de cytokines inflammatoires dans le sang et le liquide céphalorachidien a été mise en évidence par plusieurs études chez des patients atteints de dépression ; ce qui suggère que l'inflammation peut être en cause au moins dans une partie des cas de dépression. Encore plus fort, une étude a montré que, chez des sujets âgés sans antécédents dépressifs, l'élévation du taux sanguin de marqueurs inflammatoires faisait prévoir la survenue d'une dépression ; ce qui suggère que l'inflammation précède la dépression et donc que c'est bien un facteur causal.

On peut d'ailleurs provoquer expérimentalement des signes comparables à la dépression, aussi bien chez le rat que chez l'homme. Chez le rat, l'injection d'endotoxine – qui provoque une réaction inflammatoire générale – entraîne des symptômes comparables à la dépression : les rats mangent moins, dorment plus, se retirent dans un coin de la cage, ne portent plus attention à leurs voisins de cage et surtout perdent le goût pour le sucre. Ce signe est très important, parce que c'est l'équivalent de la perte du goût pour le plaisir ou anhédonie, observée dans la dépression chez l'homme. Chez l'homme, on peut provoquer, chez des volontaires acceptant de participer à une étude, les symptômes de la dépression – humeur dépressive, fatigue, confusion mentale et ralentissement psychomoteur – par l'administration de cytokines ou d'endotoxine, ou de vaccin anti-*Salmonella typhi*.

### Inflammation, tryptophane et sérotonine

L'inflammation peut perturber le métabolisme du tryptophane, qui est le précurseur de la sérotonine ; laquelle joue un rôle favorable dans le cycle veille/sommeil, l'anxiété et l'humeur. C'est pourquoi le manque de tryptophane peut provoquer des symptômes de dépression chez des sujets prédisposés.

Par ailleurs, l'enzyme IDO (indoleamine 2,3-dioxygénase) convertit le tryptophane en kynurénine, de sorte que ce tryptophane ainsi détourné fait défaut pour la synthèse de la sérotonine. Or, dans les cellules microgliales, l'expression de l'enzyme IDO est augmentée sous l'action des cytokines inflammatoires et inhibée par les cytokines anti-inflammatoires.

La prédominance des cytokines inflammatoires, au détriment des cytokines anti-inflammatoires, est un des mécanismes pouvant expliquer la relation entre inflammation et dépression, par baisse du tryptophane.

Enfin, les anti-inflammatoires, bien qu'ils ne constituent pas le traitement habituel de la dépression, ont fait la preuve d'une certaine efficacité contre cette maladie. L'efficacité du célécoxib (anti-inflammatoire) sur les symptômes de dépression a été démontrée dans un essai par tirage au sort, où il était comparé à un placebo et dans une étude de patients atteints de psoriasis, on a constaté que l'étanercept, qui est un antagoniste de TNFα, utilisé pour traiter cette maladie de peau, a fait diminuer les signes de dépression, chez ceux qui étaient déprimés, indépendamment de son effet sur le psoriasis.

Au total, sans prétendre que l'inflammation soit la cause de tous les types de dépressions, il semble bien établi que dans un nombre non négligeable de cas, elle peut en être la cause, ou le facteur déclenchant sur un terrain prédisposé, ou encore un facteur d'entretien. Autant de raisons d'adopter une hygiène de vie anti-inflammatoire.

### Le stress provoque une réponse inflammatoire

On a montré chez des volontaires que le fait de parler en public ou de résoudre un exercice de maths difficile s'accompagne d'une augmentation des globules blancs dans le sang – signe d'inflammation.

Le stress chronique est associé à une augmentation des médiateurs de l'inflammation.

La réponse au stress fait intervenir une interaction entre système nerveux central, système nerveux autonome sympathique, axe hypothalamo-hypophyso-surrénalien et système immunitaire, dont l'inflammation est un élément.

DEUXIÈME PARTIE

# Combattre l'inflammation systémique par un mode de vie anti-inflammatoire

CHAPITRE 12

# Bien manger

Les aliments que nous absorbons sont dégradés dans le tube digestif en nutriments qui sont absorbés dans l'intestin grêle, pour nous fournir l'énergie nécessaire au fonctionnement de nos organes, mais aussi pour participer à la formation du substrat même de nos cellules. Nous sommes faits de ce que nous mangeons. C'est dire l'importance de l'alimentation dans la santé ! Il y a des aliments qui provoquent et entretiennent l'inflammation et qui contribuent à dégrader nos cellules – nous les qualifierons de pro-inflammatoires – et d'autres qui au contraire sont anti-inflammatoires et de ce fait protecteurs.

Plus que les notions de calories – qui ont certes leur importance –, c'est le potentiel pro- ou anti-inflammatoire des différents aliments, qu'il convient de prendre en compte pour rester en bonne santé, malgré le temps qui passe. Tout le monde admet que l'alimentation est un élément essentiel de la bonne santé – ce n'est pas le seul – mais, à une époque où l'on est submergé d'informations incontrôlées, il est parfois difficile de distinguer le vrai du faux ; l'information établie sur des faits, de celle qui est colportée par des gourous. C'est ce que je vais tenter de faire.

## Distinguer les bonnes des mauvaises graisses

Autant l'excès de lipides est mauvais pour la santé parce qu'il favorise la prise de poids et l'inflammation, autant il serait néfaste de les supprimer complètement. En fait, il y a de bonnes et de mauvaises graisses. Il faut limiter la consommation de graisses saturées essentiellement présentes dans les produits d'origine animale, fuir comme la peste les graisses *trans* présentes dans les produits industriels, préférer les oméga-3 et oméga-6 présents dans les produits d'origine végétale et marine et privilégier par-dessus tout les oméga-3, présents dans les produits de la mer.

Manger moins gras : tout le monde est d'accord. L'excès de lipides est un de nos pires ennemis du fait de leur richesse en calories – 9 calories par gramme, contre 4 pour les protides et les glucides. Ainsi 100 grammes d'huile apportent 900 calories et 20 grammes de beurre près de 150 calories ; pour absorber l'équivalent en calories de ce petit ramequin de beurre que vous tartinez dans l'attente du repas, il vous faudrait ingurgiter 230 grammes de petits pois en conserve ou 750 grammes de choucroute !

Alors, faut-il faire la chasse aux lipides ? Oui et non. Oui, si l'on entend par là qu'il faut en limiter la consommation. Non, si on parle de suppression totale, comme le prônent certains régimes exclusifs. En effet, notre organisme ne peut pas se passer des lipides, en raison des multiples fonctions structurelles primordiales qu'ils remplissent. Ils sont avec les protéines les constituants essentiels des membranes cellulaires, ils entrent dans la composition de nombreux médiateurs qui interviennent dans les réactions métaboliques, ils participent à la structure des hormones et des vitamines liposolubles A, D, E et K ; enfin, notre cerveau lui-même est formé de lipides pour 50 à 60 % de sa masse. D'ailleurs, la suppression totale des graisses chez le rat de laboratoire aboutit à la mort et les populations qui ont un des plus faibles taux de décès par maladies cardio-vasculaires sont les Japonais et les Grecs, qui consomment pourtant beaucoup de graisses. Mais ils consomment en majorité des graisses différentes de celles qui prédominent dans les pays occidentaux. Il ne faut pas mettre toutes les graisses dans le même panier ! Il y en a de bonnes et de mauvaises ; des pro-inflammatoires et des anti-inflammatoires.

### ➤ *Éviter les acides gras pro-inflammatoires*

Les acides gras saturés sont majoritairement des graisses solides, d'origine animale, contenues dans le beurre, les viandes grasses, les charcuteries et les laitages. Leur fonction essentielle est d'apporter de l'énergie, mais si nous en consommons trop l'excès est stocké sous forme de graisse ; ce qui favorise l'inflammation. Parmi les huiles, c'est l'huile de palme qui en contient le plus (environ 50 %). Il vaut mieux éviter d'en consommer ; autant par ses effets défavorables sur la santé, que par son impact écologique négatif, du fait de la déforestation dont elle est responsable.

Plus nocifs encore que les acides gras saturés sont les acides gras *trans*, qui se forment lorsqu'on traite par hydrogénation les huiles végétales afin de les solidifier, comme c'était le cas au début de la fabrication des margarines. Il y a également des graisses *trans* d'origine naturelle, mais en moindre quantité, dans la viande et les laitages. Il existe actuellement d'autres procédés de fabrication des margarines qui évitent la formation de ces substances ; il suffit de vérifier sur l'étiquette que la margarine que l'on achète ne contient pas de graisses hydrogénées. Cependant, le vrai problème provient du fait que les acides gras *trans* sont largement utilisés par l'industrie alimentaire et qu'ils sont présents dans une multitude d'aliments industriels : frites, chips, crackers, cookies, crèmes dessert, biscuits, barres diverses, etc.

Les acides gras *trans* augmentent les taux de triglycérides et de cholestérol, entretiennent l'inflammation, altèrent les parois des vaisseaux (dysfonction endothéliale) et favorisent le diabète. Ils entraînent un risque de maladie cardio-vasculaire supérieur à tout autre type de macronutriment. Au point que le Danemark a limité leur utilisation dès 2004, suivi par la Suisse en 2008. Aux États-Unis, plusieurs États ou des villes, comme New York en 2007, ont édicté des restrictions d'utilisation. L'Organisation mondiale de la santé a recommandé que les graisses *trans* ne dépassent pas 1 % de l'apport calorique total, soit environ 2 grammes par jour. La European Food Safety Authority a produit, en 2004, une analyse ; mais il ne semble pas qu'une décision de régulation ait été formulée et on peut déplorer que la mention de la présence d'acides gras *trans* sur les étiquettes ne soit pas obligatoire.

### ➤ *Privilégier les acides gras anti-inflammatoires*

Les bonnes graisses sont les oméga-3 et les oméga-6, qui sont dénommés acides gras essentiels, parce que notre organisme ne sait pas les synthétiser, alors qu'ils sont aussi indispensables que les vitamines. Ce sont des acides gras poly-insaturés ; ils sont liquides et proviennent essentiellement d'aliments d'origine végétale ou marine. Nous ne pouvons pas nous en passer. Un tiers des acides gras de notre cerveau sont des acides gras poly-insaturés et le DHA représente la moitié des acides gras qui entrent dans la constitution de la rétine.

Cependant, ils ne sont pas équivalents au regard de l'inflammation. Les oméga-3 sont anti-inflammatoires, alors que l'acide arachidonique – oméga-6 – est à l'origine de la formation de prostaglandines inflammatoires. En outre, les oméga-3 régularisent le rythme cardiaque ; ce qui est très important parce que la mort subite, qui est une façon de mourir fréquente des personnes atteintes de maladies cardio-vasculaires, est due à un trouble du rythme cardiaque.

L'alimentation de nos ancêtres préhistoriques, à laquelle notre métabolisme est encore fondamentalement adapté, comportait peu de graisses saturées et plus d'oméga-3 que d'oméga-6 ; alors que notre alimentation moderne est plus riche en graisses saturées et en oméga-6. L'idéal serait de consommer autant d'oméga-3 que d'oméga-6 ou même quatre fois plus d'oméga-3. Or nous en sommes généralement très loin, puisqu'on considère que le régime occidental actuel – de type américain, mais qui se répand partout avec la nourriture industrielle – contient dix à trente fois plus d'oméga-6 que d'oméga-3 et autant d'inflammation en plus ! Pour combattre l'inflammation il faut privilégier les oméga-3.

Les oméga-6 sont largement répandus dans le monde végétal : légumes, fruits, graines, germes de céréales, légumineuses (soja) et leurs dérivés : huiles de pépins de raisin, de tournesol, de noix, d'arachide, de carthame. On ne risque pas d'en manquer avec un régime varié, riche en fruits et légumes.

Au contraire, les sources d'oméga-3 sont moins courantes ; ce sont surtout les graisses des poissons gras : saumon, hareng, maquereau, anchois et sardines, qui contiennent sept fois plus d'oméga-3 que d'oméga-6. Parmi les végétaux, le pourpier consommé notamment en Grèce, mais qui ne pousse en France que dans le Midi – ailleurs il peut être remplacé par la mâche – et les graines de lin. Parmi les huiles, c'est l'huile de colza qui contient la proportion la plus favorable, avec un ratio oméga-6/oméga-3 égal à 2/1. Parmi les viandes, celles des animaux qui consomment de l'herbe, ce qui n'est pas le cas pour une majorité d'animaux d'où proviennent les viandes de qualité courante. Les produits provenant des agriculteurs adhérant à l'association Bleu-Blanc-Cœur sont plus riches en oméga-3.

Si l'on ne mange pas assez de poisson, le plus simple est de prendre des gélules d'oméga-3 pour rétablir l'équilibre. Comme les oméga-3 fluidifient le sang en s'opposant à l'agrégation des plaquettes sanguines – ces éléments microscopiques qui sont indispensables à la formation du caillot –, ils constituent une arme à double tranchant : en améliorant la fluidité du sang, ils protègent contre l'infarctus, mais à forte dose ils peuvent favoriser le saignement, et si le saignement se produit dans le cerveau, il peut provoquer une attaque. Il est donc recommandé de ne pas dépasser la dose de 3 grammes par jour. L'American Heart Association recommande pour les personnes qui ne sont pas malades de consommer du poisson le plus souvent possible – au moins deux fois par semaine –, pour celles qui souffrent de coronarite 1 gramme d'EPA et DHA par jour en gélules et pour ceux qui ont un taux élevé de triglycérides, 2 à 4 grammes par jour.

Les acides gras mono-insaturés sont intermédiaires entre graisses saturées et poly-insaturées. Le chef de file est l'acide oléique, présent dans les huiles d'olive, de colza et de carthame et dans de nombreux végétaux. Comme les oméga-3, ils s'opposent à l'action des plaquettes et à la formation du caillot. Par surcroît, les effets bénéfiques de l'huile d'olive ne proviennent pas seulement de l'acide oléique, mais aussi de sa richesse en polyphénols antioxydants.

En effet, selon Antonia Trichopoulou, directeur du centre de nutrition de l'école de médecine d'Athènes, l'huile d'olive vierge tire ses qualités de sa composition complexe. C'est un véritable jus de fruit, qui, tout comme le thé ou le vin, contient de nombreuses substances antioxydantes. Ces substances, dont la liste simplifiée est donnée par le tableau 1, ajoutent leur pouvoir antioxydant et anti-inflammatoire aux effets bénéfiques des acides gras mono-insaturés.

L'huile d'olive vierge ou extra-vierge (extraite par pression à froid) est la seule qui contient tous ces éléments naturels, alors que l'huile de dénomination simple « huile d'olive » ne contient que 5 à 10 % d'huile d'olive vierge ajoutée à de l'huile raffinée, donc dépourvue des polyphénols et autres substances actives. En outre, l'huile d'olive présente l'avantage, par rapport à l'huile de colza, de supporter la cuisson et de pouvoir être utilisée dans tous les types de cuisines.

**Tableau 1.**
**Composés antioxydants présents dans l'huile d'olive (d'après Trichopoulou simplifié)**

| Groupe chimique | Sous-groupe |
|---|---|
| Composés phénoliques | Acide phénolique<br>Tyrosol, hydroxytyrosol et dérivés<br>Lignans<br>Flavonoïdes |
| Hydrocarbones | Triterpènes |
| Chlorophylles | Chlorophylle et dérivés |
| Caroténoïdes | Carotène<br>Xantophylles |
| Tocophérols (vitamine E) | α, β, γ, δ tocophérols |

Il est généralement recommandé de limiter l'apport global de graisses à environ 30 % des calories absorbées, soit 60 à 70 grammes par jour ; et pas plus de 20 à 25 grammes de graisses saturées ; c'est vite fait ! D'autant qu'il y a des graisses cachées dans la viande, les frites, les pizzas, les viennoiseries, et beaucoup d'aliments industriels où ce sont surtout des graisses *trans*. Un steak cuit avec un morceau de beurre de 20 grammes suffit à dépasser la dose et si l'on ajoute les graisses présentes dans les frites, la sauce salade, le fromage, le dessert, sans compter les crackers de l'apéritif et peut-être les viennoiseries du petit déjeuner et le repas du soir, le compte est vite fait, nous mangeons trop de graisses et trop de graisses saturées.

Finalement, l'équation est assez simple : les bonnes graisses sont dans le poisson, les fruits gras (avocats, olives, noix) et les huiles d'olive, de colza et de carthame. Les graisses pro-inflammatoires sont dans les viandes grasses, les charcuteries, les laitages et surtout les aliments industriels.

### Oméga-3 et oméga-6

Le chef de file des acides gras oméga-3 est l'acide alphalinolénique (ALA) ; ses principaux dérivés sont les acides décosahexanoïque (DHA) et eicosapentaénoïque (EPA).

Le chef de file des oméga-6 est l'acide linoléique (LA), son principal dérivé est l'acide arachidonique (AA), qui est pro-inflammatoire.

Lorsqu'on achète des gélules d'oméga-3, c'est le contenu en DHA et EPA, qui importe.

## Manger moins de viande

Nous sommes omnivores et il n'y a pas de raison de se priver de viande ; elle apporte des nutriments essentiels, comme les protéines, le fer et la vitamine B12.
Une consommation raisonnable, deux ou trois fois par semaine, en choisissant de préférence de la viande moins grasse et de bonne qualité, ne comporte aucun risque.
C'est la consommation excessive qui peut avoir des conséquences néfastes et majorer les risques de cancer et d'infarctus.

Il faut certainement réduire la consommation de viande, qui est excessive dans les pays industrialisés et qui est impliquée dans l'incidence du cancer et de l'infarctus. En outre elle a un impact écologique nuisible, parce que l'animal étant au sommet de la chaîne alimentaire, la production de protéines animales consomme beaucoup plus d'énergie que celle de protéines végétales et parce que les gaz émis par les ruminants contribuent à aggraver l'effet de serre.

Il n'y a toutefois pas de raison de devenir végétarien. En effet, nous sommes des omnivores, notre organisme est conçu pour manger tous les types d'aliments et la viande contient des nutriments indispensables à notre métabolisme ; notamment les protéines, le fer et la vitamine B12. C'est la place excessive qu'occupent les produits carnés dans les pays occidentaux qui pose problème. C'est l'excès de consommation de viande et de charcuterie, qui est en cause ; ce n'est pas une consommation raisonnable.

En effet, la viande est une source importante de protéines (voir encadré), de vitamines et de fer. Les protéines contenues dans la viande sont des protéines de haute qualité nutritionnelle, incluant tous les acides aminés essentiels, alors que les protéines végétales ne les contiennent pas tous. Elle contient des minéraux, dont certains, comme le zinc ou le sélénium, sont des antioxydants et elle apporte du fer, qui est plus facilement absorbé que le fer d'origine végétale. Enfin, la viande apporte également la vitamine B12, indispensable avec le fer pour former l'hémoglobine de nos globules rouges et qui ne se trouve pas dans le monde végétal. Autant de raisons de consommer de la viande, en quantités raisonnables.

### L'intérêt des protéines

Outre leur fonction structurelle essentielle, les protéines présentent deux autres avantages au plan nutritionnel. D'une part, elles demandent plus de travail à l'organisme pour être dégradées, donc leur digestion consomme plus d'énergie. D'autre part, elles coupent mieux la faim, ce qui aide à réduire la quantité consommée. Elles occupent ainsi une place de choix dans le cadre de la lutte contre le surpoids et l'obésité.

Les besoins en protéines sont estimés généralement à un gramme par kilo de poids corporel et par jour ; plus en cas d'efforts musculaires intenses et proportionnellement, plus chez l'enfant et l'adolescent en raison de la croissance.

Le problème résulte de ce que la viande contient aussi des graisses cachées, qui sont des graisses saturées, pro-inflammatoires. Il faut donc choisir les viandes les moins grasses : le rosbif rôti, l'escalope de veau, le bifteck ou le faux-filet grillé (pas frit et en écartant le gras). Le porc n'est pas nécessairement gras, le filet de porc n'est pas plus gras que le filet de bœuf ou le poulet ; c'est la côte de porc qui est très riche en graisses (voir tableau 2). La viande de cheval est pauvre en graisses et riche en protéines, mais elle est peu consommée de nos jours pour des raisons sentimentales.

Le gibier est une viande particulièrement intéressante, parce que ces animaux qui courent beaucoup, ne font pas de gras et consomment des plantes qui leur apportent des oméga-3. Il en est de même pour les escargots consommés couramment en France et qui font également partie du régime crétois. Encore faut-il tenir compte du mode de préparation : contrairement à la préparation en sauce tomate des pays méditerranéens, le beurre d'escargot risque d'annuler tous les avantages nutritionnels de l'escargot lui-même. Les volailles sont globalement assez peu grasses, avec toutefois quelques variations qui ne sont pas indifférentes. Ainsi, le blanc de poulet n'apporte qu'environ 4 grammes de lipides pour 100 grammes, alors que la cuisse de poulet rôti, si l'on mange la peau en apporte 14.

La façon dont les animaux ont été élevés compte plus que la teneur en graisse de tel ou tel morceau. L'élevage intensif des animaux en batterie, avec des aliments qui sont parfois très éloignés de leur régime herbivore naturel, avec l'adjonction d'antibiotiques et d'hormones, produit une viande plus grasse, qui contient des antibiotiques responsables d'allergies et des hormones qui peuvent dérégler notre système hormonal.

La viande des bœufs finis à l'herbe contient moins de graisses, moins d'acides gras saturés pro-inflammatoires (acide myristique et palmitique), moins d'oméga-6 et plus d'oméga-3, moins d'acides gras *trans* et plus de CLA (*conjugated linoleic acid*) aux effets favorables, plus de caroténoïdes, de vitamine E et de glutathion (antioxydant), que la viande de ceux qui sont nourris au grain. Et, de surcroît, elle est plus goûteuse !

Le mode de préparation est très important. La friture au beurre est la préparation la moins saine. En effet, 20 grammes de beurre apportent plus de calories que

100 grammes de bifteck et cinq fois plus de lipides ! En outre, la friture à haute température provoque une altération des molécules de lipides et de protéines et la formation de produits de dégradation qui sont nuisibles. Il vaut mieux manger la viande crue, peu cuite ou mijotée à petit feu. Le grill et le barbecue provoquent la formation d'amines aromatiques qui sont cancérogènes. De nombreuses études ont montré que la forte consommation de viandes et de graisses est un facteur favorisant du cancer, notamment du côlon et de la prostate. C'est la forte consommation – quotidienne ou même biquotidienne – qui est en cause ; pas une consommation raisonnable : un morceau de la taille d'une paume de main deux ou trois fois par semaine ne pose pas de problème.

Les abats sont souvent moins gras que la viande. Parmi eux, le foie mérite une place privilégiée, car il est peu gras, riche en fer (pour les enfants, les adolescents et les jeunes femmes) et, surtout, il est très riche en vitamines. Le foie gras, lui est riche en lipides et en sel. 100 grammes apportent en moyenne plus de 500 calories et plus de 50 grammes de lipides (voir tableau 3) ; il ne faut pas en abuser, il doit rester un mets de fête.

Les charcuteries ont une composition d'autant plus voisine de la viande qu'elles ont subi moins de modifications ; plus elles sont transformées (pâtés, saucisses) plus elles contiennent de graisses. Celles qui contiennent nettement moins de graisses que la moyenne sont le jambon cuit et, contrairement à ce que l'on pourrait croire le bacon, le jambon sec dégraissé, le fromage de tête et la coppa, alors que la plupart des charcuteries contiennent autour de 20 à 30 % de lipides, voire 40 % pour les rillettes (voir tableau 3). En outre, plus elles contiennent de lipides, moins elles contiennent de protéines et toutes les charcuteries sont riches en sel, certaines peuvent en contenir jusqu'à 5 grammes pour 100 grammes ; ce qui est considérable si l'on admet que la ration quotidienne de sel ne devrait pas dépasser 6 grammes au maximum.

**Tableau 2.**
**Teneur en protéines et lipides de viandes et volailles en grammes pour 100 grammes (données AFSSA)**

| | Calories | Protéines | Lipides |
|---|---|---|---|
| Rosbif rôti | 134 | 28 | 2,4 |
| Dinde rôtie | 144 | 29,4 | 2,9 |
| Escalope de veau | 151 | 31 | 3 |
| Blanc de poulet | 124 | 22,2 | 3,9 |
| Bifteck grillé | 148 | 28 | 4 |
| Filet de porc maigre | 122 | 21 | 4 |
| Porc rôti | 123 | 19,9 | 4,3 |
| Veau mijoté | 178 | 34,9 | 4,3 |
| Ris de veau | 165 | 31,6 | 4,3 |
| Sanglier rôti | 153 | 28,3 | 4,4 |
| Chevreuil rôti | 174 | 32,6 | 4,8 |
| Foie de veau | 159 | 22,3 | 6 |
| Rognon d'agneau | 155 | 24,6 | 6,3 |
| Steak haché 5 % | 160 | 25,5 | 6,4 |
| Faux-filet grillé | 162 | 25,6 | 6,6 |
| Cheval rôti | 174 | 28 | 6,9 |
| Foie de volaille cuit | 169 | 25,1 | 7,2 |

| | Calories | Protéines | Lipides |
|---|---|---|---|
| Lièvre en ragoût | 192 | 30 | 8 |
| Magret de canard | 191 | 26,7 | 9 |
| Faisan | 215 | 32,5 | 9,4 |
| Épaule d'agneau maigre rôtie | 190 | 22,3 | 11,2 |
| Entrecôte grillée | 203 | 24,3 | 11,8 |
| Bœuf braisé | 236 | 32 | 12 |
| Gigot d'agneau rôti | 226 | 25 | 14 |
| Bœuf, pot-au-feu | 240 | 28,5 | 14 |
| Cuisse de poulet rôti | 231 | 25,9 | 14,2 |
| Côte de porc grillée | 250 | 28 | 15,3 |

**Tableau 3.**
**Teneur en protéines, lipides et sodium de charcuteries en gramme pour 100 grammes (données AFSSA)**

| | Calories | Protéines | Lipides | Sodium |
|---|---|---|---|---|
| Bacon | 122 | 23 | 3,2 | 1,26 |
| Jambon cuit | 105 | 17,1 | 3,4 | 0,71 |
| Fromage de tête | 169 | 14,9 | 12 | 0,60 |
| Jambon sec dégraissé | 236 | 27,4 | 13,8 | 2,10 |
| Coppa | 241 | 25,7 | 15,1 | 1,85 |
| Pâté de lapin | 239 | 16,6 | 18,3 | 0,34 |
| Boudin blanc poêlé | 249 | 11,6 | 20,7 | 0,71 |

| | Calories | Protéines | Lipides | Sodium |
|---|---|---|---|---|
| Boudin noir poêlé | 281 | 14,8 | 21,6 | 0,75 |
| Jambon cru fumé | 303 | 26,2 | 21,9 | 1,62 |
| Andouillette poêlée | 303 | 24,5 | 22,3 | 1,09 |
| Pâté de foies de volailles | 278 | 11,9 | 22,9 | 0,39 |
| Pâté de campagne | 336 | 15,8 | 29,6 | 0,67 |
| Saucisse de Morteau | 346 | 15,2 | 31,3 | 0,81 |
| Saucisson sec | 422 | 26,6 | 34,7 | 1,94 |
| Rillettes | 432 | 14,8 | 41,4 | 0,45 |
| Foie gras en conserve | 521 | 6,9 | 54 | 0,52 |

## Manger du poisson aussi souvent que possible

Le poisson, les coquillages et les crustacés constituent une excellente source de protéines, de minéraux et d'oméga-3 ; ils méritent d'occuper une place de premier plan dans un régime anti-inflammatoire.

Il faut privilégier les petits poissons, qui contiennent moins de produits polluants que les gros. Les sardines en boîte avec les arêtes et la petite friture que l'on mange avec les arêtes apportent calcium et oméga-3.

### ➤ *Les avantages du poisson*

Le poisson est à la mode et c'est largement justifié, parce que globalement il ne contient que de bons nutriments : protéines, vitamines, minéraux et surtout oméga-3 anti-inflammatoires. Seule ombre au tableau : la pollution des mers qui contamine les poissons, notamment les plus gros, et leur dépeuplement qui réduit les ressources. Mangerons-nous encore du thon dans quelques années ?

Comme la viande, le poisson est une bonne source de protéines, en prime il contient moins de graisses et, qui plus est, ce sont de bonnes graisses oméga-3. Avec le poisson, il faut abandonner l'idée de réduire les graisses et au contraire privilégier les poissons gras, car ils sont riches en oméga-3. C'est avec les anchois, le hareng, le saumon, les sardines, le thon blanc albacore, les moules ou le flétan, que l'on a le plus facilement sa ration d'oméga-3.

Le poisson est également riche en minéraux et vitamines ; il contient notamment du sélénium, du calcium et surtout de l'iode, indispensable au bon fonctionnement de la glande thyroïde et peu répandu hors du milieu marin. Les petits poissons que l'on mange entiers, avec les arêtes, comme les éperlans ou les sardines en boîte, sont riches en calcium et en oméga-3 ; choisissez évidemment les sardines à l'huile d'olive avec les arêtes, plutôt que les filets. Le foie des poissons est riche en vitamines A et D. Les gens de ma génération se souviennent de l'huile de foie de morue qu'enfants ils avalaient d'un trait en se bouchant le nez. C'était notre source de vitamines A et D. Aujourd'hui, on trouve en pharmacie de l'huile de foie de poisson et des oméga-3, sous forme de gélules. Les gélules d'oméga-3 sont un bon moyen de compenser une consommation insuffisante de poisson.

Les Japonais qui sont les plus gros consommateurs de poisson au monde sont aussi ceux qui meurent le moins de maladies cardio-vasculaires et plusieurs études ont montré que la consommation de poisson réduit le risque de maladie cardio-vasculaire. Alors, ne vous contentez pas de manger du poisson le vendredi, mangez-en au moins deux fois par semaine et remplacez la viande par le poisson aussi souvent que possible. Le mode de cuisson n'est pas négligeable : la friture peut décupler la teneur en graisse et, à forte température, elle dégrade les protéines. Il vaut mieux préparer le poisson à la vapeur, au court-bouillon ou au four.

### ➤ *Le problème de la pollution*

On ne sait pas toujours comment les poissons d'élevage ont été nourris. Dans certains élevages, la nourriture est loin d'être saine et naturelle. Par conséquent, il vaut mieux choisir autant que possible les poissons d'élevage bio. La pollution des mers est un autre souci, notamment à cause du mercure et autres métaux lourds, qui polluent les océans. Cependant, comme les poissons contiennent aussi du sélénium, qui s'oppose aux effets du mercure, il est possible que les effets bénéfiques du poisson soient un peu diminués par le mercure, mais pas totalement annulés. Par prudence, il vaut mieux consommer de préférence des poissons plus petits, car les gros poissons comme le thon ou l'espadon, qui sont de gros prédateurs, situés en fin de chaîne alimentaire, accumulent dans leurs tissus plus de dérivés toxiques que les petits poissons.

### ➤ *Les autres produits de la mer*

Les poulpes et les seiches, les homards, crabes et langoustes, ainsi que les coquillages sont également riches en protides, en oligoéléments : iode, potassium, magnésium, fer, cuivre, sélénium, zinc, et en vitamines B12 et E. Ils sont pauvres en lipides, comme le montre le tableau 5, à l'exception des calamars, mais c'est parce qu'ils sont frits ! Les crustacés contiennent certes du cholestérol, mais il est localisé dans la tête que peu de gens mangent. On peut recommander sans hésitation de consommer des fruits de mer aussi souvent que possible !

**Tableau 4.**
**Teneur en protéines et lipides de poissons, en grammes pour 100 grammes (données AFSSA)**

| | Calories | Protéines | Lipides |
|---|---|---|---|
| Daurade | 76,4 | 18,7 | 0,2 |
| Cabillaud | 76,9 | 18,3 | 0,4 |
| Églefin vapeur | 89 | 20 | 0,6 |
| Églefin pané frit | 160 | 14,7 | 10 |
| Sole vapeur | 90,5 | 20,6 | 0,9 |
| Sole panée frite | 217 | 16 | 13 |
| Raie au court-bouillon | 69 | 15 | 1 |
| Rascasse crue | 90 | 18,8 | 1,6 |
| Flétan cru | 110 | 21,3 | 2,8 |
| Bar | 104 | 19,1 | 3 |
| Anchois crus | 113 | 19,4 | 3,4 |
| Turbot au four | 116 | 20,6 | 3,78 |
| Thon cru | 134 | 24,6 | 4 |
| Espadon | 148 | 25,4 | 5,1 |
| Poisson pané frit | 202 | 11,9 | 10,3 |
| Sardine grillée | 196 | 24,7 | 10,8 |
| Sardine huile d'olive égouttée | 201 | 24,3 | 11,2 |
| Hareng grillé | 181 | 20,1 | 11,2 |

| | Calories | Protéines | Lipides |
|---|---|---|---|
| Saumon fumé | 195 | 20,8 | 12,4 |
| Saumon d'élevage cru | 190 | 19,5 | 12,5 |
| Anguille cuite au four | 229 | 23,6 | 15 |
| Maquereau au vin blanc | 220 | 22,4 | 14,5 |
| Maquereau frit | 234 | 14,5 | 19,5 |

**Tableau 5.**
**Teneur en protéines et lipides de crustacés et mollusques en grammes pour 100 grammes (données AFSSA)**

| | Calories | Protéines | Lipides |
|---|---|---|---|
| Huître creuse | 22 | 3,5 | 0,5 |
| Saint-Jacques crue | 77,4 | 15,4 | 0,7 |
| Saint-Jacques cuite | 108 | 23,4 | 1,4 |
| Escargot | 81 | 16 | 1 |
| Crevette cuite | 96,3 | 21,3 | 1,1 |
| Homard cuit à l'eau | 89,5 | 18,7 | 1,5 |
| Fruits de mer en moyenne | 92,9 | 16,8 | 1,8 |
| Langouste cuite à l'eau | 136 | 26,4 | 1,9 |
| Moule | 115 | 19 | 3 |
| Crabe cuit à l'eau | 127 | 19,5 | 5,2 |
| Crabe en conserve | 138 | 22,9 | 4,8 |
| Calamar frit | 254 | 8,7 | 11,5 |

## Les œufs, meilleurs qu'on ne le pense

L'œuf est un aliment complet, qui apporte des protéines de haute qualité nutritionnelle et d'autres nutriments de qualité (choline, lutéine et zéaxanthine). Certes, le jaune contient aussi des lipides et du cholestérol. Malgré cela, il vaut mieux manger des œufs au petit déjeuner que des viennoiseries.

L'œuf est un aliment merveilleux qui assure à lui seul, grâce à sa richesse en nutriments variés, le développement du poussin jusqu'à l'éclosion ; mais nombre d'adultes évitent d'en consommer par peur du cholestérol – ennemi public numéro un ou considéré comme tel. Pourtant l'œuf reste un aliment sain, notamment s'il provient de poules qui ont picoré en liberté, et il est certainement beaucoup moins redoutable que nombre d'aliments industriels contenant des acides gras *trans*. L'œuf est en effet un aliment très complet, riche en protéines, en lipides, en vitamines et en minéraux.

Le blanc d'œuf ne contient que de l'eau et des protéines (environ 6 à 7 grammes par œuf) et qui plus est ces protéines, comme celles de la viande ou du poisson, apportent la totalité des acides aminés indispensables. Le jaune contient environ 5 grammes de lipides, et 140 milligrammes de cholestérol ; deux œufs apportent l'équivalent de l'apport quotidien recommandé de 300 milligrammes. Ces lipides sont répartis à peu près à parts égales en acides gras saturés, mono-insaturés et poly-insaturés, et si les poules sont élevées en liberté, libres de picorer dans le jardin, leurs œufs comportent des oméga-3. Les œufs provenant de la filière Bleu-Blanc-Cœur sont plus riches en oméga-3, que ceux provenant de poules élevées au maïs. Le jaune contient aussi de nombreuses vitamines, notamment les vitamines A, B2, B5, D et des minéraux : calcium, chlore, potassium, phosphore, magnésium, soufre.

Outre ces nutriments importants, le jaune d'œuf contient trois autres éléments particulièrement intéressants : la choline, la lutéine et la zéaxanthine. La choline (environ 225 milligrammes pour 100 grammes) est un élément très important pour le développement du système nerveux, particulièrement recommandé à la femme enceinte ou allaitante, et aux enfants. Comme d'autres aliments de couleur jaune, l'œuf contient aussi deux caroténoïdes, la lutéine et la zéaxanthine, qui interviennent dans la protection contre la redoutable DMLA – la première cause de cécité après 50 ans. Une étude a montré que la consommation d'un œuf par jour pendant cinq semaines entraînait une augmentation des taux sanguins de lutéine et de zéaxanthine de 26 et 38 %, sans pour autant modifier les taux de cholestérol, de HDL et de LDL.

### ➤ *Œuf et cholestérol*

Le problème est de savoir si la consommation d'œufs comporte un risque lié à leur richesse en cholestérol. La réponse n'est pas clairement tranchée. Il est peut-être préférable de ne pas abuser quotidiennement d'œufs si l'on a un cholestérol élevé. Cependant, il ne faut pas non plus les diaboliser, parce qu'il n'est pas certain que le cholestérol ingéré soit en totalité absorbé, parce que le foie fabrique de toute façon du cholestérol à partir des triglycérides apportés par les viandes grasses et les graisses cachées présentes dans de nombreux aliments industriels, et aussi parce que même les glucides absorbés en excès finissent par être transformés en lipides. Enfin, parce que le cholestérol n'est pas le principal agent en cause dans les problèmes cardio-vasculaires (voir chapitre 2). En réalité, des études récentes tendent à montrer que le risque attribué à la consommation d'œufs est surestimé, sauf peut-être pour les diabétiques (voir encadré).

**Les œufs, les vaisseaux et le diabète**

Une étude publiée en 2007 par une équipe de l'Université de médecine du New Jersey, ayant porté sur plus de 9 000 adultes de 25 à 74 ans, a montré que les risques de maladie coronarienne ou d'accident vasculaire cérébral n'étaient pas différents pour ceux qui ne consommaient pas d'œufs ou 1 par semaine et pour ceux qui en consommaient 6 et plus ; à l'exception des diabétiques, chez qui le risque d'infarctus était augmenté pour plus de 6 œufs par semaine.

Une autre étude publiée en 2010 par une équipe de la Harvard Medical School, ayant porté sur 3 898 adultes inclus dans une étude plus large (*Cardiovascular Health Study*), avec une durée moyenne de suivi de onze ans, a montré que le risque de développer un diabète n'est pas différent pour ceux qui ne consomment pas d'œufs ou 1 par semaine, ceux qui en consomment 1 à 3, et ceux qui en consomment 1 à 4, ou quotidiennement.

### ➤ *Comment consommer les œufs*

Deux œufs peuvent remplacer la viande ou le poisson à un repas. Ils sont recommandés au petit déjeuner pour renforcer notre traditionnel petit déjeuner continental, qui est à la fois insuffisant et déséquilibré : trop pauvre en protéines et trop riche en glucides. Un ou deux œufs au petit déjeuner entraînent probablement moins d'effets défavorables que des viennoiseries, riches en graisses saturées et en graisses *trans*, ainsi qu'en glucides à indice glycémique élevé. Le tableau 6 montre la différence entre 100 grammes de croissant au beurre artisanal (deux bons croissants) et 100 grammes d'œuf (deux gros œufs à la coque). Les croissants apportent trois fois plus de calories, sept fois plus de sucre, deux fois et demie plus de lipides, cinq fois plus de lipides saturés – beaucoup de moustiques et de guêpes – et deux fois moins de protéines ! Bien sûr, l'œuf apporte presque cinq fois plus de cholestérol. Mais avec les lipides saturés et le sucre du croissant, le foie a de quoi fabriquer du cholestérol ! En outre, les protéines de l'œuf coupent mieux la faim. Il me semble que la comparaison soit plutôt en faveur de l'œuf. Et si vraiment le cholestérol vous terrorise, abandonnez un jaune sur deux ; il n'en restera que 140 milligrammes – la moitié de l'apport quotidien recommandé.

Il est évidemment préférable de cuire les œufs sans graisse, bouillis (à la coque, plutôt que durs, car moins on chauffe, moins on altère les protéines), ou brouillés, ou encore en omelette, avec un minimum d'huile d'olive dans la poêle (soit une simple pulvérisation de spray, soit en versant quelques gouttes d'huile que l'on étale en couche mince avec un papier absorbant), un maximum de légumes, d'herbes et d'épices et une cuisson courte.

**Tableau 6.**
**Comparaison entre croissant au beurre et œuf pour 100 grammes (données AFSSA)**

| | Croissant | Œuf |
|---|---|---|
| Énergie | 439 cal | 148 cal |
| Protéines | 7,8 g | 12,3 g |
| Sucre | 5,6 g | 0,8 g |
| Lipides | 26,9 g | 10,6 g |
| Lipides saturés | 16,9 g | 3,3 g |
| Cholestérol | 77, 4 mg | 363 mg |

## Diminuer les laitages

Le lait et les laitages sont la première source de calcium dans les pays occidentaux. Cependant, c'est précisément dans les pays occidentaux que l'épidémie d'ostéoporose sévit plus fort que dans les pays asiatiques et méditerranéens, qui consomment moins de laitages.
Il n'est donc pas absurde de diversifier les sources de calcium, car il existe beaucoup d'autres aliments riches en calcium, notamment certains fruits et légumes, ainsi que les sardines en boîte.

Comme l'œuf, le lait est un aliment riche, qui assure à lui tout seul la nutrition et la croissance rapide du petit veau. Il est très largement consommé dans un grand nombre de pays et il a une image plutôt rassurante, amicale. Pourtant, cette forte consommation est controversée.

Le lait contient des protides, des lipides, des glucides, des vitamines et des minéraux. Le lait de vache entier contient un peu plus de 3 grammes de protéines pour 100 grammes, entre 4 et 5 grammes de glucides et un peu moins de 4 grammes de lipides, qui sont en majorité des graisses saturées, donc pro-inflammatoires. Le lait demi-écrémé contient un peu plus de 1,5 gramme de lipides et le lait écrémé n'en contient pratiquement plus. Tous contiennent à peu près autant de calcium : autour de 120 milligrammes. À tout prendre, il vaut mieux consommer du lait écrémé ou demi-écrémé. La composition du lait de chèvre n'est pas très différente. Le lait de brebis est plus riche en protéines (5 grammes), glucides (5 grammes), lipides (7 grammes) et calcium (180 milligrammes).

### ➤ *Le choix des laitages*

Les yaourts et le kéfir sont produits par une fermentation du lait par des micro-organismes, au cours de laquelle le lactose est en partie transformé en acide lactique, ce qui les rend plus digestes. En outre, les ferments lactiques qu'ils contiennent ont un effet bénéfique sur la flore intestinale, ils aident à régulariser le transit et ils auraient un effet protecteur contre le cancer du côlon. L'industrie propose des yaourts à 0 % de matières grasses, mais lorsqu'ils sont enrichis en fruits, ils peuvent contenir également du sucre ajouté en quantité non négligeable (jusqu'à 14 grammes pour 100 grammes !). Il ne faut pas croire que puisqu'ils ne contiennent pas de graisses on peut les consommer sans limite, car le sucre est aussi nocif que le gras. Lisez bien les étiquettes, on marque en gros 0 %, on vous annonce en gros les fruits mais pas toujours la teneur en sucre, qui est affichée en petits caractères.

Les fromages sont d'autant plus riches en nutriments qu'ils sont plus secs. Ils apportent plus de protéines (15 à 35 grammes pour 100 grammes), mais ils sont évidemment aussi riches en lipides (20 à 35 grammes pour 100 grammes) et contiennent souvent trop de sel. Cependant, le taux de matières grasses varie d'un fromage à l'autre. Certains fromages affinés à pâte dure (comté, emmental, gruyère) sont intéressants parce qu'ils contiennent une forte concentration en protéines (28 grammes). Certes, ils sont aussi riches en lipides (30 à 34 grammes), mais ils contiennent relativement moins de sodium que d'autres (400 milligrammes) et surtout, ils contiennent environ 1 000 milligrammes de calcium. Les fromages à pâte molle contiennent moins de lipides (15-20 grammes), mais aussi de protéines (15-20 grammes) et de calcium (200-300 milligrammes). La cancoillotte, moins connue, est particulièrement intéressante, parce qu'elle contient environ 15 grammes de protéines et seulement 6 grammes de lipides – du moins lorsqu'elle n'est pas enrichie en beurre.

### ➤ *Lait et ostéoporose*

La vraie question, concernant le lait et les laitages, est de savoir si leur consommation, bien qu'elle soit généralement recommandée, est réellement bénéfique ou si, précisément parce que le message quotidiennement répété ayant dépassé son but, la surconsommation ne comporte pas quelques inconvénients. En effet, le principal atout des laitages, qui est aussi leur principal argument de vente, est leur richesse en calcium. Dans les pays occidentaux, l'essentiel de l'apport en calcium provient des laitages ; pourtant c'est dans les pays occidentaux que l'incidence des fractures dues à l'ostéoporose est la plus élevée. Ce seul argument, s'il ne permet pas d'affirmer que la forte consommation de laitages est nuisible, comme l'affirment certains, montre en tout cas qu'elle ne suffit pas à prévenir l'ostéoporose. Il est difficile de se forger une opinion définitivement fondée sur des arguments scientifiques, mais il faut reconnaître que les arguments contre la trop forte consommation de laitages ont du poids.

On peut d'abord remarquer que si tous les mammifères nourrissent leurs petits avec leur lait, dans la nature aucun ne consomme de lait après le sevrage, sauf l'homme. La consommation de lait après le sevrage n'est donc pas une chose naturelle. D'ailleurs, environ deux tiers des humains ne digèrent pas le lactose, parce que la lactase, l'enzyme qui permet la digestion du lactose, disparaît normalement après le sevrage, chez l'homme comme chez les autres mammifères (voir tableau 7). On a considéré d'abord que le défaut de lactase était une anomalie que l'on a dénommée intolérance au lactose. Mais c'est en fait la disparition de la lactase qui est l'état normal et c'est sa persistance qui est une acquisition récente de l'évolution (environ cinq mille ans), développée dans les groupes humains qui consomment du lait depuis le plus longtemps – c'est-à-dire essentiellement les pays du Nord, où justement l'ostéoporose est la plus fréquente.

La forte consommation de lait présente certains inconvénients, car les graisses saturées sont un facteur d'inflammation systémique, et certaines études ont montré qu'elle pourrait favoriser le cancer de l'ovaire et de la prostate, ou la cataracte. Surtout, il apparaît qu'elle ne fait pas diminuer le risque d'ostéoporose et de fractures, comme nous venons de le voir. Il est probable que le régime occidental actuel, trop riche en protéines, en sucre et en sel, et trop pauvre en fruits et en légumes, qui favorise l'acidification du milieu intérieur et l'inflammation systémique, en soit avec la sédentarité le principal responsable et que la surconsommation de laitages n'améliore en rien la situation.

### ➤ *Les autres sources de calcium*

Il y a beaucoup d'autres sources de calcium que les laitages. Nombre d'aliments d'origine végétale sont plus riches en calcium que le lait, sans apporter de graisses saturées (voir tableau 8) et certaines eaux minérales sont également une bonne source de calcium, souvent associé au magnésium, qui est un autre minéral utile. Les laits de soja, de riz et d'amande peuvent aussi être enrichis en calcium. De nombreux légumes apportent 50 à 60 milligrammes de calcium pour 100 grammes, sans les lipides. Les sardines à l'huile d'olive avec les arêtes contiennent à la fois calcium (800 milligrammes), protéines (24 grammes) et acides gras poly-insaturés (3,5 grammes) ; qui peut faire mieux ?

D'autres éléments que la quantité de calcium interviennent dans la solidité osseuse, et une alimentation variée est probablement plus bénéfique pour la solidité osseuse, que la surconsommation de laitages qui est généralement recommandée. La liste des aliments qui interviennent dans la solidité osseuse a été donnée par Cristina Palacios, dans une revue de la littérature publiée dans *Critical Reviews in Food Science and Nutrition* :

- les produits laitiers apportent calcium, protéines, phosphore, vitamine D, potassium, magnésium et zinc ;
- fruits et légumes apportent calcium, magnésium, potassium, bore, vitamines A, K et C ;
- légumes secs et céréales apportent phosphore, potassium, magnésium, manganèse, zinc, cuivre et vitamine K ;
- viande, poisson, volaille et noix apportent protéines, potassium, zinc, magnésium, cuivre, phosphore, manganèse et fer.

**Tableau 7.**
**Prévalence de l'intolérance au lactose en %, selon Heber**

| | |
|---|---|
| Asiatiques américains | 100 |
| Indiens américains | 95 |
| Ibo et Yoruba au Nigeria | 89 |
| Noirs américains | 81 |
| Italiens | 71 |
| Aborigènes d'Australie | 67 |
| Américains mexicains | 56 |
| Grecs | 53 |
| Américains blancs | 24 |
| Danois | 3 |
| Hollandais | 0 |

Enfin, il est clairement établi que l'exercice et la pratique du sport favorisent la minéralisation et la solidité osseuse ; ils sont un des moyens les plus sains de se constituer un bon capital osseux.

**Tableau 8.**
**Aliments riches en calcium**
**en milligrammes pour 100 grammes (données AFSSA)**

| | |
|---|---|
| Parmesan | 1 228 |
| Sardines à l'huile d'olive | 798 |
| Amande | 248 |
| Tofu | 215 |
| Épinards cuits | 196 |
| Figue séchée | 165 |
| Noisettes | 136 |
| Jaune d'œuf | 121 |
| Lait entier pasteurisé | 118 |
| Gingembre moulu | 116 |
| Pissenlit | 104 |
| Mâche | 97 |
| Chocolat aux noisettes | 95 |
| Cacahuètes | 92 |

## Bien choisir ses céréales

Les céréales, riches en glucides, sont l'aliment de l'effort, des sportifs et des travailleurs manuels, mais elles doivent être consommées avec modération par les sédentaires. Si les recommandations sont de 6 à 10 portions de céréales par jour, il ne faut pas oublier le sens d'une portion : une tranche pour le pain, 30-40 g pour les céréales de petit déjeuner, ou un demi-bol pour le riz ou les pâtes.
Plus les farines sont raffinées, plus l'indice glycémique – et donc l'inflammation – est élevé. Il faut donc privilégier les céréales complètes (pain complet plutôt que pain blanc). Les viennoiseries, qui contiennent céréales raffinées, graisses et sucres, de même que de nombreuses céréales de petit déjeuner, trop riches en sucres, sont à éviter car elles ont un indice glycémique élevé et elles exposent au coup de pompe.

Jusqu'à une époque récente, et encore de nos jours, les céréales ont constitué la base de l'alimentation. Le chasseur-cueilleur s'est sédentarisé lorsqu'il a commencé à cultiver. Pendant des siècles, si les nobles chassaient et mangeaient beaucoup de viande – trop –, il n'en allait pas de même pour le petit peuple, pour qui la base de l'alimentation provenait des céréales et des légumineuses. La place importante qu'elles occupent dans notre apport énergétique est justifiée. Cependant, comme pour les graisses, il faut savoir que certaines sont plus saines que d'autres.

Les céréales sont constituées principalement de glucides (65 à 75 %), présents en grande majorité sous forme d'amidon, en moindre proportion de protides (8 à 12 %) et elles sont pauvres en lipides (1 à 3 %). Elles contiennent aussi des minéraux, des vitamines du groupe B et des fibres. Les produits céréaliers sont donc des aliments intéressants, à la fois au plan énergétique, par l'apport de sucres lents, et au plan qualitatif par l'apport de vitamines, de minéraux et de fibres. Aliments de l'effort, les céréales constituent un élément important de l'alimentation des travailleurs manuels et des sportifs. En revanche, elles doivent être consommées avec modération par les sédentaires, parce que si le seul travail musculaire que l'on fournit consiste à taper sur un clavier, l'énergie qui n'est pas dépensée sera mise en réserve sous forme de graisse. Si les recommandations sont de 6 à 10 portions de céréales par jour, il ne faut pas oublier le sens d'une portion : une tranche pour le pain, 30-40 grammes pour les céréales de petit déjeuner, ou un demi-bol pour le riz ou les pâtes.

### ➤ *L'importance de l'indice glycémique*

L'amidon est un glucide complexe qui doit être scindé par les amylases en glucides simples pour être absorbé ; il a donc *a priori* un indice glycémique bas (voir encadré).

Plus la farine avec laquelle on fait le pain est raffinée, plus elle est blanche, plus l'absorption est rapide et plus l'indice glycémique est élevé et, par voie de conséquence, l'inflammation. Ainsi, il a été montré que les céréales complètes jouent un rôle protecteur vis-à-vis des maladies cardiovasculaires et des attaques cérébrales, alors que les céréales raffinées, à indice glycémique élevé, majorent ces risques. Il faut donc préférer aux pains blancs, les pains aux céréales qui ont un indice glycémique moins élevé, qui contiennent plus de fibres et qui ont un pouvoir satiétogène plus élevé (voir encadré).

La charge glycémique est un indice qui tient compte à la fois de l'indice glycémique et du contenu en glucides (voir encadré). Les pains blancs ont une charge glycémique élevée. Notre baguette nationale n'est pas le meilleur choix !

## L'indice glycémique

L'absorption des glucides provoque une élévation du taux de glucose dans le sang. Plus l'absorption est rapide, plus le pic d'hyperglycémie est élevé et plus il y a d'inflammation. L'hyperglycémie est généralement suivie d'une hypoglycémie réactionnelle avec une sensation de coup de pompe.

L'indice glycémique exprime le pouvoir hyperglycémiant d'un aliment par rapport à celui du glucose pris comme référence à 100. Plus un aliment augmente le pic de glycémie, plus son indice glycémique est élevé.

Plus les farines sont raffinées, plus leur indice glycémique est élevé. L'indice glycémique est de 40-50 pour le pain aux céréales, 70 pour le pain blanc et 95 pour la baguette, presque égal à celui du glucose !

On trouvera l'indice glycémique de différents aliments sur le site : http://www.glycemicindex.com/

## Le pouvoir satiétogène

C'est le pouvoir de rassasier ou l'effet coupe-faim d'un aliment. Il est inversement proportionnel à son indice glycémique. Plus c'est sucré, moins ça coupe la faim et *vice versa*.

Les aliments à indice glycémique bas – de l'ordre de 20 à 50 – et au pouvoir satiétogène élevé, ceux qui « calent » bien, sont les légumes secs (pois chiches, lentilles, haricots, soja), les pâtes, le pain complet et les fruits. Alors que les aliments riches en sucres (biscuits, gâteaux, sucreries, pain blanc ou barres diverses), qui ont un indice glycémique élevé, ont un pouvoir satiétogène faible et exposent à l'hypoglycémie réactionnelle et au coup de pompe, avec un nouveau besoin de grignoter.

Les céréales complètes ne sont pas toujours bien tolérées par les intestins irritables. Dans ce cas, le riz est mieux accepté, car c'est la céréale la plus digeste, celle qui est recommandée aux personnes souffrant de troubles intestinaux pour deux raisons : à la fois parce que le riz est peu allergénique et parce qu'il est absorbé en totalité dans l'intestin grêle, contrairement au blé qui laisse un résidu non négligeable ; lequel fermente dans le côlon. Cependant, le riz blanc a un indice glycémique élevé et, selon une étude récente, la forte consommation de riz blanc pourrait majorer le risque de diabète.

Les viennoiseries qui contiennent farine blanche, corps gras et sucre, cumulent tous les inconvénients ; elles favorisent l'inflammation, le stockage de graisse et le coup de pompe en fin de matinée.

Les céréales de petit déjeuner sont en principe plus saines que les viennoiseries, sauf que pour les rendre plus attrayantes les industriels y ajoutent souvent du sucre. En décryptant les étiquettes de vingt produits du commerce, j'ai constaté que la proportion de protéines varie de 7 à 16 grammes pour 100 grammes, la proportion de lipides de 2 à 26 et la proportion de sucre de 1 à 35. Et celui qui contenait le plus de sucre porte un nom qui évoque la grande forme ! Ne vous fiez pas aux noms alléchants et aux publicités, lisez bien les étiquettes et choisissez les céréales qui ne contiennent que peu ou pas de sucre. Ce sont les flocons d'avoine nature qui en contiennent le moins. Si vous trouvez qu'ils manquent de goût, ajoutez-y un peu de cannelle ou quelques baies plutôt que du sucre. Vous pouvez aussi ajouter à vos céréales du matin des graines de lin, riches en oméga-3.

### ➤ *Quelle qualité et quelle quantité ?*

Les céréales sont accusées de contenir des pesticides utilisés par l'agriculture ; il faut donc préférer les produits bio. Bio, c'est bien parce qu'il n'y a pas de pesticides, mais cela ne signifie pas pour autant qu'il faut acheter les yeux fermés dans les magasins bio, parce que nombre de produits bio sont également riches en sucres et/ou en graisses. On peut même faire du poison bio. Exemple : un sachet de céréales de petit déjeuner acheté dans un magasin bio, à base de flocons d'avoine et de fruits issus de l'agriculture biologique et labellisé bio. *A priori* parfait, sauf que pour faire *crunchy* on a ajouté du sucre et de l'huile et on a cuit et recuit afin d'agglomérer les flocons d'avoine en boulettes craquantes et croustillantes. Résultat : du sucre, du gras et une réaction de Maillard. Une invasion de moustiques et de guêpes bio !

Les pâtes sont, comme le pain, un bon aliment de l'effort, mais à consommer avec modération si l'on ne produit pas d'efforts physiques importants. Le problème avec les pâtes vient évidemment de la quantité que l'on mange, notamment si elles remplacent des légumes pour accompagner une viande, et surtout de la façon dont elles sont accommodées. Autant la sauce tomate maison est à recommander, car elle est peu calorique et apporte en plus du lycopène, antioxydant, autant le fromage en abondance, formant des filaments tendus entre la fourchette et le plat, qui figurent autant de centaines de calories et de graisses saturées, est à éviter. Préférez le basilic, l'ail ou les tomates fraîches coupées menu, avec un filet d'huile d'olive ; c'est vite fait et c'est plus sain. La cuisson des pâtes n'influence pas que le goût : les pâtes cuites *al dente* sont meilleures, et comme elles sont absorbées plus lentement, elles ont un indice glycémique plus bas que si elles sont très cuites.

### La charge glycémique

Cet indice est à la fois qualitatif et quantitatif. Il donne une idée de la charge en glucides d'une portion.

La charge glycémique est obtenue en multipliant la concentration en glucides de l'aliment par l'indice glycémique puis en divisant par 100.

Par exemple :

- la baguette qui a un indice glycémique de 95 et qui contient environ 50 % de glucides a une charge glycémique de (95×50)/100 = 47,5 ;
- la pastèque qui a un indice glycémique élevé aussi (72), mais qui ne contient que 5 % de sucre, a une charge glycémique de (72×5)/100 = 3,6 ;

La charge glycémique est considérée comme : basse en dessous de 10 ; moyenne entre 11 et 19 ; et élevée au-dessus de 20. Il va de soi qu'il faut privilégier les aliments à charge glycémique basse.

## Réhabiliter les légumes secs

Les légumes secs sont d'excellents aliments, qui contiennent des protéines, des glucides, des minéraux, des polyphénols antioxydants et peu de lipides. Ils méritent d'occuper une place plus importante dans notre alimentation.

Les protéines de soja sont particulièrement intéressantes, notamment sous forme de tofu, qui contient des protéines, des lipides poly-insaturés et deux fois plus de calcium que le lait.

Les légumes secs – haricots, lentilles, pois, pois chiches – ont, avec les céréales, constitué l'alimentation de base pendant des siècles. Ils sont un peu trop négligés dans notre alimentation moderne et méritent d'être remis en valeur. En effet, ils contiennent un peu moins d'amidon que les céréales, ils ont un indice glycémique plus bas que les farines raffinées et ils constituent une bonne source de protéines. En outre, ils contiennent des minéraux, des folates et des polyphénols antioxydants et anti-inflammatoires. 100 grammes de haricots blancs, de lentilles ou de pois chiches contiennent environ 8 grammes de protéines et 15 à 20 grammes de glucides, dont une quantité minime de sucre (1 à 1,5 gramme) et moins de 1 gramme de lipides. Les flageolets contiennent à peu près moitié moins de protéines et de glucides. Les légumes secs contiennent une quantité minime de sodium, sauf lorsqu'ils sont en conserve (voir la ligne sodium du tableau 9). Le seul inconvénient des légumes secs, c'est qu'ils peuvent provoquer une augmentation de la production de gaz intestinaux, qui, si elle ne gênait pas les ruraux du XIX^e siècle, pose évidemment problème pour la majorité de nos contemporains, qui travaillent dans un bureau.

Cependant, contrairement aux produits d'origine animale, les protéines des céréales et des féculents n'apportent pas tous les acides aminés essentiels. Pour compenser ce déficit, on recommande de mélanger une céréale avec un légume sec. Cette règle est d'ailleurs appliquée par les usages culinaires ; ainsi il est traditionnel d'associer le riz et les petits pois ou les haricots, la semoule de blé aux pois chiches dans le couscous, le maïs aux haricots rouges en Amérique latine. Les féculents apportent aussi des fibres qui sont moins dures et moins agressives pour l'intestin que celles des céréales. Elles améliorent le transit intestinal et entraînent avec elles une partie du cholestérol présent dans l'intestin, limitant ainsi son absorption.

Le haricot de soja occupe une place privilégiée ; il est riche en protéines, qui ont une valeur biologique proche de celle des protéines animales. Il contient aussi des phospholipides et surtout des polyphénols qui lui sont propres : les saponines et isoflavones, qui jouent un rôle important dans les effets bénéfiques du soja. Plusieurs études ont montré que les protéines de soja diminuent la résistance à l'insuline, facteur d'inflammation systémique. Elles contribuent à faire baisser les taux sanguins de lipides, de cholestérol et de LDL, et à augmenter le « bon » HDL. Elles contribuent également à réduire l'accumulation de graisses dans le foie. Elles ont un pouvoir satiétogène élevé, qui contribue à réduire la sensation de faim et donc à limiter la prise alimentaire. Enfin, les isoflavones du soja ont un effet hormonal, qui atténue les symptômes de la ménopause et contribue à réduire le risque de cancer du sein ; du moins chez les Asiatiques, qui sont de grosses consommatrices.

Donnez une place plus importante au soja dans votre alimentation ; il est disponible sous de multiples présentations, notamment le tofu qui se prête à différentes préparations. N'hésitez pas à remplacer plus souvent la viande par le tofu. Il contient un peu plus de 13 grammes de protéines, 7 grammes de lipides, dont 5 grammes de poly-insaturés (les « bons » lipides), moins de 1 gramme de glucides, plus de 3 milligrammes de fer et 215 milligrammes de calcium – deux fois plus que le lait !

## Tableau 9.
## Composition des légumes secs courants pour 100 grammes (données AFSSA)

| | Haricots blancs cuisinés | Haricots blancs conserve | Flageolets conserve | Lentilles cuites | Pois cassés cuits | Pois chiches cuits | Pois chiches conserve | Tofu |
|---|---|---|---|---|---|---|---|---|
| Calories | 102 | 99 | 56 | 107 | 118 | 135 | 113 | 120 |
| Protéines (g) | 8,4 | 7,9 | 4,1 | 8,2 | 8,3 | 8,9 | 6,5 | 12,6 |
| Glucides (g) | 16,5 | 15,7 | 9,4 | 17,5 | 20,5 | 19 | 17,2 | 0,8 |
| Sucre (g) | 0,9 | 1 | 0,8 | 1,3 | 1,5 | 1,4 | 1,4 | 0,8 |
| Lipides (g) | 0,3 | 0,5 | 0,5 | 0,5 | 0,4 | 2,6 | 2 | 7,4 |
| Fibres (g) | 6,3 | 6,8 | 7,2 | 5 | 7,5 | 4,8 | 4,8 | 1,1 |
| Sodium (mg) | 6 | 405 | 356 | 3,8 | 2 | 7 | 336 | 9,3 |
| Phosphore (mg) | 87 | 91 | 71 | 164 | 99 | 168 | 55 | 150 |
| Potassium (mg) | 480 | 362 | 276 | 309 | 316 | 291 | 96 | 112 |
| Calcium (mg) | 39 | 71 | 46 | 27 | 17 | 44 | 41 | 215 |
| Fer (mg) | 1,7 | 3 | 1,9 | 3 | 1,5 | 1,5 | 1,5 | 3,9 |
| Zinc (mg) | 0,7 | 1,1 | 0,7 | 1 | 0,1 | 1,2 | 0,5 | 1,1 |
| Sélénium (µg) | 2,2 | 1,6 | 1 | 2,8 | 3,4 | 2 | 2,8 | 8,9 |
| Folates (µg) | 81 | 65 | 53 | 56,8 | 65 | 100 | 7 | 15 |

## Manger cinq fruits et légumes par jour

Fruits et légumes apportent peu de calories et ne contiennent pratiquement pas de lipides, sauf l'olive, l'avocat, les amandes et les noix. Ils ont une densité calorique basse et ils aident à couper la faim, car ils remplissent bien l'estomac pour un apport calorique faible.
Ils sont riches en minéraux – notamment en calcium – et en vitamines, en caroténoïdes et en polyphénols antioxydants et anti-inflammatoires. Ils ont un effet protecteur contre le cancer et autres maladies dégénératives. On recommande de manger cinq à sept fruits et légumes par jour.

Manger cinq fruits et légumes par jour. La consigne a été répétée des milliers de fois sur tous les médias et elle est justifiée. En effet, on ne répétera jamais assez les bienfaits des légumes et des fruits. Ils sont constitués en majorité d'eau et de fibres ; ils ne contiennent pratiquement pas de protéines et pas de lipides, sauf quelques-uns comme l'olive, l'avocat, les amandes et les noix. De toute façon ces lipides sont de bonnes graisses, essentiellement des acides gras mono-insaturés et poly-insaturés. Les noix, les noisettes, les amandes et le germe de blé contiennent des oméga-3, de la vitamine E, des antioxydants et du calcium. Ils sont excellents pour la santé. Les noix en particulier, qui font partie des aliments les plus riches en antioxydants et contiennent oméga-3 et oméga-6, sont bonnes pour les vaisseaux. À consommer toutefois en quantité raisonnable à cause de leur valeur énergétique : inclure une demi-tasse dans la ration quotidienne totale de fruits et légumes ne revient pas au même que grignoter une poignée en plus du régime habituel.

Les autres fruits et légumes ont en général une densité calorique basse, c'est-à-dire qu'ils apportent très peu d'énergie pour un volume important et contribuent ainsi à rassasier, sans apporter beaucoup de calories, au contraire des aliments industriels. Les fibres remplissent l'estomac et sont responsables de cet effet satiétogène. Elles facilitent le transit intestinal tout en étant moins irritantes pour l'intestin que les fibres des céréales. Elles contribuent à limiter le pic d'hyperglycémie qui suit le repas, ce qui leur confère un effet anti-inflammatoire ; elles piègent en quelque sorte les moustiques et les guêpes ! Les fibres solubles entraînent une partie du cholestérol dans les selles, réduisant ainsi la quantité absorbée.

Fruits et légumes sont également riches en minéraux. Ils contiennent du potassium, du magnésium et du calcium. Certains, comme les épinards, contiennent plus de calcium que le lait et la plupart contiennent environ 50 à 60 milligrammes de calcium pour 100 grammes, alors que le lait en contient 120 milligrammes (voir tableau 8). En remplaçant une portion de lait par une portion de légumes pesant le double, vous absorbez autant de calcium, sans les graisses, sans le sucre, avec des fibres et avec un meilleur effet coupe-faim. Comme les légumes apportent aussi du potassium, ils réduisent l'acidité du milieu intérieur, ce qui contribue à diminuer la perte de calcium par les urines. De ce fait, consommer régulièrement fruits et légumes contribue à la prévention de l'ostéoporose, sans l'inconvénient des lipides contenus dans les laitages.

Les légumes et les fruits apportent aussi les vitamines C, E et K, le bêta-carotène, les vitamines du groupe B et les folates, qui sont présents notamment dans les légumes à feuilles ; ce qui leur a valu leur nom. Fibres, vitamines et antioxydants sont responsables des effets bénéfiques des fruits et légumes. Plusieurs études ont montré que les personnes qui consomment plus de céréales, de fruits et de légumes ont moins de cancers et de maladies cardio-vasculaires que celles qui préfèrent la viande et les corps gras (voir encadrés). Les fruits sont généralement plus sucrés que les légumes. Le taux de sucre dépend du type de fruit et du degré de maturité. Il faut en tenir compte dans le cadre d'un régime pour diabète.

### Fruits et légumes et maladie des coronaires

Une étude publiée en 2010 par une équipe de nutritionnistes de l'Université de Wageningen (Hollande), sous la direction de Linda Oude Griep, a consisté à suivre pendant plus de dix ans une cohorte de 20 069 hommes et femmes âgés de 20 à 65 ans, qui remplissaient un questionnaire détaillant leur alimentation. Elle a montré qu'il y avait une relation inverse entre consommation de fruits et légumes et maladie coronaire, et que le bénéfice apporté par cette consommation existait avec la consommation de fruits et légumes crus aussi bien qu'accommodés (cuits, en conserve, ou en jus).

### Brocolis, choux et cancer de la vessie

Une étude du Roswell Park Cancer Institute, ayant comparé les habitudes alimentaires de 275 patients atteints de cancer de la vessie et 825 témoins sans cancer, a montré que le risque de cancer de la vessie était moindre chez ceux qui consommaient des brocolis, du chou ou du chou-fleur crus – au moins 4 à 6 portions par mois et seulement crus.

Cet effet est attribué aux isothiocyanates, composés soufrés contenus dans ces légumes, qui sont éliminés par les urines et qui peuvent contrebalancer les effets cancérogènes des substances provenant du tabac, éliminées également par les urines.

Les polyphénols des plantes sont des antioxydants, qui les aident à se protéger des parasites, de l'action des ultraviolets et de l'oxygène. Les légumes et fruits bio, qui ont eu à se défendre de plus d'agressions contre les parasites, parce qu'ils n'ont pas été protégés par les pesticides, pourraient en fabriquer plus. La présence des différents caroténoïdes et polyphénols est associée à la couleur des végétaux ; plus ils sont colorés, plus ils en sont pourvus. Et c'est la peau qui en contient le plus. Cependant quand l'origine n'est pas bio, la peau contient aussi des pesticides et il convient donc de les laver soigneusement. Le professeur David Heber, directeur du Centre pour la nutrition humaine de l'Université de Californie, a classé les fruits et légumes en sept groupes selon leur couleur dominante, qui correspond à différentes substances actives ; en variant les couleurs des fruits et légumes, vous vous attribuez les bienfaits de toutes ces substances.

Le groupe rouge (tomate, pamplemousse rose, pastèque) contient du lycopène, qui a un effet protecteur contre le cancer, notamment de la prostate.

Le groupe rouge/violet (raisin, prune, myrtille, mûre, fraise) contient des anthocyanines, qui sont de puissants antioxydants et qui protègent la vue.

Le groupe orange (carotte, potiron, courge, abricot, mangue, melon) contient du carotène, antioxydant.

Le groupe jaune/orange (orange, nectarine, pêche, papaye) apporte la cryptoxanthine, également antioxydant.

Le groupe jaune/vert (épinard, pois, maïs, avocat, melon) contient lutéine et zéaxanthine qui protègent des maladies dégénératives de l'œil.

Le groupe vert (brocolis, choux de Bruxelles, choux divers) contient des dérivés soufrés (sulphoraphanes, isothiocyanates et indoles), qui ont une action anticancer.

Le groupe blanc/vert (ail, oignon, céleri, endive, poire) apporte l'allicine et la quercétine, antioxydants et anticholestérol.

**Tableau 10.**
**Les 15 aliments les plus riches en antioxydants par portion, sur 1 120 aliments consommés aux États-Unis, par ordre décroissant (d'après Halvorsen *et al.*).**

| | |
|---|---|
| Mûres | Myrtille |
| Noix | Clou de girofle moulu |
| Fraises | Jus de raisin |
| Artichaut | Chocolat de ménage sans sucre |
| Canneberge | Jus de canneberge |
| Café | Cerise amère |
| Framboise | Vin rouge |
| Noix de pécan | |

## Réduire le sel

L'excès de sel favorise l'hypertension artérielle, l'ostéoporose et le cancer. Notre alimentation moderne – notamment les aliments industriels – contient beaucoup trop de sel. Il est vital de réduire sa consommation, qui ne devrait pas dépasser 6 grammes par jour et si possible moins. Il est recommandé de saler moins et traquer le sel sur les étiquettes.

Le sel, ou chlorure de sodium, constitue, avec les graisses saturées et le sucre, le troisième fléau de notre alimentation déséquilibrée moderne.

Le sel est, avec le tabac et les graisses, un fort pourvoyeur d'hypertension artérielle et de maladies cardio-vasculaires. L'hypertension artérielle est très fréquente, souvent sous-estimée, négligée et banalisée, alors que c'est une des causes de mortalité et d'infirmité les plus importantes, par le biais des accidents vasculaires cérébraux et des maladies cardiaques. Le rôle du sel dans l'hypertension artérielle est fermement établi par de nombreuses études. Il intervient au niveau du rein par un mécanisme complexe.

Notre organisme n'est pas plus adapté au sel qu'au sucre. On estime que la consommation de sel de nos ancêtres préhistoriques était de l'ordre de 0,5 à 3 grammes par jour, provenant uniquement des aliments, sans apport supplémentaire : il n'y avait ni marais salants ni mines de sel ! L'usage du sel ajouté est apparu beaucoup plus tard dans l'histoire de l'humanité, probablement au cours de l'Antiquité. Pendant des siècles, le sel a été utilisé en cuisine certes, mais surtout pour la conservation des aliments ; alors que notre alimentation moderne est trop riche en sel.

Le besoin réel de sel est modéré ; le minimum nécessaire pour la survie est de 0,5 à 1 gramme par jour, sauf en cas de pertes abondantes par une sudation intense, ou par la diarrhée. La consommation idéale serait de 3 grammes par jour et les recommandations des sociétés savantes sont de ne pas dépasser 6 grammes par jour. Or nous en consommons beaucoup plus par une sorte de cercle vicieux : la consommation d'aliments industriels augmente, les fabricants mettent beaucoup de sel dans leurs produits, pour leur donner plus de goût et pour satisfaire le goût des consommateurs ; ceux-ci s'habituent dès l'enfance au goût salé et en redemandent. Pourtant les experts considèrent que l'excès de sel dans l'enfance favorise à la fois l'hypertension artérielle à l'âge adulte et le goût pour le sel, et qu'il est important de limiter sa consommation dès l'enfance.

Le sel retentit sur l'ensemble du système cardio-vasculaire. Il est démontré que l'incidence des maladies cardiovasculaires et des décès diminue en réduisant la consommation de sel (voir encadrés). Le sel et les salaisons favorisent également le cancer de l'estomac. Par ailleurs, comme il augmente l'élimination de calcium par le rein, il favorise la formation de calculs urinaires et surtout l'ostéoporose, qui sévit comme une véritable épidémie en Occident.

### Selon une étude allemande

Une augmentation de la consommation de sel de 5,8 grammes par jour est associée à une majoration du risque d'accidents cardio-vasculaires de 51 % et de la mortalité de 26 %.
La réduction de la consommation de sel de 2 à 2,6 grammes par jour fait baisser le risque cardio-vasculaire de 25 % et la mortalité de 20 %.
Le remplacement du sel par un mélange pour moitié de chlorure de sodium et chlorure de potassium, chez des sujets âgés en maison de retraite, a fait baisser les événements cardio-vasculaires de 41 %.
En Finlande, la même mesure dans la population générale a fait baisser de 77 % la mortalité par infarctus chez les personnes de moins de 65 ans.

### Estimation des sources quotidiennes de sel en Allemagne

1 gramme : aliments naturels, légumes, graines, lait, viande.
2 à 3 grammes : pain.
3 à 5 grammes : charcuteries, conserves par le sel, fromages, poisson en marinade.
4 à 5 grammes : aliments industriels, conserves, préparations de poissons, préparations à domicile.
1 à 2 grammes : sel à table et assaisonnements.

Il est donc recommandé de réduire la consommation de sel, comme celle de sucres et de graisses. Traquer le sel sur les étiquettes où est mentionné seulement le sodium (voir encadré), limiter la consommation de charcuteries et d'aliments industriels, qui sont habituellement trop riches en sel et souvent en graisses, réduire la consommation de pain, saler au minimum ou pas du tout la cuisine, ne pas mettre de salière à table et rehausser le goût des aliments par la variété des épices, qui offrent en outre l'avantage d'être antioxydantes. Contrairement à une idée répandue, mieux vaut poivrer que saler !

### Le sel sur les étiquettes

En général, le contenu en sel n'est pas marqué sur les étiquettes. Seul le sodium est marqué ; or il ne représente qu'environ 40 % de la masse du sel, de sorte que l'on sous-estime le contenu en sel.

Pour connaître le poids de sel contenu dans un aliment à partir du poids de sodium indiqué sur l'étiquette, il faut multiplier par 2,5.

Ainsi, un aliment qui contient 2 grammes de sodium, contient 5 g de sel.

## Réduire le sucre et les sucreries

Le sucre majore le stress oxydatif et l'inflammation. Notre organisme n'est pas plus adapté à l'abondance de sucre qu'à l'abondance de graisses à laquelle nous le soumettons.

Le sucre présent dans les aliments industriels a un indice glycémique élevé et provoque un stress oxydatif plus important que le sucre contenu dans les fruits.

L'OMS recommande que le sucre ne représente pas plus de 10 % de la ration énergétique, soit au maximum 50 grammes par jour pour une ration de 2 000 calories.

Les produits sucrés ont un indice glycémique et une densité calorique élevés. L'hyperglycémie qu'ils induisent majore le stress oxydatif et l'inflammation systémique ; chaque fois que vous mangez des sucreries, imaginez que des nuées de moustiques et de guêpes fondent sur vos cellules. Le sucre partage avec les graisses une responsabilité importante dans l'épidémie d'obésité actuelle, car le sucre, apporté en excès et non brûlé par l'exercice, est transformé en graisse et stocké. Imaginez que la prise de seulement 50 calories supplémentaires par jour (12,5 grammes de sucre – deux morceaux de 6 grammes) aboutit en un an à une prise de poids qui peut aller jusqu'à 2,5 kilos ! Ne mettez plus de sucre dans votre café ni dans vos yaourts !

➤ *Les dangers du sucre*

De nombreuses études ont montré que le sucre en excès majore le stress oxydatif et l'inflammation, augmente la pression artérielle, augmente le taux sanguin de triglycérides et de LDL, majore le risque de cancer et de diabète et contribue à l'obésité. La forme sous laquelle se présente le sucre entraîne une réaction de l'organisme différente. Ainsi, on a montré que la même quantité de sucre ingérée sous forme de barre chocolatée plus cola provoque une production d'insuline et une inflammation plus fortes que sous la forme de banane plus cacahuètes ou raisin plus cacahuètes : le sucre des aliments industriels est plus nocif que celui des fruits.

À côté de ces conséquences métaboliques néfastes, le sucre est le principal responsable des caries dentaires. En outre, dans les confiseries, le sucre est présent sous des formes diverses et associé à d'autres produits qui sont tout aussi nocifs : farines raffinées, graisses saturées, graisses *trans*, arômes synthétiques et autres. L'OMS recommande que le sucre ne représente pas plus de 10 % de la ration énergétique, soit au maximum 50 grammes par jour pour une ration de 2 000 calories ; c'est le contenu d'une bouteille de 50 cl de soda ou de jus de fruit !

Les recommandations de l'American Heart Association en 2009 sont encore plus restrictives : pas plus que l'équivalant de 5 cuillerées à café (soit 20 grammes ou 80 calories) de sucre ajouté pour une ration de 1 800 calories par jour pour une femme d'âge moyen, et 9 cuillerées (soit 36 grammes ou 144 calories) pour une ration de 2 200 calories par jour pour un homme actif. Disons en simplifiant, pas plus de 25 grammes pour une femme et 40 grammes pour un homme.

Or nous n'avons pas toujours conscience de la quantité de sucre que contiennent les aliments et les boissons industriels. On les avale rapidement sans avoir conscience de la quantité de calories qu'ils représentent, car ils ont un pouvoir satiétogène faible. Les boissons sucrées apportent l'équivalent de plusieurs morceaux de sucre que l'on ne songerait pas à manger, mais que l'on ingurgite sans en avoir conscience en buvant un soda.

### ➤ *Le problème du fructose*

Depuis les années 1980, le saccharose a été remplacé dans la plupart des boissons sucrées et dans nombre de produits sucrés industriels, par le sirop de maïs à forte teneur en fructose, encore dénommé glucose-fructose ou isoglucose. Fabriqué à partir du maïs, il est moins coûteux que le sucre naturel. Le problème est que si le fructose des fruits est sans danger, ce n'est pas le cas pour l'isoglucose, qui est consommé en grandes quantités dans les boissons sucrées. Il exerce alors des effets néfastes ; majorant l'inflammation et provoquant notamment la surcharge graisseuse du foie. Ainsi plusieurs études ont montré que la forte consommation de glucose-fructose, essentiellement dans les boissons sucrées, est un facteur important d'obésité, de diabète, de syndrome métabolique (voir encadré) et de maladies cardio-vasculaires. Elle est impliquée dans l'augmentation de l'incidence de la goutte et dans le cancer du pancréas. Enfin, le fructose en excès est transformé en graisse, qui s'accumule préférentiellement dans le foie et dans la graisse abdominale. Or nous savons que cette graisse abdominale est un puissant facteur d'inflammation systémique. Quant à la surcharge graisseuse du foie, ce n'est pas une maladie bénigne. Elle peut évoluer vers une inflammation du foie, la stéatohépatite ou NASH (*non alcoholic steatohepatitis*), puis vers le cancer du foie. Selon Lemoine et Serfaty, dans l'*Encyclopédie médico-chirurgicale*, la stéatose hépatique est devenue la première cause de consultation en hépatologie dans les pays industrialisés. Bien que sa prévalence exacte varie selon les populations et soit difficile à connaître, elle serait de l'ordre de 50 à 90 % chez les obèses, de 60 à 67 % chez les diabétiques et elle toucherait plus d'un tiers des Américains. Dans une étude française, sur 272 sujets qui avaient une élévation inexpliquée des transaminases – des enzymes qui sont élevées dans les maladies du foie –, un tiers avaient une stéatose pure et un tiers une NASH. Ainsi, on peut avoir une altération des fonctions hépatiques, sans boire d'alcool, en ne buvant que des sodas !

Les effets néfastes du sucre, notamment du fructose industriel, sont tels que, dans un article publié tout récemment dans *Nature*, trois chercheurs de l'Université de Californie affirment que la menace qu'il fait peser sur la santé est tellement grave qu'elle justifie des mesures visant à en réduire la consommation, comme pour l'alcool ou le tabac.

**Le syndrome métabolique**

Le syndrome métabolique associe au moins trois des éléments suivants :

- obésité abdominale : augmentation du tour de taille ;
- augmentation du taux sanguin de triglycérides (supérieure à 1,5 g/l) ;
- hypertension artérielle ;
- glycémie supérieure à 1 g/l ;
- diminution du taux de HDL, le « bon cholestérol ».

Le syndrome métabolique est fréquent et mérite d'être pris au sérieux, car il est un facteur de risque de maladies cardiovasculaires.

### ➤ *Le sucre est addictif*

À quelques exceptions près, nous aimons tous le goût sucré et les expériences sur le rat ont montré que l'attirance pour le sucre est comparable à une addiction, car il provoque une stimulation des centres cérébraux de la récompense et du plaisir. D'ailleurs, il est reconnu que le stress favorise la consommation de sucreries ; cela fait du bien au moral !

Cependant, l'introduction du sucre en abondance dans notre alimentation est relativement récente. Pendant des millénaires, le seul sucre disponible a été le miel et il n'était pas abondant. Notre métabolisme n'est donc pas plus adapté à l'abondance de sucre qu'à l'abondance de sel et de graisses saturées, dont nous le surchargeons aujourd'hui. Le sucre de canne n'est arrivé en Europe qu'avec les croisades et il est resté longtemps un produit de luxe. Ce n'est qu'au XVIII<sup>e</sup> siècle que la consommation de sucre est devenue courante, après l'introduction de la canne à sucre dans les Caraïbes, avec le développement de la traite des esclaves qui fournissaient la main-d'œuvre dans les plantations, puis au début du XIX^e siècle l'extraction du sucre de la betterave, sous l'impulsion de Napoléon, face au blocus maritime organisé par l'Angleterre. Finalement, la consommation de sucre a véritablement explosé après la dernière guerre mondiale et actuellement l'essentiel de la consommation provient des aliments industriels et plus encore des boissons.

Parmi les sucreries, le chocolat occupe une place à part en raison des effets bénéfiques des polyphénols antioxydants et du magnésium contenus dans le cacao. Mais le chocolat contient aussi des graisses et du sucre. Les chocolats bas de gamme peuvent contenir plus de graisses et de sucre que de cacao. Il ne faut pas en abuser et mieux vaut choisir les plus pauvres en graisses et en sucre. Lisez les étiquettes !

### Quelques définitions

◊ Glucides = hydrates de carbone.

◊ Glucides simples :

- monosaccharides : glucose (ou dextrose), fructose, galactose ;
- disaccharides :
  - saccharose (ou sucrose) = glucose + fructose (sucre, miel, sirop de maïs) ;
  - lactose = glucose + galactose (lait) ;
  - maltose = glucose + glucose (malt).

◊ Glucides complexes : type amidon = chaîne de plusieurs glucides simples (céréales, légumes, légumineuses).

◊ Sucres naturels : présents naturellement dans les aliments.

◊ Sucres ajoutés : ajoutés lors de la préparation ou à table ; nocifs.

◊ Isoglucose ou glucose-fructose ou sirop de maïs à forte teneur en fructose (*high fructose corn syrup*) : fabriqué à partir du sirop de maïs de façon à augmenter la teneur en fructose, pour augmenter le pouvoir sucrant. Contient 42 ou 55 % de fructose, et le reste en glucose. Très utilisé dans les aliments et boissons industriels. Le plus nocif.

# Quels substituts au sucre ?

L'aspartame est suspecté de provoquer des troubles divers et de comporter un risque cancérogène. Il est préférable de consommer des édulcorants naturels.

Le fructose du sirop d'agave a un pouvoir sucrant plus élevé que celui du saccharose, ce qui permet d'obtenir le même effet avec des doses moindres.

La stévia est une plante au pouvoir sucrant très puissant et qui ne présente pas d'effets secondaires ; au contraire, elle possède même des pouvoirs bénéfiques.

Cependant, plusieurs études ont montré que la forte consommation d'édulcorants est impliquée dans la prise de poids et le syndrome métabolique.

## ➤ *Édulcorants de synthèse*

Il existe plusieurs édulcorants de synthèse ; les plus courants sont la saccharine, l'acésulfame et l'aspartame. Ce dernier est actuellement le plus largement utilisé. De nombreuses études ont conclu que son usage est sans danger et il est officiellement autorisé en Europe et aux États-Unis. Cependant, certains chercheurs émettent quelques réserves concernant les études sur lesquelles ont été basées ces décisions. Ils font remarquer que les animaux de laboratoire sur lesquels ont été pratiqués les tests ont été suivis pendant une période de deux ans, ce qui est la règle générale pour les tests sur les animaux. Cependant, l'âge d'un rat de deux ans est équivalent à 60-65 ans pour un homme. Par conséquent ces études n'ont pas pris en compte le troisième tiers de la vie, qui est celui où surviennent le plus souvent tumeurs et autres maladies liées à l'âge. En outre, les animaux n'ont pas été exposés pendant la gestation, alors que les petits d'hommes ont de fortes chances de l'être actuellement, du fait de la consommation d'aspartame par leur mère. En effet, l'aspartame est présent dans plus de 6 000 produits alimentaires et 500 produits pharmaceutiques.

L'aspartame est une substance chimique formée de phénylalanine (50 %), d'acide aspartique (40 %) et de méthanol (10 %). Selon un groupe de chercheurs de l'Université de Pretoria, ces substances peuvent exercer des effets toxiques sur le cerveau, en perturbant le métabolisme des acides aminés (éléments constitutifs des protéines), l'intégrité des acides nucléiques (éléments constitutifs des gènes) et les fonctions des neurones. Il majore le stress oxydatif et la dégénérescence des cellules nerveuses et il altère les mitochondries (corpuscules intracellulaires siège des réactions métaboliques). Consommé par la femme enceinte, l'aspartame peut perturber le développement cérébral du fœtus et provoquer des troubles du comportement chez l'enfant. Récemment, une équipe suédoise a montré que la consommation de boissons contenant un édulcorant majore le risque d'accouchement prématuré.

On a rapporté aussi qu'il pourrait être impliqué dans des troubles variés, tels que spasmes, fibromyalgie, douleurs fulgurantes, crampes, vertiges, maux de tête, douleurs articulaires, dépression, anxiété et troubles de la mémoire.

Cependant, c'est le potentiel cancérogène qui soulève le plus d'inquiétudes. Selon une étude de l'Université de Cordoba en Argentine, le risque d'avoir une tumeur du tractus urinaire est plus élevé chez les personnes qui ont consommé des édulcorants pendant plus de dix ans.

Une autre étude conduite par le professeur Soffriti au Centre de recherches sur le cancer de Bologne, a montré que des rats dont la nourriture était enrichie en aspartame avaient plus de cancers que les rats témoins qui ne recevaient pas d'aspartame (voir encadré). L'impact de cette étude est tel qu'en juin 2007 un groupe de treize professeurs américains, spécialistes de toxicologie, cancérologie, ou médecine environnementale, a publié dans la revue *International Journal of Occupational and Environmental Health* une lettre ouverte à la FDA pour demander que soient conduites d'autres études, pour clarifier le problème. Plus récemment, le professeur Soffriti a publié une autre étude qui a mis en évidence une majoration du risque de cancer chez le rat exposé à l'aspartame dès le douzième jour de la gestation. Par ailleurs, les édulcorants provoquent la dépendance : des rats de laboratoire qui ont le choix entre cocaïne – drogue puissante s'il en est – et édulcorants sont encore plus accros aux édulcorants qu'à la cocaïne. La consommation d'édulcorants renforce ainsi la dépendance au goût sucré et peut finalement aboutir paradoxalement à une augmentation de la consommation d'aliments sucrés.

Les apports quotidiens considérés comme acceptables sont de 40 milligrammes par kilo de poids en Europe et 50 aux États-Unis, soit pour une personne de 70 kilos, 2,8 grammes ou 3,5 grammes. C'est difficile à atteindre si l'on se borne à mettre une sucrette dans son café ou son thé, mais pas si l'on en met dans les yaourts et les pâtisseries et, surtout, si l'on consomme beaucoup de boissons *light* ; ce qui est le cas notamment des enfants, à qui on conseille ces boissons plutôt que les boissons sucrées, en raison de leur tendance à l'obésité, et chez qui la dose limite est plus vite atteinte en raison de leur moindre poids corporel.

Alors prudence avec les édulcorants. Si un petit comprimé dans le café ou le thé présente probablement peu de risques, une consommation importante dans les yaourts ou les pâtisseries par exemple et surtout la consommation quotidienne de produits où le sucre a été remplacé par l'aspartame, comme les boissons *light*, peut comporter des risques. Selon l'équipe des professeurs Boullata et McCauley de l'Université de Pennsylvanie, la consommation d'édulcorants est particulièrement déconseillée aux diabétiques, aux enfants, aux femmes enceintes, aux femmes en âge de procréer, aux mères allaitantes, aux sujets épileptiques et aux migraineux.

### La première étude de Soffritti

Dans l'étude conduite par le professeur Soffriti au Centre de recherches sur le cancer de Bologne, des rats ont été répartis en trois groupes recevant la même alimentation, avec en plus l'équivalent de 100 milligrammes par kilo de poids et par jour d'aspartame dans un premier groupe, 20 milligrammes dans un deuxième groupe et zéro dans un groupe contrôle. À la différence de ce qui a été fait dans les études de validation officielles, les rats ont été soumis à ce régime et suivis pendant toute la durée de leur vie, jusqu'à leur mort naturelle et en plus leurs mères avaient reçu la même quantité d'aspartame pendant leur grossesse.

Les résultats de l'étude sont plutôt inquiétants : il y a eu plus de tumeurs malignes chez les mâles, plus de lymphomes et de leucémies chez les mâles et les femelles et plus de cancers du sein chez les femelles, parmi les animaux des groupes avec aspartame comparés aux animaux du groupe témoin. Y compris pour la dose de 20 milligrammes par kilo, ce qui est inférieur aux doses recommandées officiellement de 40 et 50 milligrammes, qui sont facilement dépassées en pratique.

Deux autres expériences, sur des rats, puis sur des souris, ont abouti à des résultats comparables.

### ➤ *Édulcorants naturels : agave et stévia*

Contrairement aux édulcorants chimiques, certaines substances naturelles semblent pouvoir être utilisées sans danger. L'agave est une plante succulente qui pousse couramment dans les zones tropicales de l'Amérique du Sud, notamment au Mexique, ainsi que dans les pays méditerranéens et en Inde. On en connaît 200 espèces ; certaines produisent des odeurs sucrées qui attirent les insectes, d'autres des odeurs musquées qui attirent les chauves-souris. La tige de l'agave contient un liquide sucré, qui est utilisé en Amérique du Sud pour produire deux boissons alcoolisées traditionnelles, le pulque par fermentation et le mescal par distillation. La tequila est produite à partir d'une variété particulière, l'agave tequilana. Mais ce qui nous intéresse, c'est le sirop d'agave, qui contient environ 90 % de fructose. Celui-ci a un pouvoir sucrant plus important que le saccharose ; ce qui fait que, pour un effet sucrant équivalent, il faut moins de fructose que de saccharose, qu'on provoque moins d'hyperglycémie réactionnelle et donc moins d'inflammation. Le fructose est néanmoins un sucre ; par conséquent, à quantités égales il apporte autant de calories que le saccharose. En outre, comme nous venons de le voir, consommé en abondance il est préférentiellement transformé en lipides dans le foie et majore stress oxydatif et inflammation. Il ne faut donc pas l'utiliser abondamment. Une giclée dans une tasse de café ou un yaourt suffit.

La stévia (*Stevia rebaudiana bertoni*) est une plante originaire d'Amérique du Sud, notamment du Brésil et du Paraguay, où elle est utilisée depuis longtemps comme édulcorant et aussi comme médicament. Les principaux composants actifs présents dans ses feuilles sont le stévioside, les rébaudiosides A et C et le dulcoside A. Ces substances ont un pouvoir sucrant beaucoup plus élevé que celui du saccharose : de 50 à 450 fois selon les composés. Le stévioside et les extraits de feuilles sont approuvés officiellement comme additifs alimentaires au Brésil, au Japon, en Corée et aux États-Unis ; ils ont été autorisés en France en 2009. Un comité d'experts de la FAO (organisation des Nations unies pour l'alimentation et l'agriculture) a établi une dose quotidienne tolérée de 5 milligrammes par kilo de poids corporel – 350 milligrammes pour 70 kilos.

Les propriétés de la stévia ont fait l'objet d'une revue détaillée par deux chercheurs du laboratoire de physiologie de l'Université de Bangkok. Il ressort de ce travail que plusieurs études ont mis en évidence, en plus du pouvoir sucrant, un certain nombre d'effets bénéfiques. Parmi ces effets bénéfiques, on retient notamment la limitation de l'absorption du glucose et la réduction de l'hyperglycémie (effet antidiabétique), ainsi que la baisse de la pression artérielle chez les hypertendus, qui ne se produit pas chez ceux qui ne sont pas hypertendus, donc sans inconvénients. Ces substances exerceraient également un effet inhibiteur de la croissance tumorale (donc un pouvoir anticancéreux) et un effet anti-inflammatoire. Enfin, elles renforcent les défenses immunitaires et elles ont une action antidiarrhéique.

La toxicité de la stévia sur l'animal de laboratoire n'apparaît qu'à des doses élevées ; il ne semble pas y avoir d'effets toxiques aux doses autorisées, qui sont suffisantes compte tenu de l'intense pouvoir édulcorant. La principale réserve formulée notamment par la FDA pour autoriser les stéviosides comme médicaments, ou comme édulcorants dans les aliments, concerne les possibles effets sur la reproduction, par manque d'études.

Les stéviosides et les extraits de stévia sont actuellement autorisés en France et ils peuvent être utilisés pour sucrer le thé ou le café, pour ceux qui ne peuvent pas se passer du goût sucré, avec une réserve pour les femmes enceintes.

### ➤ *Édulcorants et prise de poids*

Les édulcorants présentent évidemment un attrait considérable pour celles ou ceux qui sont préoccupés par leur poids. Pourtant il n'est pas prouvé que la substitution des boissons sucrées par des boissons *light* aide à perdre du poids ou à ne pas en prendre ; ce pourrait même être le contraire, bien que le sujet soit l'objet de controverses. Certaines études ont abouti à la conclusion que les édulcorants ne font pas grossir, mais beaucoup d'autres études – notamment des études épidémiologiques ayant suivi plusieurs milliers de personnes – ont mis en évidence une relation positive entre consommation d'édulcorants et prise de poids, syndrome métabolique et risque d'accidents cardiovasculaires. Le mécanisme responsable n'est pas clairement expliqué et fait appel à des notions de physiologie complexes. On peut simplifier en disant que tout se passe comme si, lorsqu'on consomme du sucre, les centres cérébraux sont informés que le goût sucré est associé à un apport de calories et compensent en incitant l'organisme à manger moins après, alors que lorsque le goût sucré n'est pas associé à un apport de calories – ce qui est le cas des édulcorants – les centres cérébraux ne sont pas informés, ils ne compensent pas et finalement poussent à manger plus. Une série d'études expérimentales sur les rats, publiée en avril 2010 par Susan Swithers et ses collègues, montre clairement que la consommation d'aliments ou de boissons aromatisés avec des édulcorants s'accompagne d'une augmentation de la consommation d'aliments, d'une prise de poids, de l'accumulation de graisse corporelle et de l'altération de ce mécanisme de compensation (voir encadré).

Alors que faut-il faire ? Il semble y avoir beaucoup de raisons de renoncer aux édulcorants de synthèse – saccharine, aspartame et acésulfame. La stévia ne semble pas exposer aux mêmes risques toxiques. Pourtant, il n'est pas certain qu'elle aide à perdre du poids ou à ne pas en prendre, car les expériences pratiquées par Susan Swithers avec la stévia comme édulcorant ont abouti aux mêmes résultats qu'avec les autres édulcorants. Il semble bien que la perte du mécanisme de compensation soit liée au découplage entre goût sucré et charge calorique, quel que soit le type d'édulcorant utilisé.

## ➤ *Recommandations pratiques*

1. Réduire la consommation de sucre, pas plus de 30 à 50 grammes par jour, selon l'âge et l'activité physique.
   - Commencer par supprimer le sucre du café, du thé et des yaourts.
   - Réduire les desserts sucrés au profit des fruits.
   - Éviter les biscuits, bonbons, barres chocolatées, crèmes dessert, etc.
   - Finalement, essayer de se libérer de l'attachement au goût sucré.
2. Éviter les édulcorants : pas plus de quelques sucrettes, si vraiment on ne peut pas boire le café non sucré.
3. Surtout supprimer totalement les boissons sucrées ; que ce soit au sucre ou aux édulcorants, car les unes comme les autres sont impliquées dans la prise de poids, le syndrome métabolique et le diabète.
4. Le plus difficile concerne l'éducation des enfants : tenter de cesser d'associer le sucre à la récompense. Bonne chance !

## Les expériences de Susan Swithers

Dans la première expérience, on donne à un groupe de rats, en plus de leur nourriture habituelle, pendant cinq semaines en alternance, 30 grammes de yaourt nature pendant trois jours et pendant les trois jours suivants 30 grammes de yaourt sucré avec 20 % de glucose (donc goût sucré associé à la prise de calories). On donne à un autre groupe dans les mêmes conditions, 30 grammes de yaourt nature et 30 grammes de yaourt aromatisé à la saccharine (donc goût sucré sans apport calorique).
Au terme des cinq semaines, les rats du groupe saccharine ont pris plus de poids et fabriqué plus de graisse que les autres.

Dans une autre expérience, on donne à un groupe de rats du yaourt nature pendant sept jours et du yaourt sucré au glucose pendant les sept autres jours et à un autre groupe de rats du yaourt nature et du yaourt à la saccharine.
Après quoi les rats sont privés de nourriture pendant une nuit, puis on leur donne soit une « précharge », sorte de petit déjeuner énergétique à base de chocolat, soit rien, puis on mesure leur consommation de calories pour la journée.
On constate que les rats du groupe glucose consomment au total autant de calories qu'ils aient eu ou non la précharge – ils compensent de sorte que ceux qui ont eu la précharge mangent moins dans la journée. Au contraire, les rats qui ont été conditionnés à la saccharine ne compensent pas totalement : ceux qui ont eu la précharge consomment au total plus que les autres.
On en conclut que les rats du premier groupe, informés inconsciemment (au niveau de l'hypothalamus) qu'ils ont absorbé plus de calories avec la précharge chocolatée, compensent automatiquement en mangeant moins, de sorte qu'au total ils n'absorbent pas plus de calories. Chez les rats du groupe saccharine, au contraire, l'absence de corrélation entre goût sucré et calories a altéré ce mécanisme de compensation.

# Cuisson et conservation des aliments

Les traitements que l'on fait subir aux aliments peuvent altérer leurs qualités. L'ébullition prolongée des légumes détruit et emporte les vitamines. La friture à haute température et le gril provoquent la formation de substances toxiques. Le fumage et la conservation par le sel provoquent la formation de substances cancérogènes.

Les traitements que l'on fait subir aux aliments pour les consommer ou pour les conserver peuvent altérer leurs qualités. Vitamines et polyphénols sont particulièrement sensibles. Ils sont altérés par la chaleur, la lumière et l'oxydation. Le simple stockage des fruits entraîne une perte de vitamines ; consommez-les rapidement. Mangez crus les fruits et les légumes qui s'y prêtent (voir encadré). Mangez la peau qui est la partie la plus riche en vitamines ; plus elle est colorée plus elle contient de vitamines et de polyphénols antioxydants. Ôter la peau des pommes réduit de 50 % le contenu en antioxydants et celle des concombres de 33 à 66 %, d'après un travail commun des universités d'Oslo et de Virginie. Cependant, hormis les produits bio, la peau risque d'être imprégnée de pesticides et, dans quelques cas, être même infestée par un parasite (voir encadré). Par conséquent, lavez soigneusement fruits et légumes (ne vous contentez pas d'un rapide passage sous un filet d'eau) – même ceux qui vont être cuits, car les produits chimiques non lavés vont se dissoudre dans l'eau de cuisson.

**Le cresson cru est anti-inflammatoire**

Une étude conduite par l'équipe de Chris Gill en Ulster a consisté à tirer au sort 60 volontaires (30 fumeurs et 30 non-fumeurs), pour prendre ou non une portion de 85 grammes de cresson par jour en plus de leur régime habituel, pendant huit semaines.

La dégradation de l'ADN des lymphocytes était moins marquée chez ceux qui consommaient le cresson ; l'effet était plus marqué chez les fumeurs. Il y avait également une augmentation de la concentration sanguine de lutéine et de bêta-carotène. Ces résultats suggèrent un possible effet protecteur contre le cancer.

### ➤ *Éviter de trop cuire*

La cuisson à l'eau est indispensable pour rendre l'amidon des légumineuses, des céréales et des pâtes digestible, mais une cuisson trop prolongée les rend moins attrayantes : les pâtes sont meilleures *al dente*, et elles ont alors un indice glycémique plus bas. La cuisson des légumes et le séjour prolongé dans l'eau de cuisson entraînent une déperdition de vitamines et de polyphénols par un effet de lavage. Ne les faites cuire que quelques minutes, ils garderont leurs vitamines, leur goût et leur texture un peu craquante. Mieux encore, optez pour la cuisson vapeur qui évite l'effet de lavage. Qui plus est, selon la même équipe de chercheurs, la cuisson à l'eau ou à la vapeur augmente la concentration en antioxydants dans les carottes, les épinards, les champignons, les asperges, les brocolis, le chou, le chou rouge, les poivrons, les pommes de terre et les tomates.

La cuisson des viandes à haute température altère les molécules de protéines ; il vaut mieux éviter de dépasser la température de 120 °C. La friture, dont la température se situe aux environs de 200 °C, dégrade certains acides aminés et peut entraîner la formation de substances toxiques. À 300 °C (grillades et barbecue), la pyrolyse des acides aminés provoque la formation de substances cancérogènes. Comme les quantités sont minimes, il n'y a pas lieu de s'affoler si l'on fait un barbecue de temps à autre, mais il ne faut pas en abuser. Il faut préférer le four, qui permet de régler la température, la vapeur qui limite la température à 100 °C, ou la cuisson à l'étouffée.

Les hautes températures dégradent également les lipides ; il faut éviter de faire fumer l'huile de friture et surtout de la réutiliser, car la cuisson provoque la formation de molécules toxiques. Nous avons vu que la réaction de Maillard, responsable du bon goût de grillé, est associée à la présence de molécules toxiques ! Dans les viandes et le poisson, cette réaction aboutit à la formation de substances cancérogènes (imidazoquinolone et méthylimidazoquinolone entre autres). Évitez de faire trop griller vos toasts et votre steak et, pourquoi pas, mangez plus souvent le steak tartare que grillé ! Cependant, manger la viande crue n'est pas sans risque, car si les parasitoses classiques comme le tænia sont devenues rares dans les pays industrialisés, du fait des contrôles sanitaires, d'autres risques sont apparus (voir encadré).

Le régime cru est fondé sur le fait que les molécules ne sont pas altérées par la chaleur. Il y a certainement du vrai dans ce concept. Sans pouvoir le recommander formellement faute de pouvoir en peser les avantages et les risques, force est d'admettre qu'en modifiant moins les molécules, on a moins de chances de provoquer la formation de produits délétères. Sans aller jusqu'à manger tout cru, on peut recommander de cuire le moins possible et en tout cas d'éviter les hautes températures.

**Le cru n'est pas sans risques**

L'Institut de veille sanitaire a rapporté 18 cas d'infestation par la douve du foie en 2002, dans le Nord et le Pas-de-Calais, par la consommation de cresson ou de mâche et le nombre de cas est estimé à 300 par an en France.
Autrefois observée dans des pays comme le Japon où l'on mange beaucoup cru, l'hépatite E a été rapportée pour la consommation de viande de porc, de sanglier ou de cerf, grillée, crue ou séchée, dans le sud de la France.

### ➤ *La conservation des aliments*

La conservation par la saumure provoque la formation de nitrites cancérogènes. Le sel favorise le cancer de l'estomac et l'hypertension artérielle : écartez la peau des charcuteries. Le fumage provoque la formation d'hydrocarbures polycycliques cancérogènes : n'abusez pas des produits fumés. En revanche les conserves en boîte et les surgelés conservent bien les qualités des aliments, vous pouvez les consommer sans crainte, avec une réserve tout de même pour leur richesse habituelle en sel. D'autre part, le revêtement plastique qui tapisse l'intérieur des boîtes en métal pourrait contenir du bisphénol. Il est donc conseillé de ne pas réchauffer les aliments directement dans la boîte, ou mieux de préférer les conserves en pots de verre.

Les aliments industriels contiennent des additifs aux effets multiples : agents antioxygènes, colorants, gélifiants, édulcorants, aromatisants, exhausteurs de goût et autres. En principe, ces additifs qui sont contrôlés et autorisés ont fait l'objet d'études qui garantissent leur innocuité, mais par prudence mieux vaut limiter leur consommation.

CHAPITRE 13

# Les « régimes » anti-inflammatoires

Nous venons de voir, une à une, différentes catégories d'aliments, qui permettent de minimiser le processus inflammatoire chronique. Certains lecteurs s'attendent peut-être maintenant à trouver un « régime ». Ils vont être déçus, parce que je ne pense pas que suivre un « régime » soit une bonne solution. Les spécialistes sérieux s'accordent à dire que les divers régimes exclusifs – qui écartent telle ou telle catégorie d'aliments – sont inefficaces et même le plus souvent nuisibles.

Dans un rapport publié le 12 mai 2011, l'Agence nationale de sécurité sanitaire de l'alimentation de l'environnement et du travail (ANSES) a formulé un avis concernant les risques des régimes amaigrissants [http://www.anses.fr/PM9100S801.htm]. L'analyse a porté sur 15 régimes différents ; les plus courants des régimes qui ont été étudiés sont donnés dans l'encadré. L'analyse détaillée des données a permis de conclure que les régimes amaigrissants comportent plusieurs risques : fonte de la masse musculaire en même temps que la fonte de graisse, altération de la solidité osseuse, dans les cas extrêmes risque de troubles du rythme cardiaque et même de mort subite et enfin – ce qui devrait être de nature à convaincre les candidats – reprise du poids dans 80 % des cas, au bout d'un an et plus après : « Plus on fait de régimes, plus on favorise la reprise pondérale », dit le rapport. Le rapport insiste également à plusieurs reprises sur l'importance de l'activité physique ; ce qui devrait pourtant être une évidence. L'agence recommande d'éviter de suivre les régimes diffusés sur différents supports sans suivi médical et de n'entreprendre une démarche de perte de poids volontaire, lorsqu'elle est nécessaire, que dans le cadre d'un suivi médical par un spécialiste.

La nature nous offre une immense variété d'aliments, dans laquelle nous pouvons trouver ce qui convient à notre organisme, sans restriction. Si notre mode d'alimentation moderne est néfaste, c'est précisément parce que notre diète moderne s'est trop écartée du naturel ; trop riche en graisses, en sucres et en sel et trop pauvre en végétaux. Les « régimes » crétois et d'Okinawa, dont la valeur est unanimement reconnue, ne sont pas des « régimes » au sens où l'entendent ceux qui recherchent la recette miracle et ceux qui leur vendent des illusions. Ce sont des modes d'alimentation élaborés par des populations, qui ont adapté leur mode de vie à leur environnement et qui ont eu la chance de vivre dans cet environnement privilégié. Ils ont déjà fait la preuve de leur efficacité et il ne peut être que bénéfique de s'en inspirer. Je vais tout de même commencer à vous présenter la restriction calorique – régime restrictif s'il en est –, non pas pour vous engager à l'adopter, mais simplement pour montrer à quel point il est urgent de manger moins, sans pour autant s'astreindre à chaque printemps à un régime de famine pendant quelques semaines.

**Les principaux régimes évalués par l'ANSES**

Régime du Dr Atkins
Régime californien du Dr Guttersen
Régime citron détox
Régime de la chrononutrition du Dr Delabos
Régime du Dr Cohen
Régime du Dr Dukan
Régime du Dr Fricker
Régime Mayo
Régime Miami du Dr Agatston
Régime Montignac
Régime du Dr Ornish
Régime Scarsdale du Dr Tarnower
Régime de la soupe au chou
Régime Weight Watchers
Régime Zone de M. Sears

## La restriction calorique

Chez l'animal de laboratoire, la restriction calorique provoque une perte de poids, une diminution des maladies liées au vieillissement et un allongement de la durée de vie. Chez l'homme, les données dont on dispose actuellement ne permettent pas d'affirmer que le bénéfice à long terme pourrait dépasser les inconvénients potentiels. Cependant, il est d'ores et déjà bien clair, que réduire l'apport calorique de façon raisonnable ne peut être que salutaire.

### ➤ *Chez l'animal*

On sait depuis longtemps que la restriction calorique permet d'allonger la durée de vie des animaux de laboratoire. Cela avait été démontré dès 1935 sur des rongeurs. Plusieurs études ont montré, en effet, qu'en réduisant de 30 à 40 % la ration calorique d'animaux de laboratoire (habituellement, des vers ou des souris) on leur fait perdre 30 à 40 % de leur poids et on augmente leur durée de vie moyenne de

30 à 40 % et la durée de vie maximale (celle des animaux du groupe qui vivent le plus longtemps) de 49 %. Presque 50 % de durée de vie en plus !

À condition de ne pas descendre au niveau de la malnutrition, la restriction calorique des animaux entraîne une diminution des maladies associées au vieillissement : diabète, maladies cardio-vasculaires et cancer. Elle aurait même des effets favorables au niveau cérébral ; certaines études ont montré qu'elle prévient la formation des plaques amyloïdes chez des souris transgéniques, qui normalement développent la maladie d'Alzheimer. Donc la restriction calorique pourrait être un moyen de prévention de cette redoutable maladie.

La restriction calorique agit par plusieurs mécanismes : diminution du stress oxydatif et de l'inflammation systémique, diminution des lipides sanguins, augmentation de la sensibilité à l'insuline, diminution de l'apoptose (voir encadré) des cellules musculaires cardiaques et amélioration de l'autophagie (voir encadré).

### L'apoptose

L'apoptose est la mort programmée de la cellule au bout d'un certain nombre de divisions ; elle se fait sans provoquer d'inflammation ni de dommage aux tissus voisins. C'est un processus de régulation qui, en limitant le nombre de divisions, contribue à limiter le risque de mutations, alors que les cellules cancéreuses sont pratiquement immortelles et peuvent se diviser à l'infini.

Cependant, elle a des conséquences néfastes lorsqu'elle concerne des cellules dites postmitotiques ; c'est-à-dire des cellules qui ne se divisent plus, comme c'est le cas pour les cellules du muscle cardiaque.

### L'autophagie

Les déchets métaboliques produits par la cellule elle-même, ainsi que des molécules étrangères, qui ont pu y pénétrer, doivent être éliminés. Le ménage est fait à l'intérieur même de la cellule par un mécanisme dénommé autophagie ; c'est-à-dire que la cellule mange elle-même ses déchets.

L'autophagie est gérée par deux types d'organelles situées dans le cytoplasme de la cellule : les phagosomes, qui enveloppent les déchets comme on les mettrait dans un sac plastique, et les lysosomes, qui englobent le tout et le détruisent comme le ferait une usine d'incinération. Puis les résidus sont recyclés, comme nous recyclons nos déchets ménagers.

En vieillissant, la capacité de nettoyage de la cellule diminue, les déchets augmentent et la cellule est en quelque sorte encrassée, ce qui compromet sa survie.

Améliorer l'autophagie est en quelque sorte une cure de rajeunissement qui évite l'encrassement.

Au Wisconsin National Primate Research Center de l'Université du Wisconsin (États-Unis), une étude est en cours depuis 1989 sur des singes macaque rhésus. Les animaux sont répartis en deux groupes ; l'un dont la ration alimentaire est réduite de 30 % par rapport au régime habituel, et l'autre nourri à volonté. L'expérience se poursuit encore, mais les premiers résultats à vingt ans, publiés en 2009, ont déjà montré que les singes soumis à la restriction calorique avaient, comme on pouvait s'y attendre, moins de poids et moins de masse grasse. Et, plus intéressant, ils étaient encore moins touchés par les maladies liées à l'inflammation systémique – diabète, cancer, maladies cardio-vasculaires et atrophie cérébrale. Et, mieux encore, 80 % des animaux de ce groupe étaient en vie contre 50 % dans le groupe témoin, qui avait mangé *ad libitum*.

Cependant, le groupe de chercheurs de Bronwen Martin du National Institute on Aging de Baltimore fait remarquer que la restriction calorique a aussi des effets négatifs, comme le retard à la cicatrisation, la vulnérabilité de certaines cellules nerveuses ou l'aménorrhée. D'autre part, les animaux en restriction calorique dans les études étaient comparés à des animaux nourris *ad libitum*, c'est-à-dire qu'ils mangeaient autant qu'ils le voulaient – probablement trop – et bougeaient peu dans leur cage. Il n'est donc pas prouvé que placer en restriction calorique des animaux qui auraient une activité physique normale leur apporterait le même bénéfice en durée de vie, et encore moins que la restriction calorique des humains serait compatible avec la maternité ou une intense activité professionnelle.

La véritable restriction calorique – la diminution de 30 % de l'apport calorique normal – est difficile à mettre en pratique chez l'humain, car la frontière entre restriction calorique et dénutrition n'est pas évidente, ce qui peut avoir des conséquences défavorables. La restriction excessive peut exposer à la perte de force et de dynamisme, aux irrégularités menstruelles, à l'infertilité, à la baisse de la libido, à la sensibilité au froid, à l'ostéoporose, aux problèmes de cicatrisation et tout simplement à l'obsession de manger et à l'irritabilité.

### ➤ *Chez l'homme*

Chez l'homme, les données épidémiologiques suggèrent tout de même qu'il y a une relation inverse entre consommation calorique et vieillissement. Les premières données expérimentales proviennent de l'expérience Biosphère 2, dans laquelle huit humains ont vécu en vase clos pendant deux ans ; il y a eu un manque de vivres et ils ont été soumis de ce fait à une restriction calorique involontaire. Elle a provoqué une diminution du poids et de la masse grasse, une amélioration de la glycémie, de l'insulinémie et de la sensibilité à l'insuline, et une baisse de la pression artérielle. D'autres études sont en cours ; notamment l'étude CALERIE (*Comprehensive Assessment of the Long-term Effect of Reducing Intake of Energy*), qui a inclus environ 150 personnes de 25 à 45 ans avec une restriction calorique de 25 %. Les résultats préliminaires sont comparables, mais on ignore pour le moment quels seront les résultats à plus long terme.

Plus récemment, un groupe de chercheurs de l'Université de Münster en Allemagne a proposé à des volontaires recrutés par petites annonces, âgés de 50 à 80 ans d'être répartis en trois groupes. Un groupe qui devait réduire son apport calorique de 30 %, sans toutefois descendre en dessous de 1 200 calories par jour pour éviter la dénutrition, un groupe qui devait augmenter sa consommation d'acides gras poly-insaturés (oméga-3 et oméga-6) de 20 %, et un groupe témoin qui ne devait pas modifier ses habitudes. Tous les participants faisaient l'objet d'analyses de sang et de tests de mémoire avant le début de l'étude et à son terme, trois mois après. Au bout des trois mois, les participants du premier groupe avaient bien sûr perdu du poids, ils avaient en outre baissé leurs taux d'insuline, de glucose et de marqueurs de l'inflammation. En outre, ils avaient amélioré leurs tests de mémoire : ils étaient capables de mémoriser plus de mots et ils faisaient moins d'erreurs. Si ces résultats sont confirmés par d'autres études, il sera établi que la restriction calorique améliore les fonctions cérébrales.

Ces études montrent à l'évidence que la restriction calorique pendant un certain temps est bénéfique chez l'homme.

De là à admettre que nous pourrions vivre plus longtemps en réduisant notre ration de 30 % comme les rats de laboratoire, il y a un pas que l'on ne saurait franchir pour le moment. D'autant que la frontière entre restriction calorique et malnutrition, si elle ne risque pas d'être franchie chez l'animal dont les rations sont calculées par des experts, risque plus de l'être dans la pratique quotidienne, comme cela arrive parfois aux mannequins.

Imaginez un instant que vous décidiez de réduire votre ration alimentaire de 30 % ; vous devriez passer de 2 200 calories par jour à 1 540 si vous êtes un homme et de 1 800 à 1 260 si vous êtes une femme (toute la vie !). Si vous êtes un sujet bien proportionné mesurant par exemple 1,70 mètre et pesant 70 kilos, vous ne pèseriez plus que 49 kilos et vous pourriez espérer vivre environ 104 ans. Vous voyez que c'est un peu utopique : la vie risquerait d'être triste avec vos 1 540 ou 1 260 calories par jour pendant un siècle. Vous auriez peut-être du mal à travailler, à vous distraire, à faire du sport, à avoir une vie sociale et que dire de la vie amoureuse avec vos 49 kilos pour 1,70 mètre ! C'est peut-être acceptable pour un mannequin mais difficile pour les autres. Qui plus est, nous n'avons pour le moment aucune preuve que les résultats positifs obtenus chez le rat ou le ver le seraient également chez l'homme à long terme.

Donc, si pour le moment on ne peut pas en conscience conseiller de réduire durablement et définitivement la ration calorique de 30 %, il n'en est pas moins vrai que globalement nous mangeons trop, une alimentation trop riche en calories et que l'on ne peut que conseiller de réduire les rations. D'autant que, selon certaines études, chez l'animal, une restriction calorique de 8 % suffit à produire des effets bénéfiques. On peut concevoir qu'il en soit de même chez l'homme, mais il faudra du temps pour le prouver.

Au total, retenez que si la restriction calorique durable de 30 à 40 % n'est valable que pour l'animal de laboratoire, l'excès de nourriture est nuisible. La sagesse populaire le sait bien depuis longtemps, qui dit : « L'homme creuse sa tombe avec ses dents » ! Comme vous n'allez pas prendre vos repas avec une table de calories et une calculette, je vous propose quelques règles simples :

- réduisez globalement ce que vous mangez ;
- mangez moins, des portions plus petites et moins caloriques – moins gras et moins sucré ;
- ne vous resservez jamais, même pour faire plaisir à la maîtresse de maison ;
- conformez-vous à la sagesse des anciens, qui recommande de quitter la table en ayant faim.

## L'exemple d'Okinawa

La longévité exceptionnelle des habitants d'Okinawa est liée à leur mode de vie dépourvu de stress, à l'activité physique et à leur mode d'alimentation hypocalorique et basé sur les produits de la mer et du jardin.

Tout le monde a entendu parler d'Okinawa, cet archipel situé à l'extrémité sud du Japon, réputé pour la longévité de ses habitants et son fort pourcentage de centenaires. L'espérance de vie des Japonais est déjà la plus élevée au monde et les habitants d'Okinawa vivent encore plus vieux que les autres Japonais. Qui plus est, ces personnes âgées restent alertes et actives plus longtemps que chez nous. C'est une chose de fêter ses 90 ans en France, dans un fauteuil roulant, c'est autre chose de continuer à cultiver son jardin et de pêcher au même âge à Okinawa.

Je n'ai pas eu la chance de visiter ce paradis terrestre ; ce que j'en sais provient uniquement de lectures, dont les auteurs se copient probablement les uns les autres. Je me référerai donc essentiellement à ce que rapporte Andrew Weil, professeur de médecine à l'Université d'Arizona, auteur d'un livre remarquable et qui a fait le déplacement, ainsi qu'à quelques études scientifiques. Il apparaît que l'insolente santé et la longévité des habitants d'Okinawa tiennent à plusieurs facteurs : aussi bien à leur façon de se nourrir, dont nous pouvons nous inspirer, qu'à leur mode de vie, qui comporte un minimum de stress, ainsi qu'au climat paradisiaque de leurs îles ; ce qui est plus difficile à reproduire. Okinawa est en effet un archipel d'îles subtropicales, comme on les imagine dans nos rêves pendant les longs mois d'hiver, avec un ciel sans nuages et des plages de sable blanc, baignées par la mer couleur bleu des mers du sud. Pas de froids hivers brumeux ni de pollution !

Contrairement à la majorité des Occidentaux, les habitants d'Okinawa ne mangent pas trop, bien qu'ils ne se privent pas. Ils n'ont pas conscience de suivre un régime. C'est nous qui parlons du « régime Okinawa » ; il vaut mieux parler de l'exemple ou du modèle d'Okinawa. Il se trouve simplement que leur alimentation traditionnelle est à l'opposé de la surcharge calorique que nous imposons à nos organismes. Leur alimentation est variée et attrayante, mais elle ne comporte pas les aliments à forte densité calorique qui sont courants en Occident. Les Okinawaïens mangent beaucoup de légumes, des algues de mer, du tofu, du poisson et peu de viande. La viande qu'ils consomment est du porc ; une viande grasse ! Mais, selon Weil, le porc mijote longuement pour être débarrassé de sa graisse.

Ils sont très friands du melon amer goya, qui ressemble à un concombre à la peau plissée. Ils en mangent quotidiennement et en boivent le jus. Ce melon amer est doté d'un pouvoir hypoglycémiant ; or nous savons que l'hyperglycémie est un facteur d'inflammation systémique. Ce légume ne pousse pas en France métropolitaine, mais il est courant sur l'île de la Réunion sous le nom de margose. Ils consomment beaucoup de curcuma, cette épice dotée d'un fort pouvoir antioxydant, dont les propriétés médicinales ont été établies par de multiples études scientifiques. Ils boivent aussi beaucoup de thé, autre antioxydant aux effets bénéfiques multiples. Ce qui ne les empêche pas de boire aussi de l'alcool de riz. Ce ne sont pas des anges. Ils ne suivent pas un « régime » ; ils ont simplement la chance de vivre dans ces îles merveilleuses et d'avoir des habitudes alimentaires élaborées au cours des siècles à partir des ressources locales. Du moins en était-il ainsi jusqu'à présent, car les choses changent à Okinawa comme ailleurs et la nouvelle génération aurait tendance à s'écarter du régime traditionnel.

L'activité physique liée aux travaux de jardinage et à la pêche intervient également dans le maintien d'une bonne santé ; c'est prouvé par toutes les études. Or il se trouve que ces îles étaient pauvres, peu industrialisées et que les habitants continuaient jusque récemment à vivre comme leurs ancêtres, tirant l'essentiel de leur subsistance de la pêche et du jardin. On n'insistera jamais assez sur l'importance de l'exercice physique ! Une autre caractéristique du mode de vie dans ces îles serait l'absence de stress. Les relations sociales amicales, les bonnes relations entre voisins, le respect des anciens, qui participent à la vie de la communauté au lieu d'être parqués dans des institutions spécialisées comme chez nous, sont autant de facteurs d'élimination du stress, véritable maladie de civilisation dans nos grandes villes.

Plusieurs équipes de recherche ont tenté d'expliquer les raisons de cette longévité. L'équipe de Willcox du Pacific Health Research Institute à Honolulu a analysé les archives médicales des habitants d'Okinawa de plus de 65 ans sur six décennies. Les facteurs qui ressortent le plus souvent de cette analyse sont un régime hypocalorique, une balance énergétique négative pendant la jeunesse, l'absence de prise de poids avec l'âge et un BMI bas tout au long de la vie. Autant de constatations qui suggèrent que la restriction calorique joue un rôle important dans la longévité des habitants d'Okinawa. Mangeons moins !

L'équipe de Mizushima de l'Université de Kyoto a comparé un groupe de 433 Japonais d'âge moyen vivant à Shimane et à Okinawa, à 269 Japonais ayant émigré de ces mêmes régions au Brésil ; donc des populations qui avaient *a priori* le même capital génétique, mais dont une partie – les émigrés – a abandonné son mode de vie traditionnel. Ils ont constaté que les émigrés étaient plus touchés par l'obésité, l'hypertension, l'hypercholestérolémie et le diabète, fléaux de la vie moderne. Parallèlement, ceux qui étaient restés chez eux et qui avaient conservé leurs traditions étaient moins touchés et avaient une élimination urinaire plus importante d'oméga-3 parce qu'ils consomment plus de poisson et de produits de la mer. Mangeons moins de viande et plus de poisson et crustacés !

L'importance du régime alimentaire comme facteur de bonne santé est démontrée par une autre étude, qui a été conduite par l'équipe de Miyagi de l'Université de Kagawa au Japon. D'après cette étude, en 1988, la consommation de légumes verts et jaunes à Okinawa était supérieure de 50 % au reste du Japon et en 1990 le taux de mortalité par maladies cardio-vasculaires était, lui, inférieur au reste du Japon. Dix ans après, en 1998, la consommation de viande avait augmenté à Okinawa, la consommation de légumes et de féculents avait diminué, et en 2001 la mortalité par infarctus et par accident vasculaire cérébral avait augmenté et même dépassé un peu le reste du Japon. Avec la modernisation, les jeunes générations s'écartent du régime traditionnel et en perdent les avantages.

Si nous ne pouvons pas tous bénéficier du climat d'Okinawa et manger quotidiennement du melon amer, nous pouvons du moins nous inspirer du régime de ses habitants et manger plus de produits de la mer, plus de tofu, plus de légumes, moins de viande, moins de graisses, moins de sucre et tout simplement réduire les quantités globales, faire de l'exercice et adopter des mesures antistress.

### Les propriétés bénéfiques de quelques fruits

L'équipe de Akira Murakami de l'Université de Kyoto a étudié en laboratoire les propriétés bénéfiques (pouvoir de s'opposer à l'effet oxydatif et nitrosatif) d'une multitude de fruits, légumes et algues consommés à Okinawa.

Parmi les produits les plus puissants (ceux qui ont un effet suppresseur de plus de 70 % pour les deux types de réactions), la plupart sont propres à la région et ne se trouvent pas couramment en France.

Cependant, nombre de produits que l'on trouve chez nous sont assez bien classés : cresson, radis, kiwis, épinards, concombre, igname, thé, gingembre, carthame, curcuma, ainsi que les champignons shiitakés et shimejis, que l'on peut trouver dans certains magasins spécialisés.

## Le « régime » crétois

Les effets bénéfiques de la diète méditerranéenne, qui ont été prouvés par de nombreuses études, sont liés à une consommation quotidienne d'aliments d'origine végétale, une consommation faible à modérée de laitages, une faible consommation de viande au profit du poisson, l'utilisation des herbes et épices, l'usage à peu près exclusif de l'huile d'olive comme corps gras et la consommation modérée de vin aux repas.

L'intérêt pour le « régime » crétois a commencé dans les années 1950, à la suite de l'étude conduite par Ancel Keys, qui avait comparé les taux de mortalité et les habitudes alimentaires de sept pays, et constaté que les Crétois mouraient moins d'infarctus et de cancer que les habitants des autres pays. Le régime crétois, ou plus largement méditerranéen – encore que tout le rivage méditerranéen ne suive pas le même régime –, a suscité depuis de nombreuses études et globalement toutes les études ont confirmé sa valeur.

Une méta-analyse (voir encadré), conduite par un groupe dirigé par Francesco Sofi de l'Université de Florence, publiée en 2009, a confirmé la valeur de ce mode d'alimentation. Cette méta-analyse a porté sur 12 études ayant inclus au total plus de 1,5 million de personnes. Elle a évalué la mortalité en fonction du degré d'adhésion à la diète de type méditerranéen. Elle a montré que plus on adhère à cette diète, plus on diminue le risque de mortalité globale, le risque de mourir par maladie cardio-vasculaire, le risque de mourir de cancer et le risque de contracter la maladie de Parkinson ou la maladie d'Alzheimer. Difficile de faire mieux !

**Les différents types d'études**

Les études épidémiologiques consistent à suivre des groupes de personnes en évaluant leurs habitudes alimentaires par des questionnaires et à comparer les événements de santé qui surviennent au cours du suivi.

Une étude cas-témoins consiste à tester une hypothèse (par exemple l'adhérence à un régime ou la consommation d'une substance), en comparant un groupe de personnes atteintes d'une maladie, à un groupe de personnes qui n'ont pas cette maladie et voir si un des deux groupes consomme plus la substance testée.

Les études d'intervention sont plus difficiles à réaliser, mais plus précises. Elles consistent à répartir une population donnée, avec l'accord des participants, en deux groupes comparables, qui suivront un régime différent (ou un médicament) et à comparer les événements de santé qui surviennent dans les deux groupes.

Une méta-analyse consiste à regrouper les résultats de plusieurs études sélectionnées pour leur bonne qualité méthodologique, afin de renforcer leur puissance par l'augmentation du nombre de cas.

### ➤ *Des avantages démontrés*

Le régime méditerranéen réduit aussi le risque de diabète et d'hypertension. L'étude SUN (Segueniamento Universidad de Navarra), qui a invité à s'enrôler dans un suivi médical les anciens étudiants et diplômés de l'Université de Navarre, a montré que, parmi les participants, ceux qui respectaient le mieux ce mode d'alimentation avaient moins de diabète et d'hypertension. L'équipe de Dai à Atlanta a travaillé sur les jumeaux. Dans une étude, ils ont montré que le stress oxydatif était d'autant moins marqué que les sujets suivaient mieux le régime méditerranéen. Dans une autre étude, ils ont montré que le marqueur de l'inflammation interleukine-6 était d'autant moins élevé que le régime était mieux suivi. Ces études confirment que le régime méditerranéen agit en réduisant le stress oxydatif et l'inflammation systémique. Dans les deux études, la différence apparaissait même entre deux jumeaux s'ils suivaient des régimes différents, suggérant la prééminence du régime alimentaire sur les gènes.

Le mode d'alimentation méditerranéen protégerait aussi du mélanome, redoutable cancer de la peau dû à une exposition excessive au soleil. Une étude cas-témoins (voir encadré ci-dessus), conduite par Christina Fortes à Rome, a comparé 304 personnes atteintes de mélanome à 305 personnes ayant consulté dans le même hôpital pour tout autre chose. Entre autres critères, la comparaison des habitudes alimentaires des deux groupes a montré que ceux qui n'avaient pas de mélanome consommaient régulièrement plus d'herbes, de fruits et de légumes (notamment crucifères, carottes, citrons et légumes à feuilles), de poissons et de crustacés. Le risque était globalement réduit de moitié. Ce régime suivi par la femme enceinte contribuerait même à protéger le nouveau-né. Une équipe de chercheurs, dirigée par Leda Chatzi de l'Université de Crète, a montré que plus les femmes enceintes adhèrent au régime, moins les enfants ont de risques d'avoir une allergie respiratoire ou cutanée.

Les effets bénéfiques de la diète méditerranéenne sont liés à la prédominance des fruits, légumes et céréales par rapport aux produits d'origine animale, ainsi qu'à l'huile d'olive, dont nous avons déjà évoqué les bienfaits. Il n'est pas inutile de rappeler qu'ils sont dus autant à sa richesse en acides gras mono- et poly-insaturés, qu'à sa richesse en substances antioxydantes, qui ne se trouvent pas dans n'importe quelle huile d'olive, mais seulement dans les huiles extraites à froid, par pression, non raffinées, c'est-à-dire vierges extra.

Cependant l'huile d'olive ne fait pas le régime crétois à elle seule ; le régime crétois est un tout. Il agit par les effets synergiques des oméga-3, qui sont anti-inflammatoires, de l'acide oléique et autres oméga-9, qui augmentent la résistance des LDL à l'oxydation, des folates, qui font baisser le taux d'homocystéine (qui exerce une action défavorable sur les parois vasculaires), du sélénium, antioxydant et anticancéreux, ainsi que de la richesse en polyphénols antioxydants.

Pour tirer bénéfice de cette façon de se nourrir, il faut l'adopter de façon aussi conforme que possible ; ce qui n'est pas contraignant, compte tenu de sa grande variété. Voici en quoi elle consiste :

- une forte prédominance (consommation quotidienne) d'aliments d'origine végétale : légumes, légumes secs, céréales non raffinées, fruits, noix, amandes... ;
- une consommation faible de viande et volaille (quelques fois par mois), au bénéfice du poisson ;
- une consommation faible à modérée de laitages, essentiellement sous forme de fromage et yaourts. Encore s'agit-il le plus souvent de fromage de chèvre (qui broute de l'herbe) ;
- une consommation quotidienne d'huile d'olive comme corps gras à peu près exclusif (pas de graisses saturées ni de graisses *trans*) ;
- très peu de sucre ;
- une consommation régulière, mais modérée de vin au cours des repas ;
- sans oublier les herbes et les épices riches en antioxydants ;

- le tout associé à une activité physique quotidienne, puisqu'il y a un demi-siècle, lors de l'étude d'Ancel Keys, les Crétois vivaient essentiellement de l'agriculture et de la pêche.

S'il n'est pas naturel de trouver dans la France du Nord tous les ingrédients disponibles en Crète ou en Italie, ce régime est tout de même moins exotique que le régime d'Okinawa et, de nos jours, on en trouve à peu près tous les constituants dans toute la France.

CHAPITRE 14

# Les épices

## Épicez sans crainte

Par leur richesse en polyphénols, les épices ont un pouvoir antioxydant, anti-inflammatoire, antiagrégant (fluidifiant le sang), anticancéreux, anti-infectieux et anti-helminthique (contre les vers). Et, contrairement à une opinion répandue, les épices sont bien tolérées par le tube digestif et exercent même des effets positifs sur la digestion.

En dehors de leurs qualités gustatives, qui sont largement reconnues et mises à profit en cuisine, les opinions concernant les effets potentiels des épices sur la santé divergent. Certains en effet leur reconnaissent des vertus, alors que d'autres craignent que les épices soient irritantes. Les médecins déconseillent souvent les plats épicés. Cependant, qui dit plats épicés dit souvent cuisine recherchée, dans laquelle il y a peut-être beaucoup de gras, et il n'est pas impossible que les plats en question soient plus difficiles à digérer en raison de leur richesse en graisses cuites et en viandes, plutôt qu'en raison des épices. Au contraire, les épices permettent par leurs saveurs et leurs arômes de réduire les graisses et le sel dans la cuisine et de faciliter le régime végétarien, en relevant le goût des plats à base de légumes. Et surtout, de nombreuses études sérieuses ont montré qu'elles exercent des effets bénéfiques sur la santé, en raison de leur richesse en antioxydants.

### ➤ *Les épices facilitent la digestion*

En effet, les études dont on dispose actuellement sont plutôt rassurantes. Elles montrent que les épices sont bien tolérées, qu'elles favorisent même la digestion et, en prime, qu'elles ont des propriétés antioxydantes et anti-inflammatoires, liées à la présence de polyphénols variés. Selon les études du Central Food Technological Research Institute de Mysore en Inde, les épices jouent un rôle effectif et plutôt favorable dans la digestion.

Le gingembre stimule la sécrétion d'amylase salivaire. Au passage, n'oubliez pas que la digestion des aliments glucidiques (pain, pâtes, céréales, riz, féculents) commence par l'action de l'amylase salivaire dans la bouche, en mastiquant les aliments. N'avalez pas trop vite ! Prenez le temps de mastiquer, de saliver et de déguster.

Le poivre et le piment stimulent également la sécrétion d'amylase salivaire. Ils stimulent aussi les sécrétions gastriques qui scindent les protéines, de même que la sécrétion d'enzymes pancréatiques, qui participent à la digestion des glucides, des lipides et des protides. Le cumin, le curcuma, l'ail, l'oignon et le fenouil stimulent également la production d'enzymes pancréatiques. Le paprika et la cannelle stimulent aussi les sécrétions gastriques, indispensables à la digestion de la viande et à l'absorption de la vitamine B12.

La moutarde stimule la sécrétion d'amylase salivaire et la production par le foie d'acides biliaires, qui sont impliqués dans la digestion des graisses et qui contribuent à l'élimination du cholestérol. Le cumin, l'oignon, le fenugrec et la coriandre stimulent également la sécrétion d'acides biliaires.

En facilitant la digestion, les épices raccourcissent le temps de transit intestinal ; elles pourraient ainsi contribuer à lutter contre la constipation et indirectement contre le cancer. Il est possible en effet que plus le temps de contact des selles, et des produits toxiques qu'elles contiennent, avec la muqueuse colique soit long, plus le risque de cancer colorectal soit majoré. Les épices les plus efficaces contre la constipation sont le gingembre, le cumin, le poivre et la coriandre.

### ➤ *Les épices sont anti-inflammatoires*

Outre leurs effets favorables sur la digestion, les épices, du fait de leur richesse en polyphénols, ont un pouvoir antioxydant, anti-inflammatoire, antiagrégant (fluidifiant le sang), anticancéreux, anti-infectieux et anti-helminthique (contre les vers). L'activité anticancéreuse des substances contenues dans plusieurs plantes a été établie par des études de laboratoire. Selon Linda Tapsell du National Centre of Excellence in Functional Foods d'Australie, les épices les plus riches en phénols sont dans l'ordre décroissant l'origan du Mexique, la marjolaine, le fenouil, la coriandre, le basilic, le romarin… Les épices qui ont la plus forte activité antioxydante sont l'ail, l'oignon, l'origan, la cannelle, la menthe, le thym, le romarin, la marjolaine, le basilic, le gingembre, le fenouil…

On cite l'exemple des Grecs émigrés en Australie, qui ont un taux de mortalité inférieur de 35 % à celui des autres groupes de population, malgré la forte prévalence de l'obésité, du tabagisme et de la sédentarité dans leur groupe. Cet avantage est attribué à leur alimentation riche en végétaux et en épices. Herbes et épices contiennent en effet une multitude de substances aromatiques qui, par leur pouvoir antioxydant, permettent aux plantes de se défendre contre les insectes et parasites de toutes sortes, contre les herbivores qui sont repoussés par leurs arômes, ainsi que contre les radicaux libres provoqués par les rayons ultraviolets.

La majorité des effets rapportés proviennent d'études de laboratoire, qui ne prouvent pas directement que les effets observés se produisent chez l'homme de la même façon. Cependant, il est licite de penser que les effets antioxydant, anti-inflammatoire et anticancer objectivés expérimentalement s'exercent également sur nos cellules. Et s'il n'est pas question de prendre telle ou telle épice comme médicament d'une maladie déjà installée, ou de penser que telle ou telle épice est une arme anticancer, on ne peut que recommander largement leur consommation dans le cadre de la prévention.

Certaines études donnent à penser que la consommation excessive de mets épicés peut favoriser le cancer gastrique ou intestinal ou être à l'origine d'allergies. Au contraire, selon un article publié récemment dans *World Journal of Gastroenterology*, certaines épices comme le gingembre ou même les piments auraient un effet protecteur sur l'estomac, par leur effet antioxydant, en favorisant la production de mucus et surtout en éradiquant le microbe *Helicobacter pylori*, dont on sait qu'il est à l'origine de l'ulcère de la gastrite et même du cancer de l'estomac.

Au total, le bilan global des propriétés des épices est nettement positif. Alors n'ayez plus peur des épices, relevez sans hésiter votre cuisine, sans toutefois exagérer – les goûts sont plus subtils lorsque les quantités d'épices sont bien dosées – et profitez de leur goût pour utiliser moins de sel.

### Mémoire, épices, vitamines et autres antioxydants

L'équipe d'Anna Pachikova de l'Institute for Memory Impairments and Neurological Disorders de l'Université de Californie a démontré, par des tests de mémoire sur les rats de laboratoire, que l'addition à leur alimentation d'un cocktail de substances antioxydantes améliore la mémoire.

Le cocktail était composé de : curcumine, pipérine, épigallocatéchine-gallate, acide alpha-lipoïque, N-acétylcystéine, vitamines B, vitamine C et folates.

### Le hamburger aux épices

L'équipe de David Heber du Centre de nutrition humaine de l'Université de Californie a pratiqué une expérience démonstrative.

Dix volontaires ont été tirés au sort pour manger soit un hamburger standard contenant 250 grammes de viande de bœuf, soit le même cuit avec 11 grammes d'épices (girofle, cannelle, origan, romarin, gingembre, poivre, paprika, ail en poudre).

Des prélèvements de sang et d'urine étaient pratiqués à jeun et après ce repas. Dans ces prélèvements, on dosait le malonyldialdéhyde, produit de l'oxydation de l'acide arachidonique, marqueur du stress oxydatif, toxique pour les artères et cancérogène.

Les concentrations en malonyldialdéhyde étaient augmentées, par rapport au dosage à jeun, chez les sujets qui avaient mangé le hamburger standard et diminuées chez ceux qui avaient mangé le hamburger aux épices.

Les épices ont compensé les effets délétères du hamburger.

# Les bienfaits de la cuisine à l'ail

Les effets salutaires de l'ail sont liés la présence d'allicine, un dérivé soufré aux propriétés antioxydantes, anti-inflammatoires, antiagrégantes et antitumorales. L'ail aide à faire baisser le cholestérol et aurait un effet protecteur contre les complications du diabète.
L'ail peut être consommé comme tel en cuisine (une ou deux gousses par jour), ou sous la forme de compléments (gélules ou extrait d'ail vieilli).

L'ail (*Allium sativum*) a été utilisé pour ses propriétés médicinales depuis quelques milliers d'années. Il était déjà utilisé en Chine, en Égypte et dans la Grèce et la Rome antiques. Pasteur avait mis en évidence son action antimicrobienne, et l'ail a été utilisé pour prévenir la gangrène dans les plaies de guerre avant la découverte des antibiotiques, pendant les deux guerres mondiales. Ses effets sont attribués à des composés soufrés, notamment l'allicine qui se trouve également dans l'oignon, la ciboulette et les poireaux. Dans la gousse d'ail fraîche, l'allicine est formée par la réaction entre l'alline et une enzyme, l'allinase, qui sont mises en présence l'une de l'autre lorsque la gousse est hachée, écrasée ou mâchée. Comme l'allinase est inactivée par la chaleur, l'ail cuit est moins efficace que l'ail cru.

L'allicine est un antioxydant et à ce titre elle exerce des effets cardio-vasculaires favorables. Selon certaines études, l'ail fait baisser le cholestérol et les lipides sanguins : dans une étude, il s'est montré aussi efficace qu'un médicament anticholestérol. Il fait baisser la pression artérielle et fluidifie le sang en inhibant l'agrégation des plaquettes sanguines, contribuant ainsi à réduire le risque de formation de caillots.

Or on sait que ce n'est pas le rétrécissement de l'artère coronaire par la plaque d'athérome qui provoque l'infarctus, mais bien la formation d'un caillot au contact de la plaque, qui obstrue l'artère.

Les expériences de laboratoire ont montré que l'ail s'oppose aux produits formés par la glycation des protéines ; ce qui pourrait lui conférer un effet protecteur contre les complications du diabète, de l'artérite et de la cataracte notamment. L'action anticancéreuse des dérivés soufrés est également démontrée au laboratoire ; elle intervient par l'effet antioxydant, anti-inflammatoire et antiprolifératif. Au niveau cérébral, les effets bénéfiques de l'ail sont liés au pouvoir antioxydant et surtout à la baisse de l'homocystéine. Celle-ci joue en effet un rôle défavorable au niveau de la paroi des vaisseaux, qui majore le risque d'accident vasculaire cérébral, ainsi que dans la mort des neurones. Enfin, selon quelques études, l'ail aurait une action antifatigue. Par ailleurs, l'ail n'a pas d'effets secondaires notables, hormis l'odeur de l'haleine et quelques irritations gastriques ou ballonnements en cas de forte consommation.

Au total, comme la consommation d'ail ne comporte pas de risques, il ne peut y avoir que des avantages à parier que les effets bénéfiques prouvés au laboratoire seront confirmés chez l'homme et donc penser à relever ses plats par quelques gousses d'ail, ou prendre de temps à autre un extrait en complément. On recommande généralement de manger une ou deux gousses fraîches par jour, ce qui est beaucoup, compte tenu des conséquences sur l'haleine. On peut alors remplacer les gousses d'ail par deux ou trois gélules de 300 milligrammes par jour ou prendre par exemple l'extrait d'ail vieilli Kyolic (site Internet : http://www.kyolic.com/).

## Piments et capsaïcine

La capsaïcine, substance active des piments, et la pipérine, substance active du poivre, qui en est proche, ont un pouvoir antioxydant et anti-inflammatoire. Contrairement à une idée répandue, elles n'irritent pas l'intestin, mais ont au contraire le pouvoir d'améliorer les troubles de l'intestin irritable. Selon certaines études de laboratoire, la capsaïcine s'oppose à l'agrégation plaquettaire et à la formation du caillot, en outre elle est dotée d'un pouvoir antitumoral. Enfin, par son effet thermogénique, elle aide à limiter la prise de poids ; mais sur ce point il ne faut tout de même pas en attendre de miracles.

La capsaïcine est la substance phénolique responsable du piquant des piments. Les différentes variétés de piments sont plus ou moins fortes selon la quantité de capsaïcine qu'ils contiennent, qui varie de 0,1 à 1 %. La capsaïcine est dotée de propriétés antioxydantes : on a démontré au laboratoire qu'elle inhibe l'oxydation des lipides provoquée par le rayonnement ultraviolet. La pipérine, substance active du poivre, est également dotée de propriétés antioxydantes et anti-inflammatoires.

Les substances actives du piment – capsaïcine et dihydrocapsaïcine – augmentent la dépense énergétique, ce qui se traduit par une augmentation de la température corporelle et donc une moindre prise de poids pour une même quantité de calories ingérées. Une étude japonaise récente sur des rats a montré que ces substances réduisaient le gain de poids des animaux pendant l'étude. Attention, il s'agit d'une réduction du gain de poids et non d'une réduction du poids : n'escomptez pas vraiment maigrir sans effort, simplement en mangeant des piments ou en prenant des gélules contenant de la capsaïcine ou de la pipérine, sans changer vos habitudes alimentaires.

En revanche, la cuisine de type oriental peut aider à ne pas prendre de poids, autant par sa richesse en légumes que par les épices.

Comme d'autres antioxydants, la capsaïcine s'oppose à l'agrégation plaquettaire et fluidifie le sang, car l'agrégation des plaquettes est à l'origine de la formation du caillot à l'origine de l'infarctus. Enfin en application locale, la capsaïcine est utilisée depuis longtemps dans le traitement de la douleur.

L'effet de la capsaïcine sur le cancer est controversé. Selon certaines études, il y a de bonnes raisons de penser qu'elle a un effet protecteur. Certaines expériences de laboratoire ont montré qu'elle inhibe le stade initial de la formation du cancer. On a montré également au laboratoire que des extraits de piment rouge s'opposent à l'action cancérogène de l'air de ville pollué. D'autres études ont démontré que la capsaïcine freine la croissance de cellules de culture provenant de cancers de l'ovaire, du sein et de leucémie. On a montré aussi que si l'on implante un mélanome (cancer de la peau) dans la peau d'une souris, l'injection de capsaïcine dans ce mélanome bloque sa croissance.

Cette activité anticancer n'est pas établie à cent pour cent. En effet, d'autres études ont mis en évidence au contraire un effet mutagène sur des cellules au laboratoire. Certains ont accusé la forte consommation de piments au Mexique de favoriser le cancer de l'estomac. Cependant on peut remarquer, d'une part, que le taux de cancer de l'estomac au Mexique est relativement bas, alors que c'est un des pays où la consommation de piment est la plus élevée au monde, et que, d'autre part, aux États-Unis, où la consommation de piment est en constante augmentation, le cancer de l'estomac est en diminution. Par conséquent, le risque réel est peu probable. En revanche, on sait que, comme d'autres épices, la capsaïcine et la pipérine aident à éradiquer *Helicobater pylori*, le microbe responsable de l'ulcère et du cancer de l'estomac ; ce qui pourrait avoir un effet protecteur.

La tolérance des piments est très controversée ; on considère généralement qu'ils sont irritants. Pourtant ce n'est pas un avis unanime. En effet, les troubles digestifs fonctionnels – intestin irritable ou reflux gastro-œsophagien, par exemple – sont dus à une irritation de certains récepteurs (dits TRPV1) du tube digestif, qui sont responsables des sensations de douleur, crampes et brûlures. Or il semble que ces récepteurs pourraient être désensibilisés par les piments ; ce qui expliquerait que les symptômes digestifs fonctionnels soient moins fréquents dans les pays asiatiques où la consommation de piment est importante (voir encadré).

Au total, il semble y avoir plus de preuves des effets favorables et protecteurs de la capsaïcine que des effets cancérogènes et que sa tolérance soit meilleure qu'on ne le pense généralement. Comme de toute façon le goût très fort des piments en limite naturellement la consommation, on peut l'encourager sans crainte d'excès. Un peu de piment pour relever un plat ne peut pas faire de mal. Et le sel, lui, a de tels effets néfastes, qu'à tout prendre il vaut mieux remplacer le sel par le poivre ou le piment.

### Poivre, piments et troubles digestifs fonctionnels

Une étude a consisté à répartir 30 personnes souffrant de troubles digestifs fonctionnels en deux groupes ; l'un à qui on prescrivait 2,5 grammes de poivre rouge par jour et l'autre un placebo. On a constaté une amélioration significative des symptômes chez ceux qui prenaient le poivre rouge, par rapport à l'autre groupe.

Dans une autre étude, on a demandé aux patients de prendre du piment rouge chaque jour pendant six semaines. Au terme de l'étude, et dès la deuxième semaine, il y avait une amélioration significative des troubles par rapport à ceux qui ne prenaient pas de piment rouge.

## Curcuma : l'« épice en or »

La curcumine, principe actif du curcuma, est dotée de propriétés antioxydantes, anti-inflammatoires, anticancéreuses et antimicrobiennes. Ces propriétés lui confèrent une efficacité dans la protection contre les maladies cardio-vasculaires, le cancer, les maladies inflammatoires de l'intestin, l'arthrose et peut-être la maladie d'Alzheimer.

Plus que sa couleur dorée, ces propriétés expliquent son qualificatif d'épice en or et justifient d'en faire un large usage quotidien.

Le curcuma a été surnommé l'épice en or, parce qu'il associe à la couleur de l'or la richesse de ses propriétés médicinales. Il provient du rhizome de *Curcuma longa*, une plante originaire de l'Asie du Sud-Est, qui appartient à la même famille que le gingembre (*Zinziberaceae*). Il est utilisé depuis longtemps comme épice, comme médicament, en médecine traditionnelle indienne et chinoise, et aussi comme cosmétique en Inde, en raison de sa belle couleur dorée. Son principe actif, la curcumine, est un polyphénol qui a des propriétés antioxydantes, anti-inflammatoires, anticancéreuses et antimicrobiennes. Elle exerce un effet protecteur contre les cancers de la peau, de l'estomac, du foie et du côlon. Le curcuma est un des composants du curry ; lequel contient le plus souvent du cumin et du fenugrec en plus du curcuma et parfois d'autres épices, telles que gingembre, fenouil ou cardamome.

Un groupe de chercheurs de l'Université du Texas, sous la direction de Ajay Goel, a publié une analyse très complète des propriétés de la curcumine. Selon cette analyse, la curcumine interagit avec de nombreuses enzymes, facteurs de croissance et facteurs de prolifération tumorale. Elle inhibe par exemple l'activité de COX2 et de NFκB, qui sont impliqués dans la cancérogenèse. Elle régule l'activité d'enzymes qui interviennent dans la croissance et la prolifération tumorales. Elle inhibe certains facteurs d'adhésivité des plaquettes sanguines, qui sont impliqués dans la formation du caillot et à ce titre elle exerce un effet protecteur contre le risque d'infarctus.

Plusieurs études ont démontré l'étendue du champ d'action de la curcumine chez l'homme : elle fait baisser le taux de cholestérol sanguin, réduit l'oxydation des lipides et augmente le taux sanguin du bon cholestérol HDL. Elle contribue à réduire la taille et le nombre des polypes intestinaux, qui sont des lésions précancéreuses et elle améliore les patients atteints de maladies inflammatoires chroniques de l'intestin, telles que les colites ulcéreuses et la maladie de Crohn, qui elles aussi dégénèrent en cancer.

Dans un registre moins grave, la curcumine améliore les symptômes de l'intestin irritable, autrement dit colite ou colopathie, qui sont liés à une inflammation de bas grade. Elle favorise la vidange de la vésicule biliaire, ce qui peut améliorer la digestion et prévenir la formation de calculs, car ceux-ci se forment plus volontiers dans une vésicule paresseuse.

Par son effet anti-inflammatoire, la curcumine peut améliorer les rhumatismes chroniques (voir encadré). Certaines études chez l'animal donnent à penser qu'elle pourrait également améliorer les facultés mentales des personnes âgées et contribuer à prévenir la maladie d'Alzheimer, en diminuant la formation de la substance amyloïde qui « encrasse » le cerveau des malades.

Et, en contrepartie de tous ces effets bénéfiques, la curcumine n'est même pas toxique. Selon le groupe du Texas, les études chez l'animal comme chez l'homme n'ont pas mis en évidence de toxicité, alors que les doses utilisées dans les études allaient jusqu'à 12 grammes par jour. En pratique, à titre préventif comme antioxydant et anti-inflammatoire, de telles doses ne sont pas nécessaires ; les doses qui provoquent par exemple la contraction de la vésicule biliaire sont de 20 à 80 milligrammes par jour, et on peut penser que quelques centigrammes dans les aliments suffisent à faire bénéficier de ses effets. Il faut noter cependant que le curcuma est riche en oxalates et qu'une forte consommation est peut-être à éviter par les personnes qui sont sujettes aux calculs rénaux.

Utilisez donc sans arrière-pensée, le plus souvent et le plus largement possible pour relever vos plats, curcuma et curry, d'autant que ce dernier contient encore plus d'épices et peut donc associer plusieurs effets.

### Curcumine et arthrose

Une étude publiée dans *Alternative Medicine Review* a consisté à comparer l'efficacité du traitement habituel de l'arthrose du genou au même traitement avec en plus deux comprimés par jour de Meriva (Sigmar Italia) – un mélange de curcumine, de déméthoxycurcumine et de bidéméthoxy-curcumine –, chez deux groupes de 50 patients tirés au sort, pendant huit mois.

Cette étude a mis en évidence une amélioration importante de tous les symptômes chez les patients traités par Meriva, par rapport aux autres. À titre d'exemple, la performance au tapis de course est passée de 77 mètres à 344 mètres avec Meriva et seulement de 82 mètres à 156 mètres sans.

Il convient toutefois de préciser que deux des auteurs avaient des liens avec la société. Ce qui ne signifie pas obligatoirement que l'étude ait pu manquer d'objectivité ; mais tout de même.

## Le gingembre

Le gingembre, une épice au goût puissant, présente de nombreux avantages médicaux, liés à son pouvoir antioxydant et anti-inflammatoire : protection contre la cataracte, effets cardio-vasculaires favorables, pouvoir antitumoral, effets positifs sur l'estomac et la digestion, ainsi qu'un effet thermogénique, comme le piment.

Le gingembre est une épice utilisée en médecine chinoise et ayurvédique depuis des siècles. Très riche en substances actives, il contient 115 composés différents, dont les principaux sont les gingérols, gingérones et shogaols. Les études de laboratoire ont montré que ces substances exercent une puissante action antioxydante et anti-inflammatoire ; elles s'opposent à la synthèse de prostaglandines et leucotriènes inflammatoires et elles ont également une action antitumorale.

Le gingembre exercerait ainsi un effet protecteur contre le cancer. Il a été montré que le (6)-paradol – un des composés phénoliques actifs du gingembre – a un pouvoir toxique sur certaines cellules cancéreuses en culture au laboratoire. Une étude *in vivo* sur le rat a montré que le (6)-paradol ralentit le développement d'un cancer provoqué expérimentalement, en badigeonnant la muqueuse de la joue avec un produit cancérogène.

Plusieurs études avaient déjà montré chez l'animal que les polyphénols du gingembre font baisser le taux de sucre dans le sang et provoquent une diminution des dépôts de galactitol dans le cristallin, responsables de la cataracte. Plus récemment, l'équipe de Megha Saraswat de l'Institut national de nutrition de Hyderabad, en Inde, a montré que l'addition de gingembre à la nourriture de rats diabétiques retardait l'apparition de la cataracte. Le gingembre pourrait donc contribuer à prévenir le diabète et ses complications. Il exerce également des effets cardio-vasculaires favorables en provoquant la baisse du cholestérol et des lipides sanguins, ainsi qu'une vasodilatation qui favorise la circulation et fait baisser la pression artérielle. En inhibant l'agrégation des plaquettes sanguines, il fluidifie le sang et contribue à prévenir les complications des plaques d'athérome qui obstruent les artères, notamment l'infarctus du myocarde. Les polyphénols du gingembre peuvent également faciliter la perte de poids par un effet thermogénique, c'est-à-dire une production de chaleur qui entraîne une majoration de la dépense énergétique.

Le gingembre est bien toléré et peut même favoriser la digestion. Il a été démontré sur des volontaires sains qu'il accélère la vidange de l'estomac, ce qui peut améliorer les symptômes de dyspepsie (difficultés de digestion) qui sont souvent rebelles aux médicaments. Il peut ainsi aider à combattre les vomissements dus à la grossesse, au mal des transports et à la chimiothérapie. Au niveau de l'estomac, le gingembre exerce également une activité antimicrobienne, notamment sur *Helicobacter pylori*, le microbe qui colonise l'estomac et qui est à l'origine de l'ulcère, de la gastrite et du cancer de l'estomac. Il a été montré également chez l'animal qu'il exerce un effet protecteur sur l'estomac, en réduisant la sécrétion acide et en augmentant la production de mucus.

Au total, cette épice, au goût caractéristique, très utilisée dans les cuisines indienne et asiatique, est en outre dotée de pouvoirs bénéfiques nombreux ; vous pouvez la consommer sans modération. Mettez du gingembre frais dans votre cuisine, saupoudrez vos fruits de gingembre en poudre, qui rehausse leur goût et si vous trouvez son goût trop fort, placez le gingembre dans la liste des compléments en gélules que vous pouvez prendre en alternance avec d'autres extraits.

## La cannelle

La cannelle contient des antioxydants puissants, plus puissants que ceux du thé, selon une étude. Elle est de ce fait dotée d'un pouvoir antioxydant, anti-inflammatoire, antidiabétique et antitumoral. Au niveau du système nerveux, elle a un effet stimulant à forte dose et sédatif à faible dose. Elle diminue la réactivité du pénis et peut être utilisée pour traiter l'éjaculation précoce. D'un goût agréable et dépourvue de toxicité, elle peut être utilisée largement avec les fruits, les desserts, ou en infusion.

Originaire d'Extrême-Orient, la cannelle est utilisée comme épice depuis l'Antiquité. Il en existe deux variétés : la cannelle de Ceylan qui est la cannelle commune (*Cinna-*

*momum verum*) et la cannelle de Chine (*Cinnamomum aromaticum*) communément appelée cassia. La cannelle commune, qui provient de l'écorce intérieure du cannelier de Ceylan, est considérée comme la meilleure.

La cannelle contient des antioxydants puissants. C'est une des épices qui ont la plus forte activité antioxydante après l'ail, l'oignon et l'origan. Une équipe de chercheurs de la faculté de pharmacie de Toronto, sous la direction de Jean-Jacques Dugoua, a publié une revue systématique des travaux scientifiques sur la cannelle, dont sont tirés la plupart des éléments qui suivent.

Le fort pouvoir antioxydant de la cannelle a été prouvé chez l'homme dans une étude où l'on comparait les sujets buvant des infusions de cannelle, du thé ou de l'eau. Ceux qui consommaient la cannelle avaient le meilleur statut antioxydant et le plus faible taux de lipides peroxydés ; alors que l'on sait que le thé est déjà un antioxydant puissant.

La cannelle est réputée avoir un effet antidiabétique. Dans quelques études, administrée à des diabétiques, elle a entraîné une baisse des taux de sucre et de cholestérol dans le sang ; cependant cet effet n'a pas été retrouvé dans toutes les études. Elle ne saurait en aucun cas remplacer un traitement traditionnel. Cependant, deux études récentes ont montré qu'elle peut être un adjuvant utile en plus du traitement, ou même qu'elle permet de normaliser la glycémie chez des sujets ayant un « prédiabète » (voir encadré).

Le cinnamaldéhyde extrait de la cannelle a également fait la preuve d'une activité antitumorale sur des cellules cancéreuses en culture de tissus. Sur le système nerveux, la cannelle aurait un effet stimulant à forte dose et sédatif à faible dose. Elle aurait aussi la faculté de réduire la réactivité du pénis, ce qui pourrait être intéressant pour le traitement de l'éjaculation précoce.

La cannelle est bien tolérée, non toxique. Les doses utilisées dans les études pour le diabète ont été de 1 à 6 grammes par jour. Il n'y a pas eu de toxicité même à des doses de 3 grammes par jour pendant trois mois et 6 grammes par jour pendant quarante jours. Doses bien supérieures à ce que vous mettrez sur une tarte aux pommes ou dans une salade de fruits. L'huile essentielle a une forte activité antimicrobienne, antivirale et antifongique démontrée dans les études de laboratoire. Elle peut cependant être irritante pour les muqueuses et la peau, et même entraîner des brûlures ou une allergie de contact. Utilisée par exemple dans une crème contre l'éjaculation précoce, elle a pu causer des irritations.

Finalement, la cannelle étant un puissant antioxydant dénué de toxicité, il ne faut pas hésiter à saupoudrer largement fruits et tartes de cannelle et à boire des infusions de cannelle.

### Cannelle et diabète

Paul Crawford, médecin d'un hôpital fédéral de Las Vegas, a prescrit deux gélules de 500 milligrammes de cannelle par jour à des diabétiques en plus de leur traitement et les a comparés à des témoins qui ne prenaient que leur traitement. Au bout de quatre-vingt-dix jours, la baisse d'hémoglobine glycquée était plus importante chez ceux qui avaient pris le complément de cannelle. Anne Marie Roussel de l'Inserm de Grenoble a réparti 22 sujets en surpoids ou obèses avec un « prédiabète » (glycémie entre 1 et 1,25 g/l) en deux groupes. L'un qui recevait 2 gélules de 250 milligrammes de cannelle par jour, l'autre un placebo. Au bout de douze semaines de traitement, ceux qui avaient pris la cannelle avaient normalisé leur glycémie, diminué les marqueurs de stress oxydatif, diminué leur masse grasse et augmenté leur masse maigre.

CHAPITRE 15

# Boire

## Quelques mythes sur l'eau

Ce chapitre est politiquement incorrect ; il remet en cause deux mythes contemporains sur l'eau. Le premier est le mythe de la petite bouteille que l'on trimballe partout pour prévenir la déshydratation. Le deuxième est celui de la pureté minérale de l'eau. Non, il n'est pas justifié de s'hyperhydrater – cela peut même être dangereux – et il vaut mieux boire de l'eau minéralisée que de l'eau chimiquement pure. Quant à la désinfection par le chlore, à voir.

L'eau est indissolublement liée à la vie ; la recherche d'une vie éventuelle sur Mars – passée ou présente – passe d'abord par celle de la présence d'eau. Notre corps est constitué pour 60 % d'eau, la proportion est encore plus importante chez le nourrisson et l'enfant. L'eau entre dans la composition de tous nos tissus y compris l'os. Nous ne pouvons pas vivre sans eau, la déshydratation aboutit rapidement à la mort : on peut faire la grève de la faim, mais on est obligé de continuer à s'hydrater.

Cela étant, combien faut-il en boire et quel type d'eau ? Le besoin est estimé par les experts à environ 2,5 litres d'eau par jour pour un adulte, proportionnellement plus par rapport à leur poids, pour le nourrisson et le jeune enfant et évidemment plus en cas d'effort physique intense ou de forte chaleur.

Approximativement, la moitié des besoins sont couverts par les aliments, car ceux-ci contiennent tous de l'eau ; l'autre moitié, soit environ 1 à 1,5 litre, est apportée par les boissons.

Lorsque notre corps manque d'eau, il en informe le cerveau par un signal de soif. Depuis deux ou trois décennies, on recommande généralement de ne pas attendre ce signal pour boire, car la soif est un signe de déshydratation. Comme les autres fonctions, l'envie de boire diminue chez les personnes âgées et on a assez dit et répété qu'il faut les encourager à boire en période de fortes chaleurs. Cependant, il ne faut pas exagérer, car l'excès peut être également nuisible. En effet, l'intoxication par l'eau existe aussi, notamment si les reins ne fonctionnent plus bien, et elle provoque des désordres humoraux, avec une baisse du taux de sodium dans le sang (hyponatrémie), qui peut entraîner des complications graves. En période de canicule, il est aussi important de rafraîchir les personnes âgées que de les inciter à boire.

### ➤ *La quantité d'eau*

On a peut-être d'ailleurs tendance à exagérer de nos jours la quantité d'eau qu'il faut boire quotidiennement. On recommande partout de boire au moins 1,5 litre d'eau par jour, en plus des autres boissons, de sorte que la quantité absorbée chaque jour peut atteindre 3 à 4 litres ; on voit les gens se promener partout avec leur bouteille d'eau et on oublie qu'il y a aussi de l'eau dans les diverses boissons absorbées quotidiennement – café, thé, lait et autres.

Le physiologiste américain Heinz Valtin affirme que la recommandation de boire 8 verres d'eau par jour, sans compter les autres boissons, ne repose pas sur des bases scientifiquement démontrées, de même qu'il est faux de dire que

### L'hyperhydratation des sportifs

Les athlètes obsédés par la crainte de la déshydratation s'hydratent de façon excessive, avant, pendant et après la course, et certains, plus sensibles que d'autres, diluent leur sodium à l'excès, alors que l'équilibre ionique dans le corps ne peut varier que très peu.

Une concentration insuffisante en sodium peut n'avoir aucune autre traduction que la fatigue, mais elle peut aussi provoquer des troubles neurologiques, un œdème cérébral, un œdème pulmonaire, le coma et même la mort. On a rapporté au moins 8 cas de décès ces dernières années et d'autres n'ont probablement pas été publiés, ou peut-être même pas été attribués à leur cause.

Les femmes et les athlètes maigres sont plus exposés que les autres, ainsi que ceux qui prennent des anti-inflammatoires. Les boissons énergétiques habituelles ne suffisent pas à compenser la trop forte dilution du sodium.

Mitchell Rosner et Justin Kirven de la division de néphrologie de l'Université de Virginie, recommandant de boire de l'eau additionnée de 0,5 à 0,7 gramme de sodium par litre, de boire selon sa soif et de ne pas boire plus de 400 à 800 millilitres d'eau par heure.

la soif est un signe tardif de déshydratation. Boire de façon excessive, alors que l'on ne dispose généralement pas du temps pour aller uriner toutes les deux heures, a même des conséquences nuisibles. L'élimination urinaire abondante entraîne la distension de la vessie – qui ne contient normalement que 300 à 400 millilitres. Et la distension au quotidien entraîne la distension chronique et finalement les fuites urinaires, explique le professeur Brigitte Mauroy de Lille dans *Le Quotidien du médecin*. Alors la psychose de la petite bouteille d'eau que l'on trimbale partout est peut-être excessive.

Buvez pour vous hydrater, mais ne tombez pas dans l'obsession ; 1,5 litre d'eau par jour, y compris l'eau contenue dans les autres boissons est suffisant. L'excès de boisson se retrouve également dans le monde sportif, en particulier dans les courses d'endurance comme le marathon ou le triathlon, où l'on observe depuis quelques années des cas d'hyponatrémie sévère, qui étaient exceptionnels une trentaine d'années auparavant et qui ne le sont plus, du fait des recommandations d'éviter la déshydratation, qui ont été formulées avec insistance (voir encadré).

### ➤ *La qualité de l'eau*

Une autre question est de savoir s'il vaut mieux boire de l'eau déminéralisée, c'est-à-dire de l'eau ne contenant pratiquement pas de minéraux, ou de l'eau riche en minéraux, comme les eaux minérales en bouteille. Contrairement à la première idée qui vient à l'esprit, l'eau dépourvue de minéraux, telle qu'on peut l'obtenir par une installation d'adoucissement d'eau par exemple, n'est pas bonne pour la santé. En effet, comme tous les êtres vivants, nous descendons des premiers organismes unicellulaires qui baignaient dans les océans primitifs ; notre métabolisme s'est construit avec les minéraux contenus dans ces eaux et nos cellules en ont encore besoin. Ragnar Rylander du Centre de recherche sur la santé environnementale de Bjorkasvagen en Suède et un groupe de chercheurs de l'Université de Perugia en Italie et de l'Agence de protection environnementale américaine se sont penchés sur le problème. Selon ces chercheurs, plusieurs études ont démontré qu'il existe une corrélation entre la pauvreté de l'eau en minéraux et le risque d'hypertension artérielle et de maladies cardiaques : plus l'eau est pauvre en minéraux, plus le risque est élevé. D'autre part, la présence de carbonates et de magnésium, qui alcalinisent le milieu intérieur, freine l'élimination de calcium dans les urines, alors que l'acidité du milieu intérieur augmente la perte de calcium et favorise la décalcification osseuse.

L'eau adoucie est dépourvue de ces minéraux et par surcroît elle tend à dissoudre les métaux des canalisations ; elle peut ainsi à la longue provoquer des troubles liés à ces métaux, notamment le plomb ou le cuivre. Si on dispose d'une installation d'adoucissement de l'eau, il est donc recommandé d'éviter de consommer cette eau et si l'on fait une installation d'adoucissement, il est recommandé de prévoir une arrivée d'eau non adoucie pour la boisson et la cuisine.

Heureusement, nous ne buvons pas de l'eau chimiquement pure. L'eau du robinet est plus ou moins riche en minéraux selon son origine et les eaux minérales en contiennent encore plus. Certaines eaux contiennent des minéraux intéressants comme le calcium ou le magnésium. En revanche, méfiez-vous du sodium qui favorise l'hypertension artérielle et la fuite du calcium. Il y en a bien assez dans les aliments pour ne pas en rajouter. Si vous lisez les étiquettes des eaux minérales, vous verrez qu'elles contiennent toutes à peu près les mêmes sels minéraux, mais dans des proportions très différentes. Préférez les eaux riches en calcium, qui vous aideront à satisfaire vos besoins en calcium, tout en réduisant un peu les produits laitiers, de même que les eaux riches en magnésium. Évitez les eaux riches en sodium et celles qui contiennent des nitrates (cancérogènes). Et d'une manière générale, variez votre consommation pour bénéficier des bienfaits de minéraux différents, plutôt que de consommer toujours la même eau.

### ➤ *La pollution*

Certains chercheurs posent actuellement la question du rôle cancérogène des produits qui se trouvent de plus en plus dans l'eau de boisson. Selon un groupe de chercheurs de l'Université de Californie, l'arsenic peut provoquer le cancer du foie, du poumon, de la vessie et du rein ; la dose maximale tolérable a été fixée d'abord à 50 microgrammes par litre, puis elle a été abaissée à 10 microgrammes par l'OMS, puis par les réglementations européenne et française. Mais savons-nous quelle est la concentration contenue dans l'eau qui coule de notre robinet, alors que l'arsenic est très répandu dans les sols (voir encadré) ?

**De l'arsenic dans l'eau**

Selon un document du Sénat [http://www.senat.fr/rap/l02-215-2/l02-215-256.html], une enquête a été menée en 1998 par le réseau national de santé. Moins de la moitié des DDASS ont répondu à cette enquête ; est-il possible que celles qui n'ont pas répondu n'aient pas été en possession des éléments de réponse ?

Il est apparu que 54 unités de distribution réparties sur 13 départements avaient des teneurs en arsenic supérieures à 10 µg/l (responsables d'une augmentation du risque de décès par cancer estimée à 30 par an) et 13 avaient une teneur supérieure à 50 µg/l. Dans la majorité des cas, il s'agissait de petites unités desservant moins de 3 500 habitants.

Comme la réglementation ne s'applique pas aux eaux minérales, on ne sait pas quelle est la teneur en arsenic de l'eau en bouteille que l'on consomme.

Que dire des insecticides, fongicides, herbicides et autres pesticides, ainsi que des hormones qui se retrouvent dans l'eau ? Cependant, selon Robert Morris du Medical College of Wisconsin, le problème le plus préoccupant est celui du chlore, qui est indispensable pour débarrasser l'eau des micro-organismes et éviter les risques infectieux de toutes sortes, mais qui selon certaines études entraînerait une majoration du risque de cancer et notamment de cancer de la vessie et du rectum. C'est un argument en faveur de l'eau minérale en bouteille.

## L'alcool : toxique en excès, mais bénéfique à faible dose

L'alcool est un facteur puissant de stress oxydatif et d'inflammation. Sa toxicité est largement sous-estimée en raison de son caractère convivial, qui fait partie intégrante de notre culture.

Du fait de sa grande solubilité, l'alcool inonde tout l'organisme et attaque tous les organes, où il provoque des dégâts irréversibles. Cependant, les effets bénéfiques d'une consommation modérée, notamment de vin rouge, sont reconnus et attribués au resvératrol contenu dans la peau et les pépins du raisin.

L'alcool est très soluble dans l'eau. Par voie de conséquence, il est absorbé rapidement et presque en totalité, dès qu'il atteint l'intestin. Paradoxe malheureux de la nature, alors que nous n'absorbons qu'une partie de la vitamine C ou du calcium, nous absorbons la quasi-totalité de l'alcool. Et comme tous nos tissus sont très riches en eau, l'alcool diffuse rapidement dans tous nos organes. Tous sont donc touchés, avec une priorité dans le malheur pour les plus vascularisés, notamment le cerveau et le foie. Dans les tissus, l'alcool génère des radicaux libres, qui participent au stress oxydatif et à l'inflammation. Une attaque en règle de guêpes et de moustiques à chaque verre d'alcool !

Deuxième malheur : alors que nous éliminons par les urines une grande partie de la vitamine C et une bonne partie du calcium que nous absorbons, notre organisme n'est capable d'éliminer que 2 à 10 % de l'alcool par l'urine, la sueur et l'air expiré (ce qui permet le contrôle par l'éthylotest). Les 90 à 98 % restants doivent d'abord être dégradés pour être éliminés. Ne croyez pas qu'en buvant beaucoup d'eau après une soirée trop arrosée, vous éliminez l'alcool dans les urines. En réalité, vous n'en éliminez que très peu ; on ne se lave pas si facilement de l'alcool ! Pour éliminer l'alcool il va falloir d'abord le dégrader. Cette dégradation se fait pour 75 % au niveau du foie et pour 15 à 20 % au niveau des autres tissus. Même en buvant beaucoup d'eau vous n'empêcherez pas votre foie, vos reins, votre cœur, vos muscles et votre cerveau de souffrir.

### ➤ *Comment l'alcool exerce sa toxicité*

Une cascade de réactions chimiques dans les cellules hépatiques aboutit à la formation d'acétaldéhyde et d'acétate, qui sont des molécules toxiques. Une partie de ces substances est encore dégradée, mais l'autre partie est expédiée vers les tissus qui vont tenter de la dégrader par eux-mêmes. Toutes ces réactions représentent un lourd travail pour les cellules hépatiques et les autres tissus, altèrent leur fonctionnement, aboutissent à la formation de dérivés toxiques et provoquent la naissance de radicaux libres, qui majorent le stress oxydatif et l'inflammation.

L'altération des cellules hépatiques se traduit d'abord par une simple augmentation de volume du foie, puis la surcharge graisseuse et enfin la cirrhose – maladie grave, souvent mortelle. Le pancréas est également très sensible à l'alcool ; les pancréatites sont en recrudescence avec le développement du *binge drinking* – alcoolisation intense lors des soirées. Au niveau du tube digestif, l'alcool exerce une toxicité directe par contact, responsable de gastrite, de malnutrition et de cancers digestifs. Souvent associé au tabac, il favorise le cancer de la gorge et de l'œsophage.

La toxicité de l'alcool pour le système nerveux est également très forte. Elle se traduit déjà par l'ébriété lors d'une absorption excessive, dont les symptômes peuvent aller de la simple euphorie au coma, en passant par la phase intermédiaire avec ralentissement des réflexes, à l'origine d'un grand nombre d'accidents de la route. L'alcoolisme chronique entraîne une atrophie progressive du cerveau, qui altère les fonctions de mémoire, de raisonnement et aboutit finalement à la démence. L'atteinte du cervelet provoque des troubles de l'équilibre. Le *delirium tremens* est un délire aigu provoqué souvent par le sevrage brutal d'un alcoolique, notamment à l'occasion d'une intervention chirurgicale. L'atteinte du nerf optique peut aboutir à la cécité. L'atteinte des nerfs de la loge antérieure de la jambe provoque une paralysie particulière dite « steppage », caractérisée par la difficulté à relever le pied, qui de ce fait traîne et accroche partout.

Évidemment, tous ces troubles sévères frappent les alcooliques invétérés ; cependant, les dégâts liés à une consommation banale mais non négligeable ne sont pas si minimes qu'on pourrait le penser. J'ai rencontré récemment un ami que je n'avais pas vu depuis quelques années. C'était alors un bel homme, au caractère enjoué et aussi ce qu'il est convenu d'appeler un bon vivant, toujours prêt à faire la fête. J'ai été frappé de retrouver un homme prématurément vieilli, marchant difficilement, et ce qui m'a frappé le plus c'est son faciès figé, son manque d'expression, son élocution difficile, traduisant une idéation ralentie. Un homme ruiné par l'alcool, alors qu'il n'avait jamais pris de cuite et surtout un changement qui est apparu en l'espace de deux ou trois ans ! En réalité, l'alcool minait le terrain silencieusement depuis longtemps.

Le système cardio-vasculaire est également concerné : l'alcool favorise l'hypertension artérielle et altère le muscle cardiaque. Il frappe aussi la glande thyroïde et surtout les testicules et les ovaires. L'insuffisance d'hormones sexuelles se traduit d'abord par une diminution de la pilosité au niveau du pubis, puis la baisse de la production de spermatozoïdes, l'impuissance masculine et, chez la femme, troubles des règles et stérilité.

L'alcool traverse facilement la barrière placentaire du fait de sa grande solubilité : si la mère boit de l'alcool le sang du nouveau-né en est également inondé, entraînant un risque notamment pour le développement du cerveau, ainsi que d'autres malformations. Pendant la grossesse, la mère doit s'abstenir de toute boisson alcoolisée ; même pas un verre de vin ! Lorsque j'étais étudiant en médecine, on voyait partout de grandes affiches proclamant : « Lorsque les parents boivent, les enfants trinquent. » C'est toujours vrai !

### ➤ *L'alcool a aussi des effets bénéfiques*

Cependant l'alcool n'a pas que des effets négatifs ; à dose modérée il peut même être bénéfique. Ainsi, certaines études ont montré que le risque relatif de décès par rapport à la consommation d'alcool décrit une courbe en J. À la base du J, le risque est le plus faible pour les personnes qui ne boivent qu'un verre par jour. L'augmentation du risque, représentée par la branche longue du J, correspond à l'augmentation de la consommation : plus on boit, plus le risque de décès augmente. Jusque-là tout est logique, mais il est intéressant de noter que le risque des personnes qui ne boivent jamais d'alcool correspond à la branche courte du J. C'est-à-dire que les abstinents ont un risque un peu plus élevé que ceux qui boivent un ou deux verres. Il vaut donc mieux boire un peu que pas du tout.

À doses modérées, l'alcool a en effet quelques pouvoirs bénéfiques, notamment un effet vasodilatateur et une fluidification du sang, qui réduit le risque de formation de caillots dans les artères. La consommation de vin rouge aurait un effet favorable plus marqué que celle des autres alcools. Il est attribué aux polyphénols contenus dans la peau et les pépins du raisin et notamment au resvératrol. La consommation de vin aux repas est plus favorable qu'entre les repas et surtout que la consommation occasionnelle de fortes quantités, ou *binge drinking*, malheureusement à la mode chez les jeunes, qui est responsable de complications graves, de troubles psychiatriques et même de décès ; sans compter les grossesses non désirées des adolescentes.

Quoi qu'il en soit, puisque certaines études mettent en avant les effets bénéfiques du vin rouge et qu'il est si bon à boire, buvons du vin rouge ! Mais avec modération : pas plus de deux verres par jour pour les hommes et un pour les femmes selon les recommandations du Comité national américain de l'hypertension. À la maison, servons-nous un verre sans mettre la bouteille sur la table pour ne pas se resservir. Au restaurant, commandons un verre plutôt qu'une bouteille, surtout si l'on va conduire, car le dommage risque alors d'être encore plus direct et immédiat que celui que provoque le stress oxydatif. Évitons les alcools forts, sauf occasionnellement : le whisky, réconfortant en rentrant d'une journée stressante, conduit à l'accoutumance s'il est consommé quotidiennement. Les mondanités fréquentes exposent à ce qu'on dénomme l'alcoolisme mondain : si, par profession, on a beaucoup d'occasions, on dépasse facilement la dose critique et, si cela dure des années, on peut se retrouver un jour, avec un gros foie et une insuffisance hépatique, ou un ralentissement cérébral comme mon ami, en ayant toujours eu une conduite de gentleman.

## Les boissons sucrées sont aussi dangereuses que l'alcool

Les boissons sucrées apportent beaucoup de calories – beaucoup plus qu'on ne l'imagine – sans que l'on en ait conscience. Elles sont un facteur puissant de stress oxydatif, d'inflammation, d'obésité et de diabète.

Les jus de fruits contiennent souvent autant de sucre que les boissons gazeuses.

Les boissons *light* ne sont pas en reste, compte tenu des effets néfastes de l'aspartame, qui ne sont pas reconnus officiellement, mais qui semblent bien réels.

Sous un aspect aussi attrayant qu'anodin les boissons sucrées cachent un redoutable facteur de stress oxydatif, d'inflammation et d'obésité. La variété des parfums, plus attrayants les uns que les autres, séduit notamment les jeunes, plus sensibles à l'arôme de telle ou telle boisson qu'au goût neutre de l'eau. Et le battage publicitaire en rajoute en permanence. On comprend que la tentation soit grande. Pourtant, on devrait considérer que ces boissons comportent autant de dangers que l'alcool.

Le danger tient à la teneur en sucre de ces boissons. En effet, pour les boissons, cette teneur est indiquée en grammes pour 100 millilitres, par analogie aux aliments où elle est indiquée en grammes pour 100 grammes. Mais on ingurgite beaucoup plus facilement 100 millilitres de boisson que 100 grammes de nourriture. En effet, 100 millilitres c'est un demi-verre, or on en boit plutôt une canette de 33 centilitres, voire une bouteille de 50 centilitres. Les sodas traditionnels sont riches en sucre, dans une proportion que l'on a du mal à imaginer. Ils peuvent contenir 6 à 10 grammes de sucre pour 100 millilitres, ce qui représente l'équivalent de 5 à 8 morceaux de sucre de 4 grammes pour 33 centilitres et 7 à 12 morceaux pour une canette de 50 centilitres. Il ne viendrait à l'idée de personne de manger 12 sucres lorsqu'il a soif, même avec 50 centilitres d'eau !

Le problème est qu'on n'a pas conscience d'ingurgiter toutes ces calories en buvant. Pendant des millénaires, la principale boisson des êtres humains a été l'eau et l'organisme n'est pas équipé pour reconnaître la charge calorique des boissons, comme il l'est pour les aliments ; il ne sait pas signaler au cerveau qu'il a absorbé beaucoup d'énergie. Pire, le sucre stimule les centres cérébraux du plaisir et de la récompense et on en redemande ! Avec ces boissons, on ingurgite des calories sans en avoir conscience, parce que le fait de boire n'est pas associé à la notion de calories comme le fait de manger, et parce que ces boissons ont une densité calorique élevée, pour un pouvoir satiétogène à peu près nul.

Qui plus est ces calories sont des mauvaises calories, car elles proviennent d'un sucre qui a un indice glycémique élevé, ce qui provoque un pic d'hyperglycémie et une décharge de radicaux libres ; une attaque massive de moustiques et de guêpes sur nos cellules ! Les boissons sucrées contiennent également une concentration élevée de méthylglyoxal – produit d'oxydation du glucose, facteur d'inflammation. Le sirop de maïs à forte teneur en fructose, contenu en abondance dans ces boissons, est transformé en lipides par le foie, provoque une augmentation de la graisse viscérale, des triglycérides, des LDL, ainsi que de la pression artérielle, et aggrave la résistance à l'insuline, facteur de diabète.

Selon une méta-analyse publiée en 2010 dans la revue *Diabetes Care*, par un groupe de spécialistes de nutrition et d'épidémiologie américains et canadiens, il est prouvé que le risque de développer un syndrome métabolique est majoré de 20 % chez les gros consommateurs de boissons sucrées, par rapport aux faibles consommateurs et celui de diabète de 26 %.

Les boissons dites *light* ou *diet* ne comportent évidemment pas les inconvénients liés à l'excès de sucre, mais il faut tenir compte des réserves liées aux édulcorants de synthèse, qui y remplacent le sucre pour en donner le goût (voir le chapitre sur les substituts du sucre). Enfin, les boissons sucrées exercent des effets néfastes sur les dents ; le sucre favorise les caries et l'acidité attaque l'émail.

Alors, un jus de fruit naturel sans sucre ajouté est sans risque, pensez-vous. En réalité, s'il contient effectivement les mêmes vitamines que le fruit – à condition que ce soit un vrai jus de fruit naturel – il contient lui aussi environ 6 à 10 grammes de sucre pour 100 millilitres. Ce sucre pensez-vous, s'il s'agit d'un jus de fruit naturel, est le même que celui que l'on absorbe en mangeant un fruit. C'est vrai – à condition qu'il ne s'agisse pas de sucre ajouté –, mais il y a toutefois quelques différences. D'abord une différence de quantité, car pour faire un verre de jus de fruit que l'on avale d'un trait, il faut plusieurs fruits que l'on n'aurait probablement pas mangés. Plus important encore, en buvant le jus on se prive des fibres contenues dans le fruit et de leurs effets bénéfiques. En effet, les fibres ont un pouvoir satiétogène qui aide à limiter la consommation ; elles retardent l'absorption du sucre et font baisser l'indice glycémique. Elles exercent aussi un effet bénéfique sur le transit intestinal, elles contribuent à réduire l'absorption du cholestérol et elles participent à la prévention du cancer du côlon. Finalement, plutôt que de boire un jus de fruit, mieux vaut manger un ou deux fruits. Si vous être un cadre qui voyage beaucoup, faites particulièrement attention dans les hôtels où le jus de fruit est servi en abondance au petit déjeuner. Sous prétexte d'absorber votre ration de vitamines, vous absorbez aussi beaucoup de sucre et vous soufflez sur les braises de l'inflammation systémique. Et cela plus encore si les jus ne sont pas des jus naturels. Choisissez plutôt un fruit.

## Le thé n'offre que des avantages. À boire sans modération !

La bonne réputation du thé et notamment du thé vert n'est pas usurpée. Le fort pouvoir antioxydant et anti-inflammatoire des polyphénols qu'il contient lui confère un effet protecteur contre les maladies vasculaires, contre le cancer, contre l'ostéoporose, contre le vieillissement du cerveau et de la peau et contre la prise de poids. Et tout ceci sans risques de toxicité.

Le thé est la boisson la plus consommée après l'eau, sa consommation pourrait remonter à plus de 500 000 ans. Selon la légende, son usage aurait commencé avec la chute par hasard de feuilles d'un arbre à thé voisin, dans le pot d'eau bouillante d'un empereur chinois. Le thé contient près de 4 000 substances actives, dont la théine, la caféine, les théanine, théaflavine, théobromine, théophylline, et surtout de nombreux flavonoïdes – notamment des catéchines. Il contient aussi des minéraux, tels que manganèse, chrome, zinc, sélénium, ou fluor.

La concentration des différents types de thés en flavonoïdes dépend du mode de traitement des feuilles. Les feuilles du thé brun subissent une fermentation naturelle, qui entraîne l'oxydation des polyphénols, alors que les feuilles du thé vert sont traitées par la chaleur dès la cueillette pour bloquer la fermentation, de sorte qu'elles contiennent un tiers de polyphénols non modifiés de plus que le thé brun. Le thé oolong, partiellement fermenté, se situe entre les deux.

Les catéchines du thé sont de puissants antioxydants. L'épigallocatéchine-3-gallate (EGCG) représente 40 % des polyphénols du thé vert. Une tasse de thé de 2 grammes pour 200 millilitres, contient 240 à 320 milligrammes de catéchines, dont environ 90 milligrammes de EGCG. Les polyphénols du thé exercent un pouvoir antioxydant, anti-inflammatoire, anti-infectieux, antiagrégant, antimutagène. Les effets bénéfiques du thé s'exercent ainsi à plusieurs niveaux.

La consommation régulière de thé contribue à faire baisser la pression artérielle, ainsi que les lipides sanguins, et à protéger les vaisseaux ; diminuant ainsi le risque d'infarctus et d'accident vasculaire cérébral. Le thé a également un effet anticancer (voir encadré).

### Les effets bénéfiques du thé démontrés

Une méta-analyse de 9 études ayant suivi près de 195 000 sujets a fait ressortir une réduction du risque d'attaque cérébrale de 21 % pour ceux qui consomment 3 tasses de thé par jour par rapport à ceux qui ne consomment pas plus de 1 tasse.

Une méta-analyse publiée en 2006 a fait apparaître une réduction de 20 % du risque de cancer du sein, chez les femmes qui consomment beaucoup de thé ; une autre a montré une diminution du risque de cancer du côlon de 18 %.

D'autres études ont mis en évidence une réduction du risque de cancer de l'œsophage ou de la prostate.

Généralement ces effets bénéfiques s'observent pour des consommations importantes – de l'ordre de 5 tasses et plus – et une étude de cohorte japonaise de 40 000 personnes a mis en évidence une diminution de la mortalité globale de toutes causes chez les gros buveurs de thé. On a qualifié de paradoxe asiatique, le taux plus faible en Orient qu'en Occident de maladies cardio-vasculaires et de cancer du poumon, malgré la forte consommation de tabac ; différence que l'on attribue aux effets protecteurs du thé.

Plusieurs études ont montré que le thé exerce également un effet favorable sur la minéralisation osseuse. Les femmes ménopausées qui consomment régulièrement du thé ont moins de fractures du col du fémur et une meilleure densité osseuse que les femmes qui n'en consomment pas. Cet effet est dû au pouvoir anti-inflammatoire du thé, parce que l'inflammation chronique participe à la destruction osseuse par la stimulation des ostéoclastes. Le thé s'oppose aux ostéoclastes et stimule l'action des ostéoblastes – les cellules qui fabriquent l'os. Le fluor contenu dans le thé joue également un rôle favorable ; 3 tasses de thé apportent environ 4 milligrammes de fluor.

Par leur pouvoir anti-inflammatoire et antioxydant, les substances actives du thé exercent également un rôle protecteur au niveau du cerveau, où stress oxydatif et inflammation sont en cause dans les maladies d'Alzheimer et de Parkinson. Au niveau de la peau, elles ont un effet protecteur contre les effets délétères des UV, aussi bien par voie orale qu'en applications locales. Une pommade à base d'extraits de thé est même utilisée pour détruire les condylomes génitaux, qui sont provoqués par un virus. Le thé est utile également à la santé buccale ; protégeant contre la carie et la péri-odontite.

Boire du thé aide aussi à perdre du poids ; il agit en augmentant la dépense d'énergie et en inhibant le développement du tissu adipeux. Dans certaines études, il est apparu que les consommateurs réguliers de thé sont moins gros que les autres ; d'autres études ont montré que les sujets à qui on donne un extrait riche en catéchines ont un indice de masse corporelle plus bas et un tour de taille plus petit. Une étude japonaise récente a montré que la prise quotidienne d'une boisson enrichie en catéchines (600 milligrammes) entraînait au bout de douze semaines une baisse significative du poids, de l'indice de masse corporelle, de la masse grasse, du tour de taille, de la graisse viscérale et sous-cutanée, ainsi que de la pression artérielle systolique. Selon certaines études, il suffirait de boire 6 à 10 tasses de thé vert par jour, pour bénéficier de ses bienfaits sur la longévité et la qualité de vie. Boire 6 à 10 tasses par jour n'est pas facile lorsqu'on est actif. Par conséquent, pour atteindre ces doses de catéchines, il est peut-être plus facile de prendre des gélules d'extraits de thé ou des extraits solubles.

La consommation de thé est sans danger. On lui attribue cependant le risque de manquer de fer, parce qu'il s'opposerait à son absorption ; surtout le thé brun. Certains recommandent de boire le thé entre les repas – donc après que le fer a été absorbé – ou avec du citron. La crainte est peut-être excessive et il n'est peut-être pas nécessaire de prendre systématiquement du fer si l'on boit beaucoup de thé ; en effet, dans la grande étude nutritionnelle française SUVIMAX, l'analyse de la consommation de thé par plus de 1 600 femmes et plus de 900 hommes n'a pas mis en évidence de modifications de la concentration sanguine en ferritine, avec le thé vert, le thé brun ou les infusions diverses. Les seuls effets secondaires sévères, qui ont été publiés par ailleurs, sont des cas de toxicité hépatique, qui ont été observés pour des prises massives d'extraits de thé en gélules. Cette pratique, destinée peut-être à perdre du poids, est fortement déconseillée.

Compte tenu de tout ce qui précède, on ne peut que recommander de boire 5 ou 6 tasses de thé vert par jour, ou de les remplacer par deux ou trois gélules d'extrait de thé vert – pas plus.

## Le café sans danger et aussi salutaire que le thé

Le café est surtout consommé pour son effet stimulant. Mais il ne contient pas que de la caféine ; il contient aussi des antioxydants qui lui confèrent d'autres pouvoirs. La consommation régulière de café aurait ainsi un effet protecteur contre le vieillissement cérébral et contre le risque de diabète. Contrairement à ce que certains redoutent, le café ne majore pas le risque d'hypertension, ni d'attaque, ni de cancer ; il pourrait même avoir un effet protecteur.

C'est avant tout pour son effet stimulant que l'on boit du café, car la caféine stimule le système nerveux sympathique – qui est excitant, alors que le parasympathique est relaxant. Elle provoque une accélération du rythme cardiaque, une élévation de la pression artérielle et une stimulation des fonctions cérébrales, qui nous aide à nous réveiller et à résister au sommeil et à la fatigue. La variété arabica contient environ 60 milligrammes de caféine pour 100 millilitres et la variété robusta à peu près le double. Si vous êtes sujet à l'insomnie buvez plutôt de l'arabica. Le café stimule aussi la diurèse ; il provoque une élimination d'eau qui peut dépasser le volume contenu dans la tasse de café et donc contribuer à déshydrater ; l'usage un peu suranné de servir le café avec un verre d'eau dans les bonnes maisons n'est donc pas dénué d'intérêt.

Bien qu'il soit consommé très largement, le café ne bénéficie pas dans l'opinion, de la même image favorable que le thé. Cette drogue noire, qui stimule, n'est-elle pas mauvaise pour le cœur, ne favorise-t-elle pas le cancer ? Bref, ne vaut-il pas mieux en limiter la consommation ? La réponse est non.

### ➤ *Des effets bénéfiques prouvés*

Non seulement le café stimule les fonctions cérébrales à court terme, mais il pourrait aussi être bénéfique à long terme. Une étude française a comparé les habitudes de consommation de thé et de café, aux fonctions cognitives de personnes âgées de plus de 65 ans. Elle a montré que les fonctions cérébrales des femmes qui buvaient 2 ou 3 tasses de café par jour étaient meilleures que celles des femmes qui en buvaient moins ou pas du tout. L'étude d'une cohorte de sujets finlandais, suivis en moyenne pendant vingt et un ans, a montré que les buveurs de café avaient moins de risques de démence et d'alzheimer en vieillissant, que ceux qui n'en buvaient pas ou peu ; c'est la consommation de 3 à 5 tasses par jour, qui offrait la meilleure protection. Bien qu'une autre étude finlandaise, sur des jumeaux, n'ait pas confirmé cet effet protecteur, le bénéfice du doute est en faveur du café, compte tenu de la durée du suivi dans la première étude.

Le café exerce un effet protecteur contre le diabète de type 2 – le plus fréquent. Cela a été mis en évidence par plusieurs études et confirmé en 2009, par une méta-analyse de 18 études, ayant inclus près de 500 000 participants ; ce qui laisse peu de place au doute. Et plus on en boit, plus le risque diminue : chaque tasse de café supplémentaire consommée par jour, réduit le risque de 5 à 10 % ! L'effet existe aussi bien avec le café normal, qu'avec le café décaféiné. En effet, il n'est pas dû à la caféine, mais à la présence d'antioxydants : polyphénols, acide caféique, lignanes, acide chlorogénique et aussi magnésium et potassium. Une équipe de chercheurs d'Osaka, au Japon, a montré, par des tests en laboratoire, que le pouvoir antioxydant du café est plus puissant que celui de chacun de ses composants pris séparément, par un effet de potentialisation mutuelle.

Comme le café accélère le rythme cardiaque et provoque une augmentation de la pression artérielle, il est souvent déconseillé aux hypertendus et aux personnes qui ont eu un problème cardiaque. Pourtant, les résultats de plusieurs études ne confirment pas les effets nocifs du café ; au contraire, il semble avoir des effets favorables. Dans une étude menée conjointement à la Harvard Medical School et à l'Institut Karolinska de Stockholm, sur une cohorte de plus de 37 000 hommes suivis pendant neuf ans, il n'est pas apparu de lien entre consommation de café et risque de défaillance cardiaque. Autrement dit, le café n'a ni majoré ni diminué le risque d'avoir une défaillance cardiaque : ni mauvais ni bon !

Une autre étude, dans le cadre de la *Nurses' Health Study*, qui a consisté à suivre au long cours une cohorte d'infirmières américaines depuis 1976, a conclu que la consommation de café ne majore pas le risque d'attaque cérébrale ; elle s'accompagne même d'une tendance à la diminution du risque. Johanna Geleijnse de l'Université de Wageningen aux Pays-Bas a fait une analyse des publications qui ont étudié le rapport entre consommation de café et hypertension. Bien que toutes les études n'aient pas abouti aux mêmes conclusions, la majorité d'entre elles a montré que la consommation de café ne provoque pas l'hypertension et certaines concluent même à l'effet inverse.

➤ Quid *du risque cancérogène ?*

Alors, le café n'aurait-il que des effets bénéfiques ? Qu'en est-il du risque cancérogène qui est parfois évoqué ? Il a fait l'objet de nombreuses études et la réponse à la question est donnée par une méta-analyse publiée début 2011 par une équipe de chercheurs de Shanghai. Ils ont analysé 59 études, conduites dans différents pays du monde, ayant inclus plus de 2 millions de participants, avec un suivi moyen de quatorze ans. La conclusion est tout à fait rassurante : la consommation de café est associée à une diminution globale du risque de cancer, et cette diminution est d'autant plus marquée que la consommation est forte. Il est même précisé que chaque tasse supplémentaire consommée par jour est associée à une réduction du risque de 3 % ! Dans le détail, on constate une diminution du risque de cancer de la vessie, du sein, de la bouche et de la gorge, du gros intestin, de l'utérus, du pancréas et de la prostate. Il n'y a pas de relation évidente – c'est-à-dire ni majoration ni réduction du risque – pour les cancers de l'estomac, du poumon, de l'ovaire, de la peau et du rein. Ces effets favorables sont attribués aux polyphénols, à l'acide caféique, à l'acide chlorogénique et autres antioxydants contenus dans le café.

Au total, on peut affirmer que boire du café est sans risque et comporte même des avantages. L'effet stimulant est dû à la caféine, donc au café normal, mais le décaféiné apporte tous les autres effets bénéfiques – notamment antioxydants – sans l'effet stimulant de la caféine. Enfin, il semble préférable de consommer du café filtre que de l'espresso (voir encadré).

### Le café et le cœur

Dans un éditorial paru en 2008 dans la revue *Clinical Chemistry*, Rob Van Dam de la Harvard Medical School, qui a beaucoup étudié le problème, fait le point et donne des explications sur les effets bénéfiques du café sur le système cardiovasculaire, *a priori* paradoxaux, puisque l'ingestion de café est habituellement suivie d'une accélération du rythme cardiaque, d'une élévation de la pression artérielle et même du taux de sucre et de cholestérol dans le sang.

En réalité, si la caféine pure provoque cette réaction, le café provoque une réaction moins intense, et le café décaféiné provoque même la réaction inverse. C'est que les autres composants du café, qui sont antioxydants, compensent les effets de la caféine et l'effet le plus favorable est obtenu par le décaféiné.

D'autre part – et cela est très important – la plupart des études ont été faites dans des pays où l'on consomme plutôt du café filtre ; or la substance qui provoque l'élévation du cholestérol est un diterpène dénommé cafestol, qui est retenu par le filtre papier. Autrement dit, tous ces résultats favorables sont attribués au café filtre et il n'est pas certain qu'ils soient également apportés par l'espresso !

Quoi qu'il en soit Van Dam conclut qu'il n'y a pas de raison de déconseiller le café pour réduire le risque cardiaque.

## Pour une alimentation saine

- Supprimer totalement le sucre et tout ce qui en contient ; des boissons aux desserts, en passant par les viennoiseries, les biscuits et les céréales de petit déjeuner sucrées.
- Éviter les glucides à indice glycémique élevé : farines raffinées, pain blanc, pizzas, pommes de terre, etc.
- Éviter les aliments industriels riches en farines raffinées, en graisses (notamment des graisses *trans*) et en sel.
- Évitez les charcuteries, d'autant plus qu'elles sont plus élaborées : pâtés, saucissons, saucisses, rillettes, etc.
- Parmi les corps gras, réduire le beurre et la crème, privilégier les huiles de colza, d'olive et de carthame ; éviter les fritures.

- Baser son alimentation sur :
  - viandes maigres, volailles sans la peau, poissons, crustacés, œufs, tofu ;
  - céréales complètes en quantité limitée : pain complet, flocons d'avoine ; riz (complet) et pâtes par demi-bols ;
  - de même pour haricots, lentilles, pois, pois chiches ;
  - lait écrémé et laitages en quantité raisonnable ;
  - légumes à volonté ;
  - deux fruits de saison, quelques noix, noisettes ou amandes ;
  - remplacer le sel par les épices, à utiliser *larga manu*.

- Boire :
  - eau riche en calcium et magnésium ;
  - un verre de vin rouge par jour ;
  - thé et café filtre à volonté ;
  - aucune boisson sucrée ni aux édulcorants.

CHAPITRE 16

# Quels compléments : vitamines, minéraux et autres ?

En quête de l'éternelle jeunesse, nos contemporains consomment des compléments à tout-va, souvent sans discernement, en fonction du dernier conseil lu ou entendu ; émanant du dernier gourou en vogue.

Ce n'est pas sans danger. Si les vitamines, minéraux et autres compléments ont des effets positifs, c'est qu'ils ont des pouvoirs. Malheureusement, ces pouvoirs ne sont pas à sens unique ; on n'augmente pas de façon indéfinie leurs effets bénéfiques, en augmentant les doses. Pour la plupart de ces compléments, à partir d'un certain seuil, les effets bénéfiques atteignent un maximum, cessent de progresser et pour certains la courbe s'inverse même, et la forte consommation provoque la toxicité.

Même les vitamines qui ont une image rassurante, qui bénéficient d'un préjugé favorable dans l'opinion, peuvent être dangereuses. On ne leur attribue que des pouvoirs bénéfiques, on en consomme des quantités inimaginables. On achète ses vitamines en passant au supermarché, comme des bonbons. On pense volontiers que plus on en prend, mieux on se porte, puisqu'elles sont bonnes pour la santé. Pourtant, les doses excessives ne sont pas sans inconvénients et comportent même pour certaines des risques graves. Se bourrer de vitamines n'est pas sans risques et ceux-ci sont encore plus grands avec les minéraux.

On peut prendre des compléments mais pas aveuglément. Ce chapitre vous aidera à savoir, ce qui est recommandé, ce qui est inutile et ce qui est dangereux.

## Les vitamines

### ➤ *La vitamine C, surconsommée*

La vitamine C est un antioxydant impliqué dans un grand nombre de réactions métaboliques, ce qui lui confère un pouvoir contre le développement des maladies liées à l'inflammation systémique. Son usage à doses raisonnables ne peut être que bénéfique. Cependant, il n'est pas certain que les fortes doses en vogue avec la vente courante en supermarchés de comprimés agréablement aromatisés, dosés à 1 000 milligrammes ne soient pas sans inconvénient à long terme.

La vitamine C est la vedette des vitamines ; présente dans les rayons des supermarchés et largement consommée sans prescription médicale. Au départ, c'est la vitamine antiscorbutique. Le scorbut était connu depuis l'Antiquité ; à l'époque des grandes découvertes, il décimait les marins et les explorateurs embarqués dans de longues traversées avec des aliments conservés le plus souvent par salaison ou par fumage et dépourvus évidemment de produits frais. Dès 1747, le chirurgien de la Royal Navy, James Lind montra que les agrumes permettaient d'éviter le scorbut. Ce n'est qu'en 1933 qu'on isola le facteur antiscorbutique des agrumes ; c'était un acide que l'on dénomma donc acide ascorbique. La vitamine C est une vitamine hydrosoluble, apportée par les agrumes, les kiwis, les fraises, et aussi par les choux et autres légumes verts, ainsi que les pommes de terre où elle se trouve surtout dans la peau ; contrairement à une idée répandue les oranges ne sont pas le fruit qui en contient le plus (voir tableau 11).

La vitamine C agit surtout par son pouvoir antioxydant et participe ainsi à la prévention des maladies dégénératives liées à l'âge. Elle agit en synergie avec la vitamine E qu'elle régénère après oxydation et avec d'autres antioxydants comme le zinc ou le sélénium. Elle participe à la synthèse de l'os, de la dent et du collagène (on en met dans les crèmes anti-âge) et elle favorise la cicatrisation. Elle intervient dans la synthèse de certains neuromédiateurs ; le cerveau est riche en vitamine C et, en cas de déficit, il est le dernier organe à en manquer. Par son effet antioxydant, elle contribue à protéger les parois artérielles contre le stress oxydatif et participe de façon générale à la protection contre le cancer. Elle renforce les défenses immunitaires et est utilisée depuis longtemps comme vitamine antifatigue et pour le traitement de la grippe, sans que son action soit véritablement prouvée.

La vitamine C est dénuée de toxicité et, bien que la dose recommandée ne soit que de l'ordre de 100 à 120 milligrammes par jour, une recherche récente a conclu qu'il n'y a pas de risque de toxicité à utiliser des doses maximales de 2 000 milligrammes par jour chez le sujet en bonne santé. Cependant, à ces doses, une grande partie de la vitamine ingérée n'est pas absorbée, une autre partie est éliminée par les urines et finalement, une grande partie de ce que vous avez acheté au supermarché va se retrouver dans les rivières et dans la mer. En outre, si ces fortes doses sont sans danger, il n'est pas prouvé qu'elles soient utiles.

Alors les prises quotidiennes massives, de l'ordre du gramme, qui sont à la mode de nos jours sont-elles justifiées et sans danger aucun ?

**Tableau 11.**
**Aliments courants en France, riches en vitamine C, en milligrammes pour 100 grammes (données AFSSA)**

| | | | |
|---|---|---|---|
| Persil | 210 | Épinards crus | 48 |
| Cassis frais | 187 | Pomme de terre vapeur avec la peau | 43 |
| Goyave en conserve | 180 | Mangue fraîche | 32 |
| Poivron rouge cru | 176 | Mâche | 28 |
| Poivron vert, jaune, cru | 120 | Tomate cerise crue | 28 |
| Kiwi | 83 | Melon | 23 |
| Fruits rouges variés | 68 | Navet cru | 22 |
| Chou de Bruxelles cuits | 61 | Tomate crue | 17 |
| Chou rouge | 57 | Mûre sauvage | 15 |
| Fraise | 57 | Canneberge (cranberry) | 13 |
| Orange pulpe | 53 | Pomme de terre cuite à l'eau | 11 |
| Citron pulpe | 52 | Navet cuit | 11 |
| Orange pressée | 48 | Épinards cuits | 9 |
| Oseille | 48 | Cerise | 9 |
| Citron pressé | 46 | | |

Ce n'est pas certain. En effet, si la vitamine C n'est pas toxique à proprement parler, ces doses élevées pourraient être nuisibles à long terme parce que la vitamine C renforce le pouvoir oxydant du fer et du cuivre. Enfin, selon certaines expériences sur des souris, la vitamine C pourrait également favoriser l'altération des protéines du cristallin, cause de la cataracte ; une raison de plus de ne pas en consommer des doses excessives. Des doses quotidiennes de 200 milligrammes semblent donc plus raisonnables. Finalement, la consommation de fruits et légumes variés est probablement aussi efficace et moins risquée que la seule prise de comprimés ; notamment parce que la vitamine C contenue dans les fruits est associée à d'autres vitamines et à des polyphénols avec lesquels il peut y avoir interaction.

## ➤ *La vitamine E, excellent antioxydant, mais dangereuse à forte dose*

La vitamine E est, comme la vitamine C, un antioxydant puissant qui protège les cellules de l'oxydation et favorise la fluidité du sang. Il est donc tentant d'en prendre à titre de complément. Pourtant, les fortes doses semblent pouvoir entraîner des conséquences défavorables, voire augmenter la mortalité. Mieux vaut limiter les prises à 200 UI (unités internationales) par jour, en tout cas ne pas dépasser 400 UI et probablement, mieux encore, donner une plus large part aux aliments qui en contiennent naturellement.

La vitamine E ou tocophérol est d'abord connue comme la vitamine de la reproduction, parce que l'animal de laboratoire ne peut pas se reproduire en cas de carence. On la trouve en abondance dans le testicule, l'hypophyse et la surrénale. Comme la vitamine C, la vitamine E est un puissant antioxydant et les deux agissent en synergie entre elles et avec d'autres antioxydants, comme le sélénium. La vitamine E contribue à maintenir la stabilité des membranes des cellules en les protégeant de l'oxydation et elle favorise la fluidité du sang.

La vitamine E est une vitamine liposoluble ; elle se trouve dans les corps gras. Les sources principales sont les huiles végétales, les amandes et noisettes et les céréales non transformées, puis en moindre quantité les fruits et légumes (voir tableau 12). Le besoin quotidien est estimé à 15 milligrammes et il est facilement couvert par une alimentation variée. Dès lors, la question d'une éventuelle carence ne se pose pratiquement pas dans les pays industrialisés.

La question qui se pose est de savoir s'il est bénéfique et sans risque de prendre de la vitamine E en complément à titre préventif, notamment contre l'athérosclérose et la maladie d'Alzheimer, par centaines de milligrammes. Aujourd'hui, la réponse est non. En effet, les différents essais randomisés n'ont pas mis en évidence d'avantage formel pour la prévention de la maladie d'Alzheimer, ni pour la prévention de l'athérosclérose, ni contre le cancer. Au contraire, une méta-analyse de ces essais a montré que les personnes à qui l'on avait prescrit le supplément de vitamine E avaient un taux de mortalité globale plus élevé que celles qui n'en avaient pas pris. Selon cette méta-analyse, le risque de décès augmente à partir de 150 UI par jour et la dose de 400 UI ne doit pas être dépassée.

Cependant, les choses peuvent encore changer. En effet, dans la nature l'activité vitaminique E est assumée par différentes variétés de tocophérols alpha, bêta, gamma et delta et par des tocotriénols ; alors que la forme disponible généralement en pharmacie et utilisée dans les essais cliniques est simplement un alpha-tocophérol. Il est permis de penser que les produits naturels forment entre eux des associations dépourvues des effets délétères de l'alpha-tocophérol de synthèse. Il est préférable d'utiliser l'huile de colza pour les salades, de manger du pain aux céréales, quelques amandes, noisettes ou noix, plutôt que des gélules de vitamine E.

Pour le moment, les résultats de ces études incitent à la prudence et à plus de discernement dans la prise de compléments. Il y a plus d'effets bénéfiques à attendre d'un régime varié, riche en antioxydants naturels, comme le régime méditerranéen, qu'à ingérer toutes sortes de produits vendus sans prescription médicale dans les magasins et sur Internet ; y compris des vitamines.

**Tableau 12.**
**Aliments riches en vitamine E**
**en milligrammes pour 100 grammes (données AFSSA)**

| | | | |
|---|---|---|---|
| Huile de tournesol | 60,6 | Abricot | 4,5 |
| Graines de tournesol | 49,9 | Mûre de ronces | 4 |
| Margarine | 46 | Pain aux céréales | 3 |
| Huile de maïs | 30 | Noix | 3,7 |
| Huile de pépins de raisin | 28,8 | Graines de sésame | 2,3 |
| Amandes | 25 | Épinards | 2 |
| Noisettes | 24 | Sardine à l'huile | 1,9 |
| Huile de colza | 22,5 | Beurre | 1,8 |
| Foie de morue en conserve | 20 | Thon à l'huile | 1,8 |
| Huile d'arachide | 17,5 | Maquereau | 1,6 |
| Germe de blé | 11 | Crème dessert soja | 1,5 |
| Huile de noix | 10,8 | Avocat | 1,3 |
| Huile d'olive | 10 | Saumon | 1,3 |
| Arachide | 9 | Œuf | 1 |

### ➤ *La vitamine A : la surcharge plus probable que la carence*

La vitamine A ou rétinol est antioxydante et joue un rôle essentiel dans la vision et les défenses immunitaires, mais elle est toxique à forte dose. Le risque de déficience est faible dans les pays industrialisés ; il y a même plutôt un risque de surdosage parce que nombre de polyvitamines, qui sont largement consommées, en contiennent. Cette surconsommation pourrait jouer un rôle dans l'épidémie d'ostéoporose. Attention !

La vitamine A ou rétinol est la vitamine de la vue ; elle permet la régénération du pourpre rétinien, élément essentiel de la vision crépusculaire, qui est détruit par l'énergie lumineuse et régénéré avec la participation de la vitamine A. La carence qui frappe les enfants dénutris des pays pauvres provoque la cécité. L'administration de vitamine A en compléments à ces enfants évite la cécité. Il se trouve qu'elle fait également diminuer la mortalité par infections.

En effet, la vitamine A exerce d'autres fonctions importantes : elle joue un rôle fondamental dans le maintien de l'intégrité des épithéliums, aussi bien oculaire que respiratoire, intestinal ou génital. Elle contribue ainsi à renforcer les barrières contre les infections, car les microbes pénètrent notre corps en traversant les épithéliums. Elle agit aussi en stimulant les fonctions immunitaires et les cellules NK (*natural killer*), impliquées dans la lutte contre les cellules cancéreuses aussi bien que contre les virus.

Le rétinol est antioxydant ; il intervient dans la prolifération cellulaire, la différenciation et l'apoptose (la mort programmée des cellules non cancéreuses). Il joue un rôle protecteur au niveau du cerveau et certains auteurs pensent qu'il pourrait être utile à la prévention de la maladie d'Alzheimer ; il intervient également dans la spermatogenèse.

Les aliments riches en vitamine A sont le foie, le foie de poisson, le jaune d'œuf, le beurre et le fromage. Dans les pays développés, elle est apportée en plus par les aliments enrichis (lait, beurre, margarines) et par les polyvitamines, qui sont consommées très largement, de sorte qu'il y a plus de risques de surcharge que de carence.

Or, prise à forte dose ou pendant longtemps, la vitamine A est toxique. Elle peut provoquer des troubles digestifs, cutanés, visuels, neurologiques et hépatiques. Elle pourrait avoir également un effet défavorable sur la solidité osseuse et jouer ainsi un rôle dans l'épidémie d'ostéoporose qui touche les pays occidentaux. Un apport journalier de 3 000 UI est suffisant ; prenez garde à ne pas dépasser cette dose en consommant plusieurs polyvitamines simultanément, qui ajoutent leur apport à celui des aliments. Lisez les étiquettes. Enfin, l'excès de vitamine A peut entraîner des malformations chez le nouveau-né ; elle ne doit pas être prise sans prescription médicale par la femme enceinte. Même l'application cutanée de crèmes à base de rétinoïdes est contre-indiquée chez la femme enceinte.

### ➤ *La vitamine K, polyvalente*

À côté de son rôle dans la coagulation, qui lui a valu sa dénomination, la vitamine K exerce d'autres effets de connaissance plus récente, notamment sur la souplesse des artères, la minéralisation et la solidité osseuse. Il est impossible de savoir actuellement si la prise de compléments peut être utile, faute d'études. On ne peut que recommander fortement la consommation des fruits et légumes qui en contiennent.

Reconnue d'abord comme vitamine de la coagulation, on sait actuellement que la vitamine K remplit beaucoup d'autres fonctions importantes. Elle a été découverte parce que des poulets soumis à un régime expérimental sans graisses présentaient des hémorragies. En effet, cette vitamine, indispensable à la coagulation du sang, est liposoluble et, bien que présente dans un grand nombre d'aliments, elle ne peut être absorbée en l'absence de graisses. Il existe deux types principaux de vitamine K : la vitamine K1 ou phylloquinone, présente dans les légumes verts : épinards, choux, salades, brocolis, laitues, concombres, kiwis, raisin ; et les vitamines K2 ou ménaquinones, présentes en moindre quantité dans le foie, les œufs, le fromage, le lait caillé et le natto. Le natto est une spécialité japonaise, faite de haricots de soja fermentés, très consommée au Japon.

L'apport quotidien satisfaisant est estimé à 90 microgrammes par jour ; il est apporté par une alimentation variée ; il n'y a pas de carence responsable d'hémorragies, sauf dans certaines maladies comme les jaunisses, en raison d'un défaut d'absorption. Cependant, la vitamine K exerce d'autres fonctions que la coagulation. Comme le foie l'absorbe de façon préférentielle pour la synthèse des facteurs de coagulation, elle peut manquer pour ces autres fonctions et comme les apports quotidiens recommandés ont été établis pour assurer la fonction de coagulation, on ne sait pas réellement quels sont les besoins pour exercer pleinement les autres effets.

En effet, on sait actuellement que la vitamine K intervient aussi dans la minéralisation et la solidité des os. Elle agit en synergie avec la vitamine D. Ainsi, plusieurs études ont montré qu'il y a un lien entre déficit en vitamine K et ostéoporose et certains essais de prise de vitamine K2 à la dose de 45 mg/jour ont mis en évidence un effet bénéfique sur la minéralisation osseuse. Le taux de ménaquinone dans le sang des Japonaises ménopausées est vingt fois plus élevé que celui des Anglaises. Ce taux élevé, en rapport avec la consommation de natto, pourrait expliquer au moins en partie, pourquoi les Japonaises ont moins d'ostéoporose que les Occidentales, alors qu'elles consomment moins de laitages.

À côté de son action dans la coagulation et la solidité osseuse, la vitamine K exerce de multiples autres effets : elle est antioxydante et anti-inflammatoire et, à ce titre, elle exerce un rôle de protection contre les maladies cardio-vasculaires, notamment en favorisant la souplesse des artères et en protégeant les parois artérielles de la calcification. Elle aurait aussi un effet protecteur contre le cancer, notamment le cancer du foie. Elle est sans danger, on ne connaît pas de complications de surdosage, il n'y a notamment pas de risque d'augmenter la coagulation et de former un caillot.

Malgré tous ces effets bénéfiques, il est difficile pour le moment de répondre à cette question légitime, car le nombre des études disponibles n'est pas suffisant et les résultats pas assez tranchés. En attendant, on peut recommander une fois de plus une alimentation variée, riche notamment en légumes verts. Vous pouvez aussi essayer le natto ; personnellement j'y ai goûté dans un restaurant japonais et je doute que des palais occidentaux puissent s'habituer à en consommer quotidiennement.

## ➤ *La vitamine B12, polyvalente et sans danger*

La vitamine B12 est indispensable à la synthèse de l'hémoglobine. En plus, elle intervient dans la synthèse de la myéline des nerfs, elle s'oppose aux effets néfastes de l'homocystéine sur le système vasculaire et la solidité osseuse. De sorte que le déficit peut contribuer aux troubles neurologiques des personnes âgées et à l'ostéoporose. Le risque de carence est faible avec une alimentation variée, mais il peut être lié à un mauvais état de l'estomac. C'est pourquoi la prise de complément peut être recommandée aux seniors.

Moins connue du public, absente des supermarchés, la vitamine B12 mérite pourtant une place de premier plan du fait de sa polyvalence. Tout le monde sait qu'elle est indispensable à la formation de l'hémoglobine, le pigment qui confère leur couleur aux globules rouges et qui assure le transport de l'oxygène par le sang : la carence en vitamine B12, comme le manque de fer, provoque l'anémie.

Cependant, la vitamine B12 assume beaucoup d'autres fonctions et occupe une place métabolique de premier plan. Elle est indispensable au développement du nouveau-né et on a des exemples de retard de croissance dramatiques de nouveau-nés élevés au sein par une mère végétarienne, car la vitamine B12 n'est présente que dans des aliments d'origine animale. Elle intervient dans la synthèse de la myéline, la substance qui forme la gaine des nerfs, de sorte que la carence peut provoquer des troubles à tous les niveaux du système nerveux : nerfs périphériques, moelle épinière, nerf optique et cerveau. Elle fait baisser le taux sanguin d'homocystéine, qui est un facteur de maladies cardio-vasculaires, de décalcification et de démence. Enfin, elle interagit avec d'autres vitamines et avec des oligoéléments tels que le fer, le cobalt et le zinc.

La vitamine B12 se trouve uniquement dans les aliments d'origine animale ; il n'y a donc pas de risque de carence chez les adultes qui ont une alimentation variée, incluant des produits d'origine animale. En revanche, les végétariens doivent prendre un complément. Les aliments les plus riches en vitamine B12 sont les huîtres, les moules et les clams, le thon et autres poissons de la même famille, comme les bonites, et aussi le foie, le mouton et la volaille, le lait et l'œuf. L'absorption de la vitamine B12 est un peu particulière et il est important de savoir qu'elle nécessite un estomac en bon état. En effet, dans les aliments, la vitamine B12 est liée aux protéines et sa libération nécessite dans un premier temps la dégradation de ces protéines par l'acide chlorhydrique et les enzymes sécrétés par l'estomac. Puis son absorption nécessite la présence du facteur intrinsèque qui est sécrété également par l'estomac.

Le risque de carence existe donc chez les personnes âgées, soit en raison d'une consommation insuffisante de produits animaux, soit du fait d'une malabsorption favorisée par l'atrophie de la muqueuse gastrique avec l'âge. La malabsorption peut aussi avoir d'autres causes comme la prise de médicaments antiacides au long cours pour des maux d'estomac, l'infection par *Helicobacter pylori* (le microbe responsable de l'ulcère d'estomac et de la gastrite), l'alcoolisme (cause de gastrite), ainsi que les interventions chirurgicales sur l'estomac (cancer, chirurgie de l'obésité).

La carence franche peut entraîner anémie et troubles neurologiques. Mais l'anémie peut être minime ou compensée par la prise de folates, notamment dans les pays où les farines sont enrichies en folates. Dans ce cas, le déficit est méconnu, car l'anémie est compensée, et les troubles neurologiques peuvent se développer silencieusement. Le simple déficit fréquent chez le sujet âgé pourrait ainsi être impliqué dans des troubles tels que la baisse de la mémoire ou même la dépression et il pourrait également jouer un rôle dans la survenue de la maladie d'Alzheimer, de la fragilité osseuse ou du cancer, en favorisant l'excès d'homocystéine.

L'apport quotidien recommandé est de 2,4 microgrammes ; cependant certains spécialistes considérant que les pertes quotidiennes peuvent être estimées à 2,5 microgrammes, proposent plutôt un apport de 6 microgrammes par jour. Le risque de déficit n'est pas nul lorsque l'alimentation n'est pas assez variée et il augmente avec l'âge, du fait de l'atrophie gastrique. D'autant que la totalité de la vitamine B12 ingérée n'est pas absorbée et sa biodisponibilité est limitée ; elle est de l'ordre de 60 % pour celle qui provient de la viande et du lait et 9 % seulement pour celle qui provient de l'œuf.

On peut donc recommander aux seniors de prendre une dose quotidienne de 2 à 6 microgrammes par jour, sous forme cristalline, car celle-ci est absorbée sans nécessiter l'action de l'acide chlorhydrique. La même recommandation peut être formulée pour les végétariens et les personnes dont l'alimentation n'est pas assez variée. La vitamine B12 est dénuée de toxicité. Au total, on peut recommander la prise de complément aux végétariens et aux seniors, sous forme cristalline et il ne semble pas déraisonnable de la proposer à ceux qui ont une alimentation peu variée. D'ailleurs certains experts discutent actuellement de l'intérêt possible de supplémenter certains aliments.

## ➤ *Les folates, aussi bénéfiques que la B12*

Les folates ont un pouvoir antianémique et s'opposent aux effets délétères de l'homocystéine sur les vaisseaux et sur l'os. Leur carence chez la femme enceinte expose à des malformations fœtales, notamment le bec-de-lièvre et le spina-bifida. Le risque de carence est faible, car ils sont présents dans de nombreux aliments. Cependant, un état de subcarence en rapport avec une alimentation moderne occidentale, insuffisamment variée, est possible ; mais la plupart des polyvitamines contiennent de l'acide folique.

Les folates ou vitamine B9 sont un ensemble de substances ainsi nommées parce qu'elles sont présentes dans les légumes à feuilles. Les folates sont également présents dans le foie, le jaune d'œuf, diverses graines et les fromages. Le risque de carence est faible avec une alimentation variée ; cependant le régime occidental moderne, à base d'aliments industriels peut entraîner un état de subcarence. Les folates sont instables et se dégradent rapidement au contact de l'air et à la lumière ; mieux vaut ne pas stocker trop longtemps les aliments. L'acide folique – la forme pharmaceutique – est au contraire une forme stable.

Comme la vitamine B12, les folates ont un pouvoir anti-anémique et contribuent à faire baisser l'homocystéine, facteur de maladies cardio-vasculaires, de démence et d'ostéoporose. Ils exercent aussi un effet favorable au niveau du cerveau, à la fois par leur effet protecteur vis-à-vis des vaisseaux – qui contribue à réduire le risque d'accident vasculaire cérébral –, par leur action anti-inflammatoire et en renforçant l'action favorable des oméga-3. Les folates joueraient ainsi un rôle dans la prévention des maladies neurodégénératives, telle la maladie d'Alzheimer, et même dans celle de la dépression.

Les folates interviennent également dans les fonctions de reproduction et améliorent la qualité des ovocytes. Ils sont surtout indispensables chez la femme enceinte car la carence expose au risque de malformations du nouveau-né, notamment spina-bifida et bec-de-lièvre. Ils sont actifs dès les premières semaines de la gestation et doivent donc être pris dès avant la grossesse. Comme un grand nombre de grossesses ne sont pas programmées, plusieurs pays ont décidé d'enrichir les farines en acide folique. Aux États-Unis par exemple, l'adjonction de 140 microgrammes d'acide folique pour 100 grammes de farine a fait baisser le nombre de cas de spina-bifida et par la même occasion, semble-t-il, la mortalité cardio-vasculaire. La prise d'acide folique – la forme pharmaceutique stable des folates – est sans danger ; il est présent dans nombre de polyvitamines, de sorte que le risque de carence est faible.

### ➤ *Les autres vitamines du groupe B*

Les vitamines du groupe B exercent de multiples fonctions favorables sur la peau et les phanères, ainsi que sur les systèmes nerveux et vasculaire. Une alimentation variée suffit à éviter la carence ; cependant le risque de subcarence existe avec l'alimentation moderne parfois pauvre en produits frais. Ces vitamines sont dépourvues de toxicité et la prise de polyvitamines met à l'abri du risque de manque.

*La vitamine B1* est la première vitamine à avoir été découverte. Le béribéri frappait depuis des siècles les marins japonais qui étaient nourris essentiellement de riz poli – c'est-à-dire le riz blanc, par opposition au riz brun, ou riz complet qui conserve les vitamines. Cette maladie se traduisait par une faiblesse musculaire, des troubles nerveux, des troubles de la mémoire et finalement une insuffisance cardiaque. À la fin du XIXe siècle, le médecin de marine japonais Takaki fit le lien entre cette maladie et le régime alimentaire, puis le médecin hollandais Eijkman reproduisit la maladie chez des poulets en les nourrissant exclusivement de riz poli, et son collaborateur Grijns montra que ces symptômes étaient évités si on leur donnait également l'enveloppe du riz. La maladie était donc due au manque d'une substance qui se trouvait dans l'enveloppe des grains de riz. En 1912, Funk isola cette substance de la cuticule du riz ; il lui donna le nom de vitamine ou amine de vie. Par la suite, ce terme a désigné toutes les vitamines et la première vitamine est devenue la vitamine B1 ou thiamine.

La vitamine B1 se trouve dans la levure, le germe de blé, les céréales, la viande et les laitages. Les apports quotidiens recommandés sont de l'ordre du milligramme et le risque de carence est faible avec une alimentation variée. La thiamine a une odeur forte qui lui est propre et de ce fait elle pourrait constituer un antimoustique efficace, car prise à forte dose, elle est éliminée par la sueur et l'odeur peut repousser les moustiques.

*La vitamine B2,* aussi appelée riboflavine, a été isolée de la levure. Elle se trouve aussi dans le foie, les céréales et les laitages. La vitamine B2 est surtout active au niveau de la peau et des muqueuses. La carence se traduit par une inflammation des yeux et des paupières, des rougeurs et des fissures aux commissures des lèvres, une langue rouge, des maux de gorge et des troubles cutanés. Elle a été également utilisée avec succès à forte dose (400 milligrammes) pour la prévention des crises de migraine.

*La vitamine B3* est aussi appelée niacine ou encore vitamine PP (pellagra préventive), parce que sa carence provoque la pellagre, qui associe diarrhée, démence et dermatite (les trois D). Comme les autres vitamines du groupe B, elle a un rôle protecteur de la peau, des muqueuses et du système nerveux. Elle se trouve dans le lait, les œufs, la viande, le poisson, les céréales et les noix. Le déficit en vitamine B3 chez la femme enceinte pourrait être impliqué, comme le déficit en folates, dans la survenue de malformations du nouveau-né. Il pourrait également favoriser la survenue de la maladie d'Alzheimer. À forte dose (plusieurs centaines de milligrammes), la niacine est utilisée comme médicament pour faire baisser le taux de cholestérol.

*La vitamine B5* ou acide pantothénique participe à de nombreuses réactions enzymatiques. Comme la plupart des vitamines du groupe B, l'acide pantothénique exerce une action favorable sur la peau, les muqueuses et les phanères. La carence expérimentale chez l'animal provoque la chute des poils et des lésions de la peau et des muqueuses, notamment au niveau de la bouche et de l'intestin. Cette vitamine intervient aussi favorablement dans le métabolisme du cholestérol, qu'elle tend à faire baisser. Elle est sensible à la chaleur et se dégrade lors du stockage. Elle est présente dans de nombreux aliments, les plus riches étant la gelée royale, la levure de bière, le foie et les œufs. Elle est dépourvue d'effets toxiques.

*La vitamine B6* intervient dans de nombreuses réactions métaboliques et joue un rôle dans la croissance, le système nerveux, la fonction immunitaire, le métabolisme des hormones et le métabolisme des lipides. La carence entraîne l'anémie, des troubles multiples de la peau, des poils, des ongles, du système nerveux et favorise l'athérosclérose chez l'animal de laboratoire. La vitamine B6 est présente dans la levure, le germe de blé, le foie, les viandes et poissons, les légumes secs et le pain complet. Le risque de carence est donc faible avec une alimentation variée. Cependant, un état de subcarence peut exister chez les personnes âgées et aussi chez les adultes jeunes qui ont parfois une alimentation peu variée, pauvre en produits frais.

*La vitamine B8,* aussi appelée biotine, a des interactions avec d'autres vitamines et notamment avec la vitamine B5 et la niacine. La carence se traduit surtout par des troubles de la peau et des muqueuses. Elle est présente dans de nombreux aliments et le risque de carence est faible ; les aliments les plus riches sont la levure, le foie et les abats, les œufs, les champignons les légumineuses et les laitages. La biotine est dépourvue de toxicité.

Ces vitamines hydrosolubles se trouvent essentiellement dans des aliments frais, mais elles se dégradent facilement à la lumière et à la chaleur. Elles sont apportées par une alimentation variée, mais l'alimentation actuelle qui est souvent déséquilibrée et insuffisamment riche en produits frais, en raison de la prédominance des produits industriels, peut entraîner sinon de vraies carences, du moins des déficits. Comme par ailleurs ces vitamines ne sont pas toxiques, la prise de compléments sous forme de polyvitamines peut être recommandée sans crainte, de même que la consommation de gelée royale, ou germe de blé, riches en vitamines B.

### ➤ *Carotène et caroténoïdes, aussi importants que les vitamines*

Les caroténoïdes sont des pigments largement répandus dans le monde végétal. Antioxydants et anti-inflammatoires, ils exercent de nombreux effets favorables sur le système vasculaire, sur la protection contre le cancer et aussi sur la vision.
Abondants dans les fruits et légumes, ils sont apportés par une alimentation variée. En revanche, le mieux étant souvent l'ennemi du bien, la prise de compléments de carotène a pu provoquer des effets inverses ; elle est de ce fait déconseillée, notamment aux fumeurs.

Les caroténoïdes sont des pigments liposolubles largement répandus dans le monde vivant. On en connaît plus de 700 ; environ 50 sont présents dans l'alimentation humaine et quelques-uns sont très présents et très étudiés.

Le bêta-carotène se trouve principalement dans les légumes de couleur vert foncé (épinards, brocolis, poivrons) et orange (carotte, potiron, abricot, melon, mangue, tomate). Ce n'est pas une vitamine, mais un précurseur de la vitamine A : il est transformé en vitamine A après absorption. Différence de taille : contrairement à la vitamine A, le bêta-carotène ne présente pas de risque de surcharge, parce que sa transformation en rétinol est régulée ; l'organisme ne transforme en vitamine A que ce dont il a besoin. Pas de risque de toxicité, du moins quand il provient des aliments ; car il en est tout autrement du carotène en gélules, comme nous le verrons plus loin.

Le bêta-carotène et les autres caroténoïdes exercent des effets bénéfiques sur la santé par leur pouvoir antioxydant. Ainsi, plusieurs études ont montré que les personnes dont l'alimentation est riche en caroténoïdes ont moins d'accidents cardio-vasculaires et de cancers. Les caroténoïdes sont un des éléments qui expliquent les effets salutaires du régime méditerranéen. Les dosages pratiqués dans certaines études ont montré que la concentration de caroténoïdes dans le corps des Grecs, des Italiens et des Espagnols – qui sont moins touchés par les maladies dégénératives – est plus élevée que dans d'autres pays européens. Alors, si l'on n'a pas la chance de disposer des appétissants fruits et légumes des marchés de Méditerranée, peut-on les remplacer par des gélules ?

La réponse est non. Non seulement la prise de carotène en gélules ne procure pas les avantages escomptés, mais elle peut même aboutir à l'effet inverse. Ainsi, dans quelques essais de prévention chez des fumeurs, où l'on attendait que la prise de carotène réduise la mortalité, il y a eu en réalité plus de décès par cancer du poumon et par infarctus du myocarde dans le groupe qui prenait le bêta-carotène que dans celui qui prenait un placebo. L'explication n'est pas claire : il est possible que le bêta-carotène n'exerce ses effets bénéfiques qu'en conjonction avec d'autres molécules contenues dans les plantes, ou qu'à forte dose il devienne oxydant. En tout état de cause, les faits sont là et, jusqu'à plus ample informé, il est déconseillé aux fumeurs de prendre du bêta-carotène en complément, alors que la consommation de fruits et légumes leur est fortement recommandée. Préférez les produits naturels.

À côté du bêta-carotène, d'autres caroténoïdes sont dotés de pouvoirs bénéfiques. Comme lui, ils sont antioxydants ; ils se trouvent en abondance dans les fruits et légumes colorés.

Le lycopène est associé à la couleur rouge ; il est présent notamment dans les tomates, pastèques, goyaves et pamplemousses roses. Tous les produits à base de tomate en contiennent : sauce tomate, jus de tomate, aussi bien que ketchup. Il est antioxydant et il intervient dans plusieurs fonctions, notamment en renforçant l'immunité. Sa consommation est associée à un risque moindre de maladies cardiovasculaires et de cancer, notamment de cancer de la prostate. Il joue également un rôle favorable contre l'ostéoporose, l'hypertension artérielle, les maladies neurodégénératives, telle la maladie d'Alzheimer, et il améliore la qualité du sperme, ce qui n'est pas négligeable à une époque où les hommes sont de plus en plus souvent frappés d'infertilité.

Lutéine et zéaxanthine sont des pigments jaunes que l'on trouve dans les fruits et légumes verts et jaunes (épinards, salades, céleri, fenouil, brocolis, petits pois, germes de soja, carottes, oranges, mandarines, pêches, mangues et maïs), ainsi que dans le jaune d'œuf. Ils entrent dans la composition du pigment jaune de la macula au niveau de la rétine et leur consommation a un effet protecteur contre la dégénérescence maculaire liée à l'âge (DMLA), qui est la première cause de cécité chez les seniors.

L'astaxanthine et la canthaxanthine sont les pigments responsables de la couleur rose orange des poissons et des crustacés. Leur pouvoir antioxydant est plus puissant que celui des autres caroténoïdes. Dans la nature, ils sont synthétisés par les algues microscopiques, qui sont consommées par le zooplancton, puis par les crustacés et les poissons. Une astaxanthine de synthèse est ajoutée en abondance dans l'alimentation des poissons d'élevage. C'est elle qui donne son appétissante couleur rose-orange au saumon d'élevage. Astaxanthine et canthaxanthine sont produites également à partir de cultures d'algues et de levures et utilisées dans des compléments alimentaires.

**Tableau 13.**
**Contenu en bêta-carotène et lutéine de quelques légumes, en microgrammes pour 100 grammes, d'après Maiani *et al.***

| | Bêta-carotène | Lutéine |
|---|---|---|
| Haricot vert | 503 | 883 |
| Brocoli | 291-1 750 | 787-3 300 |
| Cresson | 2 720-3 690 | 5 610-7 540 |
| Fenouil | 5 450 | 13 820 |
| Chou | 1 020-7 380 | 4 800-11 470 |
| Laitue | 870-2 960 | 1 000-4 780 |
| Endive | 1 340-4 350 | 2 060-6 150 |
| Épinard | 3 100-4 810 | 5 930-7 900 |
| Carotte | 4 350-8 840 | 254-510 |
| Piment rouge | 6 530-15 400 | |
| Poivron rouge | 1 441-2 390 | 248-8 506 |
| Persil | 4 440-4 680 | 6 400-10 650 |
| Basilic | 4 820 | 7 050 |

**Tableau 14.
Aliments riches en lutéine et lycopène,
en microgrammes pour 100 grammes,
d'après Maiani et *al.***

| | Bêta-carotène | Lutéine | Lycopène |
|---|---|---|---|
| Abricot | 585-3 800 | 123-188 | 54 |
| Avocat | 48-81 | 213-361 | |
| Banane | 43-131 | 86-192 | 247 |
| Pamplemousse rose | | | 750 |
| Goyave | 102-2 669 | | 769-1 816 |
| Papaye | 81-664 | 93-318 | 7 564 |
| Ananas | 139-347 | | 265-605 |
| Pastèque | 314-777 | | 4 770-13 523 |
| Tomate | 320-1 500 | 46-213 | 850-12 700 |
| Tomate en boîte | 217-283 | | 8 480-11 820 |
| Concentré de tomates | | | 49 300-94 000 |
| Jus de tomate | 369 | | 1 024-11 000 |
| Ketchup | | | 4 710-23 400 |
| Jaune d'œuf | | 384-1 420 | |

La concentration en caroténoïdes des aliments est variable, pour un même type d'aliments – la tomate par exemple –, d'une variété à l'autre et aussi selon la saison ou le degré de maturité, ou encore le mode de conservation ou de préparation. La biodisponibilité, c'est-à-dire la quantité qui se trouve finalement disponible dans l'organisme pour exercer son pouvoir bénéfique est aussi très variable. Elle est faible pour les légumes crus. À titre d'exemple, elle peut être de l'ordre de 1 % pour le bêta-carotène des carottes crues ou de 1 à 3 % pour le lycopène des tomates crues. Elle est améliorée lorsque les légumes sont coupés menu et par la cuisson à une température modérée. Le lycopène risque d'être mieux absorbé à partir d'un concassé de tomates ou d'une sauce tomate que d'une salade de crudités. Et encore, dans ce cas, sera-t-il mieux absorbé en présence d'huile, car il est liposoluble.

### ➤ *Polyvitamines ou polyphénols ?*

Bien que ce soit un usage très largement répandu et considéré comme bénéfique, il n'est pas prouvé que la prise de polyvitamines soit vraiment salutaire. Il est possible que les associations de vitamines et de polyphénols telles qu'elles se présentent au naturel dans les fruits et légumes soient en définitive plus efficaces et moins risquées que la prise de telle ou telle substance de synthèse, isolée ou en association avec d'autres.

Tout le monde ou presque prend, a pris ou prendra des polyvitamines. Le problème est de savoir si cela apporte quelque bénéfice en termes de santé et si cela ne comporte pas de danger. Il y a encore deux ans, j'aurais sans hésiter répondu oui, notamment au vu d'une étude américaine publiée sous l'égide du National Institute of Health des États-Unis, qui donnait à penser que s'il n'y avait pas de réel bénéfice prouvé, il ne semblait pas y avoir non plus de risques à le faire. D'autant qu'en 2004 l'étude française SUVIMAX, dirigée par le professeur Hercberg, qui consistait à comparer un groupe de personnes à qui on donnait un mélange d'antioxydants à un groupe témoin qui ne prenait qu'un placebo, avait donné des résultats encourageants.

Aujourd'hui, on dispose d'un certain nombre de résultats qui incitent à plus de réserve. Une méta-analyse conduite par la même équipe, ayant analysé les résultats de 9 études randomisées, a conclu que la prise de bêta-carotène ne diminue pas le risque de cancer du pancréas, du côlon, de la prostate, du sein ou de la peau, et qu'elle est même associée à une augmentation du risque de cancer du poumon et de l'estomac. Plusieurs autres études ont conclu dans le même sens. L'essai SELECT, conduit par la division de prévention du cancer du National Cancer Institute de Bethesda (États-Unis), a consisté à répartir plus de 35 000 hommes en quatre groupes, qui recevaient respectivement, un complément de 200 microgrammes de sélénium, ou 400 UI de vitamine E, ou les deux, ou aucun complément. Il n'y a eu aucune différence significative entre les groupes, concernant le cancer de la prostate ; autrement dit aucun effet protecteur du sélénium ou de la vitamine E, ou même des deux associés.

Plusieurs études ont évalué l'impact des antioxydants sur le risque cardio-vasculaire. L'analyse de 22 essais par tirage au sort, conduite à l'Université de Thessalonique, a conclu que la prise d'antioxydants ne permet pas de réduire réellement le risque de maladie cardio-vasculaire.

Nous avons vu par ailleurs que certaines vitamines ne sont pas dénuées de toxicité à forte dose. La toxicité de la vitamine A est établie depuis longtemps, la vitamine C peut avoir un effet oxydant, la vitamine E à forte dose ou le bêta-carotène chez les fumeurs ont majoré le risque de cancer ; la toxicité du sélénium est connue, le fer et le cuivre sont oxydants à forte dose. Tout cela est un peu décevant, mais d'autres substances, comme les polyphénols, offrent des perspectives plus prometteuses.

Les polyphénols sont des molécules présentes dans les végétaux qu'elles protègent des parasites, des microbes, des moisissures, ainsi que de l'effet des rayonnements et de l'oxydation. En 2005, Gary Williamson et Claudine Manach, du Centre de recherche Nestlé en Suisse et de l'INRA de France, ont publié une analyse très complète des propriétés des polyphénols, basée sur 93 études, dont est tiré l'essentiel de ce qui suit.

Les études sur les isoflavones du soja ont montré qu'elles améliorent la densité osseuse, qu'elles aident à faire baisser la concentration de cholestérol et qu'elles exercent une action hormonale chez la femme, qui atténue les symptômes de la ménopause et contribue à réduire le risque de cancer du sein.

La quercétine est présente en abondance dans certains fruits et légumes, comme les pommes, les oignons, les brocolis, ou encore dans le thé, le vin rouge et le ginkgo, où elle est associée à d'autres substances. Les études ont mis en évidence un effet antioxydant puissant, un effet protecteur sur l'ADN – donc anticancer –, un effet hypotenseur, un effet antidiabétique et même une amélioration des performances intellectuelles.

Les catéchines forment une famille incluant catéchine, épicatéchine, gallates et gallocatéchines. La catéchine se trouve dans les fèves et certains fruits qui sont consommés de façon plus courante, comme le raisin noir, l'abricot et la fraise. L'épicatéchine est surtout abondante dans les pommes, les fèves, les cerises, les poires, les framboises, les mûres, le raisin noir et le chocolat. Gallates et gallocatéchines sont responsables des effets bénéfiques du thé et notamment du thé vert. La plupart des études sur les catéchines ont été faites avec le thé. Elles ont mis en évidence une forte activité antioxydante, le renforcement de la résistance à l'oxydation des LDL (participant à la formation de la plaque d'athérome), un effet protecteur contre le cancer, ainsi qu'une augmentation de la dépense énergétique, qui peut aider à la perte de poids.

Les procyanidines sont des associations de catéchines et épicathéchines ; elles se trouvent principalement dans le cacao, le raisin, le vin rouge, les pommes, les cerises et les mûres. Les études sur les procyanidines ont porté sur plusieurs produits, notamment le chocolat, le cacao, l'extrait d'écorce de pin (pycnogénol), le vin rouge, le jus de raisin et les extraits de pépins de raisin. Elles ont mis en évidence une forte activité antioxydante et anti-inflammatoire, des effets cardio-vasculaires favorables – baisse de la tension artérielle, baisse du cholestérol LDL et augmentation du HDL –, ainsi qu'une amélioration de la qualité du sperme et une diminution des douleurs des règles. Il semble établi que l'endothélon, extrait stabilisé de pépins de raisin, diminue la fragilité capillaire et améliore la vision crépusculaire.

On connaît l'efficacité de la canneberge, ou cranberry, contre les infections urinaires. De façon plus générale, les proanthocyanidines qu'elle contient sont antioxydantes et anti-inflammatoires, et les études de laboratoire donnent à penser qu'elle pourrait être efficace contre les caries dentaires et les péri-odontites. Le miel, fabriqué par les abeilles à partir du pollen des plantes, contient également de nombreux polyphénols, dont les effets anticancer ont été mis en évidence dans certaines études de laboratoire.

En définitive, préférez le naturel, car autant il est bien établi que la consommation de fruits et légumes a un effet protecteur contre les maladies cardio-vasculaires, le cancer, le diabète, ou même les maladies neurodégénératives, autant on a l'impression qu'à prendre des vitamines en comprimés, on joue un peu à l'apprenti sorcier. La différence entre consommation de fruits et légumes et prise de compléments s'explique peut-être parce que fruits et légumes contiennent une multitude de molécules différentes – vitamines certes, mais aussi nombre de polyphénols – dont les effets peuvent aussi bien s'additionner, se renforcer mutuellement, mais aussi s'équilibrer les uns les autres. Les plantes en ont été dotées pour leur protection au cours de l'évolution. L'équilibre s'est construit sur des millénaires. Il est peut-être présomptueux de penser qu'en choisissant une seule de ces molécules, synthétisée, nous obtiendrons le même résultat que la nature. Il paraît plus sage de consommer les produits sous la forme où la nature nous les présente.

## Les minéraux

### ➤ *Calcium et vitamine D : on manque probablement moins de calcium que de vitamine D*

Un apport quotidien de calcium de 1 000 à 1 200 milligrammes par jour est indispensable pour une bonne minéralisation osseuse. Les principales sources de calcium sont les laitages et les légumes et, dans les pays occidentaux, c'est le manque de vitamine D qui expose plus au risque d'ostéoporose que le manque de calcium.
La vitamine D est principalement synthétisée dans la peau sous l'action des rayons ultraviolets et les apports alimentaires sont très faibles. Par conséquent, le risque de déficit est important pour les citadins en hiver et toute l'année chez les personnes âgées. On peut donc recommander la prise de 800 à 2 000 UI par jour.

*Le calcium* joue un rôle capital dans la solidité osseuse et le métabolisme. Notre corps en contient environ 1 kilo, dont 99 % sont fixés dans les os auxquels il confère leur solidité ; sans le calcium nous serions aussi mous que des mollusques. Le 1 % restant circule librement dans le sang et intervient dans de nombreuses fonctions métaboliques, notamment la contraction musculaire, y compris celle du muscle cardiaque, la transmission des influx nerveux et la coagulation. Le manque de calcium dans le sang provoque des crampes musculaires (spasmophilie) et une surcharge brutale de calcium peut provoquer des troubles du rythme cardiaque. Pour éviter ces problèmes, le taux de calcium dans le sang doit demeurer stable, proche de 100 mg/l. L'équilibre est assuré par un mécanisme complexe, sous le contrôle de la vitamine D et de l'hormone parathyroïdienne (voir chapitre 7).

Dans le domaine de la prévention, ce qui nous intéresse est de savoir combien il faut consommer de calcium et comment, pour éviter l'ostéoporose qui sévit actuellement comme une véritable épidémie en Occident. On considère que la perte de calcium, par les urines, la peau, les poils et les ongles est de 200 à 300 milligrammes par jour. Comme par ailleurs nous n'absorbons qu'environ 25 % du calcium que nous ingérons, le besoin quotidien est estimé à quatre fois plus, soit 800 à 1 200 milligrammes selon les experts.

Il n'y a pas d'unanimité sur les apports nutritionnels conseillés et on est surpris de constater qu'ils sont très différents d'un pays à l'autre. En France, pour l'INRA, ils sont de 1 200 mg/jour à l'adolescence, 900 à l'âge adulte et 1 200 chez les personnes âgées. Au Japon, ils sont de 600 mg/jour pour tout le monde ; pour l'Europe et l'Angleterre 700 mg/jour. Pour le NIH américain, 1 000 mg/jour pour les adultes et 1 200 mg/jour pour les personnes âgées et pour la FAO 1 000 et 1 300 mg/jour respectivement. En optant pour un apport de 1 000 mg/jour pour les adultes et 1 200 mg/jour à partir de la cinquantaine on est largement dans les clous.

Les principales sources de calcium sont les laitages et les légumes ; il n'y a donc pas de raison de baser tous ses apports en calcium sur les laitages, contrairement à ce que laisse entendre une certaine publicité. Le lait contient environ 115 milligrammes de calcium pour 100 grammes, le yaourt entier environ 125, les fromages à pâte molle 200 à 300 et les fromages à pâte dure 900 à 1 000. Cependant, d'autres aliments sont riches en calcium, tels que les amandes (248 milligrammes), qui contiennent également des oméga-3, le tofu (215 milligrammes) qui est également une bonne source de protéines, les noisettes (136 milligrammes), les figues sèches (105 milligrammes), le chou frisé (150 milligrammes), la mâche (97 milligrammes), les épinards (92 milligrammes), les œufs (70 milligrammes), le chocolat noir aux noisettes (95 milligrammes) et nombre de légumes verts ou secs qui contiennent environ 50 milligrammes pour 100 grammes. Les sardines en conserve entières – pas les filets, car le calcium est dans les arêtes – sont très riches en calcium (798 milligrammes pour 100 grammes ou 500 milligrammes pour 4 sardines) et en plus elles sont riches en oméga-3. Enfin, il ne faut pas oublier les eaux minérales : 1 litre d'eau de Contrex, de Courmayeur ou de Saint-Antonin, apporte environ 500 milligrammes de calcium, soit la moitié des besoins quotidiens, sans une calorie ni un gramme de graisse et avec du magnésium en prime !

Avec 20 grammes de comté, deux sardines à l'huile d'olive, 12 amandes et un litre d'eau de Contrex vous avez vos 1 000 milligrammes quotidiens de calcium, avec un minimum de graisses saturées. Et bien d'autres combinaisons sont possibles pour éviter d'absorber trop de laitages.

Si le calcium est nécessaire, il ne suffit pas à lui seul pour faire des os solides. L'exercice physique est aussi un facteur important de minéralisation. La vitamine D est aussi indispensable et le manque de vitamine D tient peut-être une place plus importante que le manque de calcium dans l'épidémie d'ostéoporose actuelle, car c'est la vitamine D qui est rare dans l'alimentation. C'est dans les pays qui sont les plus gros consommateurs de laitages qu'il y a le plus d'ostéoporose ; un apport important de calcium ne suffit donc pas, s'il n'est pas absorbé et fixé.

*La vitamine D.* Son rôle dans le métabolisme du calcium est capital, elle est indispensable à la fixation du calcium dans l'os. Sa carence entraîne le rachitisme chez l'enfant et la décalcification ou ostéomalacie chez l'adulte. La vitamine D contrôle l'homéostasie du calcium en favorisant son absorption au niveau de l'intestin, en diminuant son élimination urinaire et en stimulant la mobilisation du calcium à partir de l'os ancien et sa fixation au niveau de l'os nouveau.

La vitamine D n'est pas vraiment une vitamine ; c'est plutôt une hormone, que notre peau fabrique à partir du cholestérol, avec l'aide des rayons ultraviolets. Dire que c'est une hormone n'est pas seulement une question de terminologie ; c'est très important au plan pratique. En effet, les vitamines sont des substances indispensables que notre organisme trouve dans son environnement – il suffit d'avoir une alimentation variée pour ne pas en manquer –, alors qu'il doit fabriquer ses hormones. C'est dans notre peau que nous fabriquons l'essentiel de notre capital en vitamine D, sous l'action des rayons ultraviolets ; alors que l'apport alimentaire est minime, parce que la vitamine D n'est pas abondante dans l'alimentation. Elle est présente dans les poissons gras, le foie, les œufs et le beurre, mais à doses faibles (voir encadré) et elle n'est vraiment abondante que dans l'huile de poisson, qui n'est pas ce qu'il y a de plus agréable à consommer. Tout cela explique que la carence en vitamine D soit fréquente de nos jours.

### Quelques chiffres

1 microgramme (µg) de vitamine D = 40 unités internationales (UI)

Concentrations sanguines (analyse de sang) :

- Pour convertir nmol/l en ng/ml on divise par 2,496.
- Carence avec risque de troubles graves : 25 nmol/l.
- Concentration satisfaisante : 75 nmol/l.
- Concentration optimale : 90 à 112 nmol/l ou 32 à 45 ng/ml.

Apports quotidiens recommandés :

- 600 à 800 UI, soit 15 à 20 µg ;
- voire mieux 1 000 à 2 000 UI, soit 25 à 50 µg.

Contenu de quelques aliments (en µg pour 100 g) :

- Huile de flétan : 50 000.
- Huile de foie de morue : 250.
- Foie de morue en conserve : 100.
- Hareng : 16.
- Sardine à l'huile d'olive : 10.
- Saumon, flétan, maquereau : 7 à 9.
- Œuf : 1,7.
- Beurre : 1,3.
- Divers types de laits : 0 à 1,4.

*S'il y a une vitamine qu'il faut prendre, c'est la vitamine D.* Pendant des millénaires, l'homme était habitué à passer une grande partie de son temps dehors, d'abord comme chasseur-cueilleur, puis comme agriculteur ou pasteur, et il n'avait pas de problème pour synthétiser sa vitamine D. On estime en effet, qu'une exposition de la face et des avant-bras pendant 15 à 30 minutes par jour est suffisante pour permettre la synthèse de la vitamine D par la peau et qu'une exposition pendant 12 minutes par jour au soleil d'Espagne ou de Californie apporte 3 000 UI (unités internationales) de vitamine D par jour ; de quoi faire son stock pour l'hiver ! Mais nous ne vivons pas tous en Espagne ou en Californie.

Dans les pays du Nord, l'ensoleillement est faible en hiver et la majorité des personnes âgées sortent peu pendant les longs mois d'hiver ; quand elles sortent, elles sont emmitouflées dans des vêtements qui ne laissent pas beaucoup de peau à découvert et en été elles ne s'exposent pas assez au soleil pour faire des réserves. Et même les jeunes qui vivent et travaillent dans les grandes villes sont concernés, car il fait nuit quand ils partent au travail, ils passent leur journée dans des locaux à la lumière artificielle et ils n'en ressortent qu'à la nuit. Les sujets à peau foncée sont encore plus exposés à la carence, car leur peau adaptée au soleil synthétise moins de vitamine D. En effet, la mélanine des peaux foncées absorbe les rayons ultraviolets, ce qui protège contre le mélanome (voir chapitre 21), mais freine la synthèse de vitamine D. Il est probable que lorsque nos ancêtres sont apparus en Afrique, ils aient eu la peau foncée et que leur peau se soit éclaircie, au fur et à mesure qu'ils ont colonisé les régions septentrionales.

Tout cela fait que le manque de vitamine D est courant de nos jours dans les pays du Nord. Il ne s'agit pas de la carence sévère, qui était responsable du rachitisme chez les enfants autrefois, mais d'une insuffisance, qui favorise l'ostéoporose chez les adultes. Comme notre alimentation est pauvre en vitamine D (voir encadré), une supplémentation est nécessaire, plus encore que pour le calcium qui est présent en abondance dans un régime varié. Les messages publicitaires mettent l'accent sur le calcium, parce que l'industrie des laitages dispose de moyens considérables, mais c'est plutôt de vitamine D que nous manquons.

Pour une bonne santé de l'os, il faut que la concentration sanguine en vitamine D soit d'au moins 75 nmol/l et pour certains mieux encore de 90 à 100 nmol/l ; ce qui peut être vérifié facilement par un dosage sanguin. Compte tenu de l'ensoleillement limité des pays du Nord, la prise de compléments alimentaires est recommandée. Les recommandations officielles sont de l'ordre de 10 à 15 microgrammes par jour (soit 400 à 600 UI) selon les pays. Elles sont trop faibles. En effet, une étude récente émanant de l'Université d'Ulster, en Irlande du Nord où l'ensoleillement est faible, a montré que pour obtenir une concentration sanguine d'au moins 80 nmol/l, il faut un apport quotidien moyen de 38,7 microgrammes par jour en hiver, soit environ 1 500 UI. Selon certains experts, la concentration sanguine nécessaire pour réduire efficacement le risque de fracture est de 45 ng/ml ou 112 nmol/l. La quantité de vitamine D à absorber pour l'obtenir est de 1 800 à 4 000 UI par jour. Des doses quotidiennes de 30 000 UI, voire 50 000 ont été bien tolérées dans certaines études. Il n'y aurait donc pas de risque de surdosage avec une dose quotidienne de 2 000 UI.

La prise de vitamine D en complément est d'autant plus justifiée qu'elle remplit d'autres fonctions importantes, notamment chez les sujets âgés :

- elle améliore la force musculaire ;
- elle améliore l'équilibre, ce qui contribue encore à réduire le risque de chute et de fracture ;
- elle a un effet protecteur contre le cancer ;
- elle renforce les défenses immunitaires ;
- elle intervient dans la formation de substances anti-infectieuses ;
- elle contribue à éviter la perte des dents.

En définitive, si la carence véritable est exceptionnelle dans les pays développés, l'insuffisance est au contraire fréquente toute l'année chez les personnes âgées et en hiver chez les jeunes. La prise de complément à raison de 800 à

1 000 UI par jour, voire 2 000, est donc recommandée. Il n'y a pas de risque de toxicité ; il faudrait pour cela consommer des doses énormes, de l'ordre de 10 000 UI par jour.

## ➤ *Magnésium, un minéral essentiel, aux fonctions multiples*

Participant à un grand nombre de réactions métaboliques, le magnésium est un minéral important pour la santé. Il a un pouvoir antioxydant et anti-inflammatoire. Il intervient dans la transmission des influx nerveux et la contraction musculaire. Il exerce un effet protecteur sur les vaisseaux et la densité minérale de l'os.
Il est apporté par un régime varié et certaines eaux minérales.

La masse totale de magnésium contenu dans le corps humain est de 24 grammes, dont environ 60 % sont fixés dans l'os, 20 à 25 % dans le muscle, le reste est dans les autres tissus et seulement 1 % est libre et intervient directement dans le métabolisme. Mais ce 1 % est capital, parce que le magnésium participe à un grand nombre de réactions enzymatiques : il est cofacteur dans 300 réactions métaboliques. L'apport quotidien recommandé est de 4,5 milligrammes par kilo de poids corporel et certains experts recommandent 6 milligrammes.

Le magnésium intervient dans la régulation de l'équilibre phosphocalcique, de sorte que sa diminution s'accompagne d'une baisse du calcium et du potassium ; il joue un rôle favorable important dans la minéralisation osseuse. Il participe à la synthèse des protéines et de l'ADN. Il joue un rôle important dans la transmission des influx nerveux, la contraction musculaire et l'excitabilité cardiaque : le manque de magnésium se manifeste par une hyperexcitabilité musculaire, avec des crampes musculaires, des crises de tétanie et il peut même provoquer des troubles du rythme cardiaque.

Sur les artères, le magnésium a un effet vasodilatateur, qui fait baisser la pression artérielle. Il a un pouvoir antioxydant et anti-inflammatoire, qui lui confère un effet protecteur contre les maladies dégénératives. Le déficit en magnésium pourrait favoriser la résistance à l'insuline, le diabète, le syndrome métabolique et les maladies cardio-vasculaires. Le magnésium pourrait avoir également un effet protecteur dans les processus du vieillissement cérébral et contribuer à éviter ou à ralentir l'altération de la mémoire.

Le déficit en magnésium n'est pas rare, car bien souvent notre régime alimentaire ne comporte pas assez d'aliments riches en magnésium : fruits de mer, céréales non raffinées, légumes, haricots, soja, amandes, noix, chocolat, sans oublier certaines eaux minérales. Ces aliments contiennent d'ailleurs d'autres nutriments intéressants, tels que calcium, vitamines, polyphénols ou oméga-3. L'association de la forte consommation de sucre présent dans les aliments industriels et de la consommation insuffisante d'aliments riches en magnésium, toutes deux facteurs de stress oxydatif et d'inflammation, majore les conséquences néfastes du régime occidental actuel : hypertension artérielle, obésité, diabète et maladies cardio-vasculaires.

L'exercice intense entraîne une perte accrue de magnésium et majore les besoins de 10 à 20 %. Il est donc conseillé aux sportifs d'avoir une alimentation riche en magnésium ou de prendre des compléments. Il n'y a aucun risque de surcharge avec le magnésium contenu dans les aliments. Certaines eaux minérales sont riches en magnésium. En revanche, si l'on prend des compléments, il est recommandé de ne pas dépasser 350 milligrammes par jour.

**Aliments riches en magnésium**

- Fruits de mer
- Céréales non raffinées
- Haricots, pois, lentilles, soja
- Légumes verts, betteraves
- Noix, noisettes
- Chocolat
- Eaux : Saint-Antonin, Contrex, Courmayeur, Vittel.

## ➤ *Le fer, indispensable, mais nuisible en excès*

Le fer est indispensable pour la formation de l'hémoglobine. Le manque de fer provoque l'anémie. L'essentiel du fer provient des aliments d'origine animale. La prise de fer en complément peut être justifiée chez les enfants, les adolescents, les sportifs, la femme jeune et la femme enceinte. En revanche, elle est déconseillée après la ménopause, car les pertes en fer sont minimes et l'excès favorise le stress oxydatif et l'inflammation.

Le fer est indispensable, parce qu'il entre dans la composition de l'hémoglobine, le pigment responsable de la couleur des globules rouges du sang, qui fixe l'oxygène pour le transporter aux cellules. Le manque de fer entraîne l'anémie, le sang vire du rouge vif au rose, on manque de forces et on s'essouffle vite par manque d'oxygène. Cependant, l'excès de fer est également nuisible, car il est tellement précieux que nous n'avons pas appris à l'éliminer, alors qu'il est toxique pour les cellules.

Notre corps contient environ 3,5 à 4 grammes de fer, répartis essentiellement dans les globules rouges, la moelle osseuse, la rate, les muscles, le rein et le foie. Une alimentation variée apporte environ 15 à 20 milligrammes de fer par jour et nous en absorbons 1 à 2 milligrammes, qui suffisent à compenser les pertes. Nous perdons normalement peu de fer par la desquamation des cellules de l'intestin et de la peau. Nous recyclons le fer des globules rouges qui meurent – leur durée de vie est de cent vingt jours et ils sont remplacés par de nouveaux en permanence – et nous ne disposons pas de moyen d'élimination du fer en excès. En somme, notre organisme fait tout pour économiser ce précieux métal.

Cependant, la femme jeune perd plus de fer que l'homme par les règles et de ce fait elle a des besoins plus importants. Ainsi, les apports quotidiens recommandés sont de 8 milligrammes pour un homme adulte, 16 milligrammes pour une femme réglée, plus encore (20 milligrammes) chez la femme enceinte ou allaitante. Ils sont également plus importants chez les enfants (10 milligrammes), les adolescents (10 milligrammes pour les garçons et 15 pour les filles), ainsi que les sportifs. Une prise de fer en complément peut être utile dans tous ces cas, si l'alimentation n'est pas assez riche en aliments d'origine animale.

En effet, si le fer provient à la fois d'aliments d'origine animale et végétale, ce sont les premiers (viande, poisson, œufs, crustacés) qui en contiennent le plus et sous une forme qui est mieux absorbée. Parmi les végétaux, les plus riches sont les lentilles, les épinards, les céréales et le cacao, mais le fer y est présent en moindre quantité et sous une forme qui est moins bien absorbée que dans les aliments d'origine animale. C'est dire l'importance d'un régime varié, incluant ces aliments. L'absorption du fer est stimulée par la vitamine C et inhibée par le calcium, ce qui peut être le cas avec une alimentation trop riche en laitages, de même que par le thé et le café et les phytates des végétaux.

L'anémie peut être due à un apport insuffisant – en cas de régime pauvre en produits d'origine animale –, ou à des pertes anormales. Ces pertes peuvent être dues par exemple, à des règles abondantes chez une femme jeune. En revanche, chez une personne plus âgée, il peut s'agir d'un cancer de l'estomac ou de l'intestin qui distille du sang dans les selles sans que l'on s'en rende compte. De simples hémorroïdes qui saignent beaucoup, ou une hernie hiatale, un état inflammatoire peuvent aussi provoquer une anémie. Par conséquent, la survenue d'une anémie chez un homme adulte ou une femme ménopausée doit être prise au sérieux et motiver des investigations complémentaires à la recherche d'une cause.

L'excès de fer est également délétère, car il est oxydant. Comme nous ne savons pas l'éliminer, le fer apporté en excès alors que les globules rouges ont déjà leur charge va pénétrer dans les cellules, où il contribue à majorer le stress oxydatif par la formation de radicaux libres (réaction de Fenton). Donc, s'il ne faut pas manquer de fer, il ne faut pas non plus en prendre sans discernement. En effet, par son pouvoir oxydant, le fer est impliqué dans le processus général du vieillissement et dans la survenue des maladies dégénératives : diabète, athérosclérose, maladies d'Alzheimer et de Parkinson, dégénérescence maculaire, cataracte et glaucome.

Dans les pays occidentaux, les apports alimentaires sont largement suffisants pour couvrir les besoins chez l'homme adulte et la femme ménopausée et, pour eux – sauf cas particulier –, la prise de fer en complément n'est pas nécessaire, elle est même déconseillée en raison de son pouvoir oxydant. La découverte d'une anémie chez ces personnes traduit probablement une perte de sang anormale dont il faut rechercher la cause par des investigations médicales.

### ➤ *Le cuivre : même profil que le fer*

Le cuivre est aussi indispensable que le fer. Il agit à des doses infinitésimales ; un apport de 1 milligramme par jour est suffisant. Le cuivre peut être aussi bien antioxydant qu'oxydant. L'excès de cuivre pourrait être impliqué dans le diabète, l'athérosclérose et les maladies neurodégénératives. Il vaut donc mieux baser ses apports de cuivre sur les aliments que sur des compléments.

Le cuivre présente quelques similitudes avec le fer. Comme lui, il est indispensable et, comme lui, il peut être nuisible en cas d'excès, car il peut être à la fois antioxydant et oxydant.

Le cuivre est indispensable à un grand nombre de réactions enzymatiques ; il participe au métabolisme du fer, à la respiration cellulaire, à la synthèse du collagène de la peau, des vaisseaux et des os, à la synthèse de neurotransmetteurs, à la croissance et à la différenciation cellulaires, aussi bien qu'à la formation de la mélanine qui pigmente la peau. La carence en cuivre peut entraîner anémie, troubles dégénératifs du système nerveux, troubles cutanés et osseux et être impliquée dans le diabète.

Le cuivre agit à doses infinitésimales, le corps humain ne contient qu'environ 50 à 150 milligrammes de cuivre, localisés dans le foie, le cœur, les reins et le cerveau. Les apports optimaux sont estimés autour de 1 milligramme par jour. Normalement, ils sont couverts par une alimentation variée. Cependant, l'alimentation du citadin moderne peut être carencée, car les aliments contenant du cuivre – foie, coquillages, crustacés, champignons, noix et chocolat – ne sont pas les plus consommés par la majorité d'entre nous.

Contrairement au fer que nous ne savons pas éliminer, le cuivre est éliminé par la bile et il ne devrait pas y avoir de risque de surcharge, sauf dans certaines maladies génétiques (maladie de Wilson). Cependant, ce risque ne peut pas être exclu et comme le cuivre peut intervenir dans des réactions d'oxydation avec le fer, il vaut mieux éviter l'excès. Selon G. J. Brower, un spécialiste de l'Université du Michigan, auteur de plusieurs études sur le cuivre, l'excès de cuivre serait en effet impliqué dans certaines maladies neurodégénératives, telles que la maladie d'Alzheimer, la sclérose latérale amyotrophique ou la maladie de Parkinson, et aussi dans le diabète et l'athérosclérose. Brewer cite une étude qui a montré que, dans la population générale, ceux qui consomment le plus de cuivre, s'ils ont en plus une alimentation riche en graisse, voient apparaître les troubles mentaux liés à l'âge, trois fois plus vite que les autres.

Par conséquent, si l'on peut prendre des compléments contenant des doses minimes de cuivre, lorsqu'on a une alimentation qui n'est pas assez variée, il faut aussi prendre garde de ne pas en consommer en excès. Il vaut peut-être mieux manger plus souvent du foie, des noix, des amandes, du chocolat, des rognons ou des huîtres, que prendre du cuivre en complément ; d'autant que le cuivre pur serait plus toxique que celui qui est associé à des composés organiques dans les aliments – toujours selon Brewer. Choisir quotidiennement le pain aux céréales plutôt que la baguette est une solution très simple, puisque 50 grammes de pain aux céréales apportent autant que 100 grammes de chocolat ou d'huîtres (voir tableau). Comme pour le fer, le mieux est l'ennemi du bien, et il faut se méfier des polyvitamines contenant du cuivre.

**Tableau 15.**
**Aliments riches en cuivre,**
**en milligrammes pour 100 grammes (données AFSSA)**

| | |
|---|---|
| Foie de veau | 15 |
| Pain aux céréales | 2,6 |
| Crabe tourteau | 1,77 |
| Huîtres | 1,5 |
| Chocolat noir | 1,4 |
| Noix | 1,16 |
| Amandes | 1,07 |
| Rognons | 0,65 |
| Champignons de couche | 0,4 |
| Pruneaux | 0,27 |
| Haricots rouges | 0,2 |
| Pain complet | 0,22 |
| Baguette | 0,12 |

### ➤ *Le zinc, lui aussi est indispensable à faible dose et toxique en excès*

Le zinc est impliqué dans un grand nombre de mécanismes biologiques essentiels. Il renforce nos défenses immunitaires, nos défenses contre le cancer et contre les maladies dégénératives liées à l'âge. La carence en zinc est responsable de nombreux troubles. Le zinc est présent dans nombre d'aliments de consommation courante, mais une subcarence est possible avec un régime pauvre en produits frais. Dans ce cas, la prise de 30 milligrammes par jour en complément est justifiée, sans dépasser la dose de 60 milligrammes, car les fortes doses sont toxiques.

Le zinc joue un rôle capital dans le métabolisme, car il participe à l'activité d'environ 300 enzymes et notamment des principales enzymes antioxydantes. Il contribue à la croissance et au développement de l'organisme, à la synthèse du collagène, à la cicatrisation. Il renforce notre protection en participant aux défenses immunitaires et à la prévention du cancer. Il est impliqué dans les mécanismes de fonctionnement du cerveau et de la rétine. Il intervient dans la qualité du sperme, les fonctions sexuelles et d'une façon plus générale dans la reproduction. Il participe au métabolisme du glucose et des lipides. Il est également indispensable aux sens du goût et de l'olfaction. Enfin, de façon plus globale, par son rôle d'antioxydant, il contribue à atténuer l'inflammation liée au vieillissement (*inflammaging*).

La carence en zinc est responsable de nombreux troubles : retards de croissance des bébés, susceptibilité aux infections, troubles cutanés, perte des cheveux, baisse des fonctions sexuelles, retards de cicatrisation, dépression, instabilité émotionnelle, diabète, hyperlipidémie, cataracte, troubles de la vision, perte du goût ou de l'odorat, risque accru d'accidents cardio-vasculaires et de cancer. Il n'est donc pas exagéré de dire que le zinc est un oligoélément dont l'importance est capitale et probablement sous-estimée par le public. Cependant, comme pour les autres métaux, les fortes doses de zinc présentent également des inconvénients. En effet, le zinc s'oppose à l'absorption du fer et du cuivre dans l'intestin par un effet de compétition.

Les aliments riches en zinc sont surtout d'origine animale : la viande, le lait, le poisson et les fruits de mer, notamment les huîtres. Mangez des huîtres aussi souvent que possible ! Les aliments d'origine végétale sont pauvres en zinc, sauf les céréales. Cependant, les phytates qu'elles contiennent s'opposent à l'absorption du zinc ; les végétariens doivent donc prendre un complément. La carence en zinc est évidemment fréquente dans les pays pauvres, dont les habitants n'ont pas tous la possibilité d'avoir un régime riche en produits d'origine animale. Cependant, la carence ou la subcarence ne sont pas rares dans les pays riches du fait d'un régime insuffisamment varié. Ainsi, une étude conduite au Japon dans la ville de Nagano a montré que 20 % des habitants étaient carencés et 10 % en état de subcarence. Or le Japon n'est pas un pays pauvre, c'est une grande puissance industrielle, et il est probable que les résultats de cette étude puissent être extrapolés aux pays européens.

Le risque de carence existe surtout chez les jeunes enfants au moment du sevrage, chez les personnes âgées, en raison d'une alimentation insuffisamment variée, et chez les alcooliques, qui ont d'autres carences car ils finissent par privilégier l'alcool au détriment de la nourriture, et ils ont souvent une gastrite qui limite l'absorption du zinc comme du fer. Le risque de subcarence concerne aussi les jeunes femmes qui suivent un régime amaigrissant. D'une façon plus générale, le régime moderne déséquilibré à base de snacks, sandwichs, pizzas et plats préparés expose également au déficit.

Le zinc est actif à doses infinitésimales ; les besoins quotidiens sont estimés à 15 milligrammes par jour ; ils sont presque totalement couverts par une alimentation variée incluant viande et produits de la mer. Les huîtres sont de loin l'aliment le plus riche en zinc avec plus de 16 milligrammes pour 100 grammes ; puis viennent les fromages à pâte dure, le bifteck, l'entrecôte, l'agneau, le crabe, autour de 5 milligrammes pour 100 grammes et bon nombre de viandes et produits de la mer, y compris les incontournables sardines en boîte (1 à 2 milligrammes).

Mais comme tout le monde ne bénéficie pas de ce régime varié, notamment riche en crustacés, la prise de compléments peut être recommandée à nombre de citadins. Les polyvitamines contiennent souvent 20 à 30 milligrammes de zinc par dose quotidienne. Il faut s'en tenir à cette dose et ne pas dépasser une prise quotidienne de 50 à 60 milligrammes de zinc, pour éviter le risque de compétition avec le fer et le cuivre. En effet, la prise pendant une durée prolongée de 15 à 100 milligrammes par jour par des compléments, peut entraîner des effets délétères : déficit en cuivre, augmentation des LDL, baisse des HDL et affaiblissement des fonctions immunitaires. La prise de fortes doses pendant plusieurs mois pour traiter certaines maladies de peau a pu entraîner une anémie par manque de cuivre. Comme le risque de surconsommation existe aussi pour le fer, le cuivre et la vitamine A, il est recommandé d'éviter de consommer plusieurs polyvitamines simultanément ou de dépasser les doses recommandées : le mieux est l'ennemi du bien !

### ➤ *Le sélénium, lui aussi ambivalent*

Le sélénium est antioxydant et anti-inflammatoire. Il exerce de multiples effets salutaires et renforce notamment la lutte contre les infections et contre le cancer ; mais comme les autres métaux, il est toxique à fortes doses. Il est présent dans de nombreux aliments d'origine animale et marine. L'apport quotidien recommandé est de l'ordre de 50 microgrammes, la dose pour la prévention du cancer est de 75 à 120 microgrammes. Si l'on prend des compléments, il faut veiller à ne pas dépasser 300 microgrammes en raison du risque de toxicité.

Le sélénium est un métalloïde puisé dans le sol par les plantes, puis absorbé par les animaux qui les consomment. La richesse en sélénium des organismes vivants dépend donc de celle du sol, qui elle varie considérablement d'une région à l'autre. Comme le dieu Janus, le sélénium a deux faces, parce qu'il exerce de nombreux effets bénéfiques, mais peut aussi être toxique à forte dose. Dans l'organisme, le sélénium est associé à des sélénoprotéines, que l'on trouve plus particulièrement dans le foie, usine métabolique, mais aussi dans d'autres organes où il joue un rôle : le cerveau, le muscle, le testicule et le sperme.

Le sélénium est doté de propriétés antioxydantes, car il participe à l'activité de plusieurs enzymes antioxydantes. Il agit en synergie avec la vitamine E et, si l'on prend des compléments, il est conseillé de prendre les deux ensemble. Le sélénium est doté de multiples pouvoirs bénéfiques :

- il a un pouvoir anti-inflammatoire ;
- il a un effet protecteur contre le cancer ;
- il joue un rôle dans les défenses anti-infectieuses ;
- il intervient dans la maturation des phagocytes (les globules blancs qui participent à la lutte contre les microbes et les virus) ;
- il participe au métabolisme des hormones thyroïdiennes ;
- il intervient dans la qualité des spermatozoïdes ;
- il pourrait avoir un effet protecteur au niveau du cerveau.

Le sélénium participe à la prévention du cancer par son action antioxydante, par la modulation de la division cellulaire et par la détoxification des carcinogènes, notamment les métaux lourds (mercure, argent, cadmium), qui sont de plus en plus présents dans les poissons du fait de la pollution des mers. Les effets anticancer du sélénium ont été prouvés par plusieurs études. La présence du sélénium dans les poissons pourrait contrebalancer les effets défavorables des métaux lourds.

L'autre face du sélénium, c'est sa toxicité à fortes doses. Elle se manifeste par des troubles de la peau et des phanères (cheveux, ongles), du foie et du système nerveux. Elle a été observée dans certaines régions de Chine, où le sol est très riche en sélénium. La toxicité se manifeste pour des doses de 900 à 1 000 microgrammes par jour. Comme le sélénium est utilisé dans l'industrie (métallurgie, chimie, électricité, électronique), malgré les précautions, il peut être absorbé par voie respiratoire et provoquer des troubles chez les travailleurs.

Les doses quotidiennes recommandées par les experts varient d'un pays à l'autre ; la recommandation de l'OMS est de 30 microgrammes pour les femmes et 40 pour les hommes, celle de l'Europe et des États-Unis est de 55 microgrammes. Le niveau maximum tolérable, c'est-à-dire la dose qu'il est recommandé de ne pas dépasser, est fixé à 300 microgrammes par jour. Le niveau utile à titre de prévention anticancer est estimé entre 75 et 120 microgrammes par jour. Les aliments riches en sélénium sont la viande, le foie, les œufs, les poissons et crustacés et les céréales (voir tableau 16).

Comme le sélénium est présent dans de nombreuses polyvitamines, il y a un risque de surdosage si on consomme plusieurs spécialités différentes à la fois. D'une manière générale, comme ce risque existe également pour le fer, le zinc et la vitamine A, il ne faut pas consommer les polyvitamines de façon excessive et les yeux fermés. Un coup d'œil sur les étiquettes et le respect des indications de doses peuvent éviter bien des déboires. Il ne faut pas consommer plus de 300 microgrammes de sélénium par jour ; 100 à 150 microgrammes suffisent.

**Tableau 16.**
**Aliments riches en sélénium,**
**en microgrammes pour 100 grammes (données AFSSA)**

| Viandes | | Poissons | |
|---|---|---|---|
| Filet de porc cru | 40 | Thon cru | 116 |
| Lapin | 30,6 | Sole | 73 |
| Pâtes de blé complet | 25 | Crabe, tourteau | 62 |
| Foie de veau | 22 | Thon cuit au four | 61,7 |
| Rosbif rôti | 16 | Maquereau cuit au four | 51,6 |
| Rôti de porc cuit | 15,6 | Lotte | 46,8 |
| Œuf | 13 | Hareng grillé | 46 |
| Bifteck | 9,9 | Sardine grillée | 38 |
| Veau mijoté | 9 | Flétan | 36,5 |
| Faux-filet | 6,8 | Églefin | 34 |
| | | Cabillaud | 31 |
| | | Anguille | 28 |
| | | Anchois crus | 26,3 |
| | | Homard | 23 |
| | | Saint-Jacques | 22 |
| | | Moules | 21,2 |

**Sélénium et cancer**

Dans une étude, on a donné 200 microgrammes de sélénium par jour à un groupe de personnes ayant été traitées pour un cancer de la peau, comparé à un groupe témoin de personnes également traitées pour un cancer cutané mais qui ne recevaient pas le sélénium, dans le but de voir si le sélénium faisait diminuer le pourcentage de récidives.

Il n'y a finalement pas eu moins de récidives du cancer de la peau, mais il y a eu moins de cancers du poumon, du côlon et de la prostate dans le groupe qui recevait du sélénium.

## Quelques autres compléments

### ➤ *Ginkgo biloba, un antioxydant polyvalent*

Bien que l'amélioration de la mémoire soit l'argument de vente principal des extraits de ginkgo, il ne faut pas en attendre de miracles. En revanche, les polyphénols qu'ils contiennent ne peuvent être que salutaires par leur pouvoir antioxydant et anti-inflammatoire, notamment sur les vaisseaux et les troubles circulatoires.

Ginkgo biloba est un fossile vivant, présent sur terre depuis 150 millions d'années. Très résistant, il est la seule espèce vivante à avoir survécu dans le périmètre de l'explosion atomique à Hiroshima. Les feuilles et les fruits du ginkgo sont utilisés comme médicaments depuis quelques milliers d'années en Chine. Chez nous, le ginkgo est disponible essentiellement sous forme d'un extrait de feuilles (EGb 761).

Les composés actifs du ginkgo sont des flavonoïdes, glycosides et terpènes, qui sont dotés de plusieurs pouvoirs bénéfiques. Ils sont antioxydants ; ils exercent des effets favorables sur les vaisseaux en piégeant les radicaux libres, en favorisant la vasodilatation et en s'opposant à l'agrégation plaquettaire. Ils sont également neuroprotecteurs et ils pourraient s'opposer à la formation des dépôts amyloïdes de la maladie d'Alzheimer. Certaines études ont mis en évidence une amélioration modeste des symptômes de démence dans la maladie d'Alzheimer ; en revanche, il n'est pas du tout prouvé que la prise de ginkgo à titre préventif protège contre la survenue de cette maladie.

On attribue cependant aux extraits de ginkgo une certaine efficacité contre les troubles de la mémoire, les troubles de l'humeur, la dépression et le stress, ainsi que les acouphènes et les vertiges, en améliorant la circulation au niveau du cerveau et de l'oreille interne. Par leur effet favorable sur la circulation oculaire, ils peuvent améliorer le glaucome ; ils sont également prescrits pour le traitement de la DMLA. Toujours en raison de leurs effets sur la circulation sanguine, ils sont utilisés pour le traitement de l'artérite et du syndrome prémenstruel. Enfin, comme antioxydants, les extraits de ginkgo peuvent avoir un effet protecteur global dans la prévention du cancer, des autres maladies inflammatoires chroniques et des effets du vieillissement.

Aux doses usuelles, les extraits de ginkgo ne présentent pas de risques de toxicité. Cependant, des doses fortes ont pu provoquer des maux de tête, des troubles gastro-intestinaux et des allergies. Il y a eu également quelques cas de saignement, par conséquent ils sont déconseillés aux personnes qui prennent des anticoagulants ou des antiagrégants, ou qui ont des troubles de la coagulation. Les extraits de ginkgo sont déconseillés également chez la femme enceinte en raison du risque de saignement lors de l'accouchement et aussi pendant l'allaitement. Enfin, comme ils peuvent interagir avec certains médicaments, il ne faut pas en prendre sans l'avis du médecin si l'on suit un autre traitement. Il n'y a pas d'études permettant de préciser formellement quelle est la meilleure dose ; cependant on recommande généralement 120 à 240 milligrammes par jour d'extrait EGb 761, en deux ou trois prises et pour une durée de huit semaines, suivie d'un arrêt.

Au total, s'il ne faut pas attendre de miracle du ginkgo – il ne nous mettra pas automatiquement à l'abri de la démence sénile et il ne nous donnera pas une mémoire d'éléphant –, on peut en prendre par périodes pour ses effets antioxydants et son pouvoir de protection vasculaire.

## ➤ *Ginseng, la panacée*

La réputation du ginseng n'est pas usurpée ; ses effets, détaillés ci-dessous sont plus solidement établis que ceux du ginkgo. Les doses de l'ordre de 200 à 400 milligrammes par jour renforcent les défenses et sont suffisantes. Des doses élevées ont été utilisées pour le traitement de la dysfonction érectile. Elles ne doivent pas être prises sans l'avis du médecin.

Il y a plusieurs types de ginseng. *Panax ginseng*, le plus utilisé, est originaire d'Asie. Le terme *panax* a la même origine que « panacée », terme ancien qui désignait le remède universel et *ginseng* vient d'un mot chinois qui signifie « homme » ; peut-être à cause de la forme de la racine. *Eleutherococcus senticosus* de Sibérie et *Panax quinquafolius* d'Amérique du Nord sont moins utilisés.

Les extraits de racine de *Panax ginseng* sont utilisés depuis plusieurs millénaires en Extrême-Orient pour leurs vertus médicinales. Les substances actives sont des saponines dénommées ginsénoïdes. La teneur des extraits de ginseng en ginsénoïdes varie selon l'espèce, le mode d'extraction et le mode de préparation. Les racines séchées à l'air donnent le ginseng blanc, et, lorsqu'elles sont traitées par la vapeur, le ginseng rouge. On dit que le ginseng est une plante adaptogène, c'est-à-dire qu'il augmente la résistance au stress, renforce le tonus et la résistance de l'organisme. Ses principaux effets biologiques sont liés à l'action antioxydante et anti-inflammatoire, à un effet de protection des cellules, à l'action favorable sur les neuromodulateurs du système nerveux, et à un effet antimitotique.

Selon une analyse publiée en 2006 par un groupe de chercheurs, comprenant un Égyptien, un Allemand, un Autrichien et un Chinois, on peut retenir les principaux effets suivants :

- renforcement du tonus et de la résistance au stress ;
- renforcement des défenses immunitaires ;
- effet anti-âge par la protection contre le stress oxydatif ;
- effets favorables sur le système cardio-vasculaire (vasodilatation, baisse de la pression artérielle, prévention de l'athérosclérose par la protection des lipides contre l'oxydation et la fluidification du sang) ;
- effet antidiabétique par augmentation de la sensibilité à l'insuline ;
- protection des cellules du cerveau, notamment au niveau de l'hippocampe, contribuant à améliorer la mémoire, à retarder le déclin cognitif et à protéger contre les maladies dégénératives telles que la maladie de Parkinson ;
- protection contre le cancer ;
- effet aphrodisiaque, du fait de la vasodilatation et aussi de la sécrétion accrue de testostérone.

La plupart de ces effets ont été démontrés expérimentalement sur l'animal. Cependant, l'effet antidiabétique, la baisse de la pression artérielle et surtout l'amélioration de la fonction érectile ont été vérifiés chez l'homme. Il apparaît aussi que quelques études ont mis en évidence une certaine efficacité pour la perte de poids.

La concentration des extraits en ginsénoïdes n'est pas la même pour toutes les préparations, elle varie de 1,5 à 7 %. Le ginseng n'est pas toxique ; à dose modérée il peut être pris pendant longtemps ; si l'on prend des doses élevées on peut recommander d'alterner des périodes d'arrêt de 15 jours. En effet, des doses élevées pendant longtemps peuvent provoquer quelques troubles, tels qu'insomnie, nervosité, hypertension, diarrhée, éruptions cutanées, saignements et même dépression.

La dose utilisée le plus souvent dans les études est de 200 milligrammes par jour. Le renforcement de la performance physique et mentale semble prouvé avec des doses de 200 à 400 milligrammes par jour d'extrait contenant au moins 4 % de ginsénoïdes, pendant au moins huit semaines. Comme le ginseng fluidifie le sang, il faut éviter les fortes doses en cas de traitement anticoagulant et prendre l'avis du médecin. Pour le traitement de la dysfonction érectile, les doses utilisées dans les études qui ont montré une certaine efficacité étaient élevées : de 1 800 à 3 000 milligrammes par jour en trois prises.

### ➤ *Le resvératrol*

Le resvératrol est un polyphénol présent dans la peau et les pépins de raisin, doté de plusieurs pouvoirs bénéfiques. C'est au resvératrol contenu dans le vin rouge que l'on a attribué la moindre mortalité cardio-vasculaire des Français par comparaison aux Anglo-Saxons, connue sous le terme de *French paradox*.

En 1992, Serge Renaud et Michel de Lorgeril ont publié un article dans la renommée revue *The Lancet*, montrant que la mortalité par infarctus était moindre en France que dans certains pays anglo-saxons, malgré une consommation comparable de graisses saturées. Cette relative protection des Français a été attribuée à la consommation modérée de vin rouge au cours des repas ; elle est connue depuis sous le terme de *French paradox*.

L'effet protecteur du vin rouge a été attribué au resvératrol, un polyphénol présent dans le raisin mais aussi dans d'autres baies. Depuis, un grand nombre d'études ont été conduites dans le monde pour déterminer les effets bénéfiques de cette molécule. La grande majorité d'entre elles ont été pratiquées au laboratoire, sur des cellules ou des petits animaux. Elles ont mis en évidence de multiples effets positifs du resvératrol : pouvoir antioxydant, pouvoir anti-inflammatoire, effet antidiabétique, pouvoir de protection vasculaire, effet antiobésité, pouvoir anticancer et neuroprotecteur.

Enfin, cerise sur le gâteau, le resvératrol pourrait allonger la durée de vie par son action sur les sirtuines, molécules de la longévité. Cependant, si un allongement de la durée de vie a bien été mis en évidence chez des levures, des vers ou des mouches, il n'est pas retrouvé chez la souris ; par conséquent, il est encore moins vraisemblable qu'il soit observé chez l'homme. Ce n'est pas encore l'élixir de vie éternelle.

Malgré cela, au vu d'une telle liste d'effets favorables, on est tenté de se précipiter sur les compléments de resvératrol, que l'industrie n'a pas manqué de mettre à notre disposition sous différentes formes, avant même de savoir si ces effets se vérifient réellement chez l'homme.

Pourtant, on ne peut pas affirmer aujourd'hui que la prise de resvératrol apporte un quelconque bénéfice, en l'absence d'études chez l'homme ; d'autant qu'il y a des raisons de faire quelques réserves, bien qu'il ne semble pas exister de toxicité à court terme pour des doses allant jusqu'au gramme.

En effet, la biodisponibilité du resvératrol est faible. Comme le resvératrol n'est pas soluble dans l'eau, mais dans l'alcool, il n'est pas certain qu'en avalant deux comprimés ou deux gélules avec un peu d'eau, leur contenu soit bien absorbé et, comme le resvératrol est rapidement métabolisé et éliminé par les urines, on peut se demander comment il a le temps d'agir.

D'autre part, on ignore quelle est la dose optimale à prendre. En effet, selon certaines études, le resvératrol a un comportement hormétique, c'est-à-dire favorable à faible dose et toxique à forte dose. L'effet protecteur sur les cellules du myocarde est attribué au renforcement du processus d'autophagie – un processus par lequel la cellule fait en quelque sorte son ménage, pour éviter l'encrassement (voir encadré, p. 159).

Or cet effet s'observe avec des doses faibles, alors que les doses fortes favorisent la mort cellulaire. Selon un groupe de chercheurs hongrois et américains, en nourrissant des rats avec une ration alimentaire contenant des doses quotidiennes respectives de resvératrol, de 2, ou 5 ou 100 milligrammes par kilo de poids corporel, pendant trente jours, on observe un effet protecteur avec les faibles doses, alors que pour 100 milligrammes (équivalent de 7 grammes pour un homme de 70 kilos – une forte dose), tous les cœurs meurent. Alors, où se situe la frontière entre effets bénéfiques et effets nuisibles pour nous humains ? Il n'est pas possible de le dire actuellement, faute d'études chez l'homme, mais ces observations imposent la prudence.

À côté du resvératrol, le raisin contient d'autres polyphénols, notamment des flavonoïdes (anthocyanines, quercétines, catéchines, procyanidines, épicatéchines, gallocatéchines), dont on connaît par ailleurs les effets bénéfiques et qui sont présents également dans nombre de baies colorées.

Les amateurs éclairés savent reconnaître ces parfums et ces goûts dans le vin : cassis, fraise, framboise et autres fruits rouges.

Tous ces composés contribuent à déterminer le goût et la couleur des grains de raisin et du vin. La richesse en polyphénols des grains de raisin varie selon le plant, le terroir et la saison. On a constaté par exemple que le contenu en catéchines et procyanidines du raisin espagnol est cinq fois plus important fin août que début octobre – le temps des vendanges a donc son importance. On sait également que le raisin rouge est plus riche que le raisin blanc et que le raisin de table est moins riche que le raisin destiné à la vinification. Par ailleurs, toutes les parties du grain de raisin ne sont pas égales : la pulpe ne contient que 10 % des polyphénols, alors que la peau en contient 28 à 35 % et le meilleur est dans les pépins, qui en contiennent 60 à 70 %. Alors mangez la peau, après l'avoir bien lavée pour la débarrasser des pesticides. Quant aux pépins, il est peu probable qu'ils libèrent leurs produits actifs dans l'intestin ; en revanche ils les libèrent dans le vin et dans les extraits de pépins de raisin.

Finalement, comme les effets protecteurs observés par Renaud et de Lorgeril l'ont été avec la consommation de vin, comme nous ne savons pas encore tout sur le resvératrol – notamment sur sa possible toxicité à forte dose –, comme le raisin contient bien d'autres substances actives (plus de 1 600) qui peuvent également jouer un rôle et interagir entre elles, et comme boire un ou deux verres de vin (de préférence rouge) au repas est plus agréable qu'avaler un ou deux comprimés, il me semble logique de recommander de boire un ou deux verres de vin rouge ou de jus de raisin, ou à la rigueur un extrait de pépins de raisin plutôt que de prendre des comprimés de resvératrol.

**Les effets favorables du resvératrol**

Protection cardio-vasculaire :
- inhibition de l'oxydation des LDL ;
- effet vasodilatateur avec baisse de la pression artérielle ;
- renforcement de la fonction endothéliale ;
- inhibition des plaquettes (fluidifie le sang) ;
- effet protecteur sur les cellules du myocarde ;
- réduction de l'arythmie ventriculaire.

Effet antidiabétique :
- effet hypoglycémiant ;
- augmentation de la sensibilité à l'insuline.

Effet antiobésité :
- diminution de l'adipogenèse ;
- augmentation de l'adipolyse.

Effet anticancer :
- par son pouvoir antioxydant et anti-inflammatoire ;
- par action contre la prolifération cellulaire ;
- par augmentation de l'apoptose ;
- antiangiogenèse.

Pouvoir neuroprotecteur.

### ➤ *DHEA : la fontaine de jouvence ?*

Considérée comme l'hormone de jouvence dans les années 1980-1990, la DHEA n'a pas tenu toutes ses promesses. Si elle semble effectivement pouvoir apporter quelque bien-être à des personnes âgées, il ne semble pas qu'elle exerce un effet protecteur contre les maladies liées à l'inflammation systémique. En outre, en raison de son action sur les organes sexuels, un doute plane sur la possible majoration du risque de cancer du sein ou de la prostate.

La DHEA (déhydroépiandrostérone) est une hormone propre à l'espèce humaine et aux primates, qui d'ailleurs en sécrètent moins que nous. Son rôle exact et son mode d'action ne sont pas parfaitement élucidés. Il semble qu'elle soit surtout un précurseur des autres hormones sexuelles mâles et femelles et qu'elle ne soit transformée en ces hormones que dans les organes cibles tels que la prostate ou le sein. Elle est produite par les glandes surrénales, les glandes génitales, le tissu adipeux et le cerveau. Le taux sanguin est maximum à la trentaine, où il est de l'ordre de 30 nmol/l, puis il baisse régulièrement avec l'âge.

Dans les années 1980-1990, la DHEA a été considérée comme l'hormone de jouvence, mais, par la suite, les études n'ont pas confirmé totalement cet espoir et actuellement les spécialistes sont plus prudents. En effet, certaines études initiales avaient mis en évidence une corrélation entre un taux bas de DHEA et la tendance à la surcharge graisseuse – notamment à l'obésité abdominale chez l'homme. Ce qui signifie qu'une sécrétion insuffisante de DHEA pourrait favoriser l'obésité abdominale, dont on connaît le lien avec le risque cardio-vasculaire.

Inversement, d'autres études avaient montré que les personnes qui avaient plus de DHEA avaient un taux de lipides sanguins et de cholestérol plus bas, une meilleure sensibilité à l'insuline et moins de tendance à l'athérosclérose. On pouvait donc espérer une diminution des risques de maladies cardio-vasculaires et de diabète par la prise de DHEA et même de prévenir la perte de mémoire. En effet, certaines expériences chez le rat avaient montré que la DHEA joue un rôle dans le métabolisme et les fonctions cérébrales, notamment sur les neurones de l'hippocampe, région du cerveau qui est impliquée dans l'apprentissage et la mémoire.

Les résultats de ces études étaient donc très prometteurs et on a logiquement conclu que la prescription de DHEA pourrait avoir des effets bénéfiques contre la sénescence ; on détenait l'hormone de jouvence ! Cependant, les essais ultérieurs d'intervention, consistant à comparer un groupe de personnes à qui on prescrit de la DHEA à un groupe témoin qui ne reçoit qu'un placebo n'ont pas confirmé tous les espoirs.

Certains effets semblent plus ou moins confirmés :

- amélioration de l'humeur, de la sensation de bien-être et de l'énergie chez les femmes ménopausées et les femmes atteintes d'insuffisance surrénale ;
- amélioration de la qualité de la peau, de la densité osseuse et de la force musculaire, et partiellement de la fonction sexuelle chez des femmes de plus de 70 ans ;
- effet favorable contre la dépression chez les femmes et les hommes ;
- amélioration de la force musculaire des membres inférieurs chez des femmes âgées ;
- amélioration de la sécheresse de la bouche, mais pas de l'œil sec ;
- amélioration de l'atrophie vaginale en applications locales.

Certains effets sont probables, comme l'augmentation de la masse maigre et de la force musculaire, avec diminution de la masse grasse chez les hommes qui ont un faible taux sanguin de DHEA.

En revanche d'autres effets, notamment concernant l'obésité et les facteurs de risque cardio-vasculaires, n'ont pas été confirmés :

- la baisse des lipides sanguins n'a été retrouvée que dans certaines études ;
- une seule étude a mis en évidence une baisse des lipides, du cholestérol total et du LDL, mais avec des doses de 1 600 milligrammes par jour pendant quatre semaines, dont on ignore si on peut les poursuivre à long terme sans risque.

Alors, puisqu'il y a tout de même des effets favorables, d'où vient la réticence des médecins à prescrire largement la DHEA ? La réponse est qu'il y a un risque, pour le moment mal défini, de favoriser la survenue d'un cancer de la prostate ou du sein ou de stimuler la progression d'un cancer déjà présent au niveau microscopique, mais encore invisible. Par conséquent la prudence s'impose.

Cependant, l'histoire de la DHEA n'a pas encore fini d'être écrite. En effet, il est possible que des durées de traitement plus longues et des doses plus fortes confirment certains effets favorables, qui demandent des études plus puissantes pour se manifester. Concernant les effets secondaires, il n'est pas certain que le cancer de la prostate soit associé à une augmentation des hormones mâles et une revue systématique de la Cochrane Library – dont la rigueur est reconnue – sur les effets de la DHEA sur les fonctions cognitives a conclu qu'il n'y avait pas d'effet positif sur la mémoire, mais qu'il n'y avait pas eu non plus de complications. En fait on ne dispose pas encore d'assez de recul et surtout d'un nombre suffisant d'études pour savoir précisément ce que l'on peut faire sans risque ou pas.

Pour le moment, le bénéfice éventuel de la prise de DHEA peut concerner les seniors qui ont un taux sanguin bas. Toutefois, compte tenu des risques potentiels, il n'est pas recommandé de prendre de la DHEA sans l'avis du médecin, sans dosage préalable et sans un examen des seins ou de la prostate. Si on en prend, des doses de 25 à 50 milligrammes par jour suffisent à rétablir un taux sanguin normal. Enfin, comme la DHEA n'est pas un médicament, elle échappe aux contrôles officiels, et il faut se méfier des produits en vente par Internet, qui ne répondent pas toujours aux normes de qualité et de sécurité.

## ➤ *Acide alpha-lipoïque, apparemment dénué de toxicité*

Ce puissant antioxydant est peu abondant dans l'alimentation et comme nous en fabriquons de moins en moins en prenant de l'âge, il pourrait être utile dans la prévention des maladies liées au vieillissement. On ne peut pas affirmer que cela soit réellement bénéfique, en l'absence d'études ayant spécifiquement porté sur cette application. Mais la tentation est grande, compte tenu de l'absence de toxicité connue de cette molécule à l'heure actuelle.

Découvert en 1958 dans le foie de bovins, l'acide alpha-lipoïque a d'abord été considéré comme une nouvelle vitamine. En fait, on a observé par la suite qu'il est également fabriqué par l'homme et par l'animal dans le cœur, le foie et le testicule ; par conséquent en principe nous ne devrions pas avoir besoin d'en prendre. L'acide alpha-lipoïque se présente sous deux formes R et S. La forme R est la forme naturelle et la forme synthétique est un mélange à parts égales des deux formes. On ne sait pas très bien si les deux formes ont un pouvoir différent et, si oui, laquelle est la plus active.

Notre capacité de production diminue avec l'âge et la question d'une prise de complément éventuelle se pose. Dans l'alimentation, l'acide alpha-lipoïque est apporté par les abats (foie, cœur, rein), que tout le monde ne mange pas de façon courante et, dans une moindre proportion, par certains légumes, notamment les épinards, les brocolis, les tomates, les pois et les choux de Bruxelles, ainsi que par le son de riz. Néanmoins, les quantités apportées par l'alimentation sont faibles, jusqu'à mille fois inférieures aux doses utilisées pour le traitement du diabète, qui sont de 200 à 600 milligrammes par jour.

L'intérêt que suscite cette molécule provient de son fort pouvoir antioxydant, qui lui confère de nombreux effets bénéfiques. L'acide alpha-lipoïque est capable non seulement de neutraliser les espèces réactives de l'oxygène, mais aussi de régénérer la vitamine E en synergie avec la vitamine C. Il est chélateur des ions métalliques cuivre, zinc, plomb, fer et mercure ; c'est-à-dire qu'il s'associe à eux pour former un ensemble qui neutralise leur pouvoir oxydant. Il s'oppose ainsi à l'inflammation systémique. Il contribue à faire baisser les triglycérides, il protège les LDL de l'oxydation et il améliore la fonction endothéliale ; autant d'effets protecteurs contre l'athérosclérose. Il exerce un effet relaxant sur la paroi artérielle qui contribue à faire baisser la pression artérielle et il améliore la microcirculation. Il améliore la sensibilité à l'insuline et à ce titre il est utilisé dans le traitement du diabète et de ses complications. Il diminue le stress oxydatif lié à l'effort musculaire chez les sujets âgés ou non entraînés et il a un effet protecteur sur le muscle cardiaque. Il exerce aussi un effet protecteur sur les nerfs. Comme il est à la fois hydrosoluble et liposoluble, il diffuse facilement dans tous les tissus et traverse la barrière entre le sang et le cerveau.

Doté de toutes ces qualités, il a bien évidemment été essayé pour traiter plusieurs maladies, notamment les maladies chroniques où stress oxydatif et inflammation systémique tiennent une large part. C'est pour le traitement du diabète qu'il est le plus utilisé et qu'il a fait la preuve de son efficacité, notamment en Allemagne où il est utilisé depuis longtemps. Il a donné des améliorations également dans quelques essais contre la maladie d'Alzheimer. Il a été proposé dans le syndrome métabolique et à la dose de 1 800 mg/jour il a aidé des obèses à perdre du poids. Il a été utilisé comme traitement préventif de la migraine et dans le rare syndrome de la bouche brûlante, pour le traitement duquel on est assez démuni. Il est utilisé également dans les crèmes anti-âge. Il est très bien absorbé quand il est pris par la bouche et il ne semble pas être toxique.

Les doses généralement utilisées, notamment pour le traitement des complications du diabète sont de 300 à 600 milligrammes par jour. À ces doses, il ne semble pas y avoir d'effets secondaires. Des doses plus élevées ont pu provoquer des troubles digestifs, de l'insomnie ou des réactions allergiques. Les diabétiques ne doivent pas le prendre sans l'avis de leur médecin, car associé au traitement habituel il peut provoquer un risque d'hypoglycémie. À titre préventif, comme antioxydant, des doses de 20 à 50 milligrammes pourraient suffire.

Alors, en prendre ou ne pas en prendre ? Ce puissant antioxydant, aux effets multiples et qui semblent dénués de toxicité, est bien séduisant et la question qui démange est évidemment de savoir si l'on peut en prendre à titre préventif comme anti-âge, pour contrer l'inflammation. Malheureusement, en dehors des études sur la neuropathie diabétique, on ne dispose pas vraiment d'études chez l'homme sur la prescription à titre préventif, contre les effets du vieillissement, pour pouvoir le recommander sans arrière-pensée. On ne connaît pas en particulier les risques éventuels de la prise au long cours. Alors, en prendre ou ne pas en prendre ? Pour le moment, c'est un pari. Un pari qui comporte probablement peu de risques, mais un pari tout de même.

### ➤ *Coenzyme Q10 : même profil que l'acide alpha-lipoïque*

Les effets bénéfiques de la coenzyme Q10 sont dus à son rôle de transporteur d'électrons dans la chaîne de production de l'énergie au niveau des mitochondries. Elle est utilisée dans certaines maladies comme le diabète, la maladie de Parkinson, ou la migraine. Elle semble dépourvue de toxicité et pourrait être utile pour la prévention des conséquences de l'inflammation systémique liée à l'âge.

La coenzyme Q10, ou ubiquinone, a été isolée en 1957 des mitochondries de la viande de bœuf. Indispensable à la vie, elle est très répandue dans les tissus vivants – d'où le nom ubiquinone –, mais ce n'est pas une vitamine, puisque l'organisme la fabrique lui-même. Par sa structure chimique, elle est transporteuse d'électrons – elle peut aussi bien en donner qu'en prendre –, elle est donc antioxydante dans certaines réactions et joue surtout un rôle capital dans la chaîne de production d'énergie au niveau des mitochondries. Il n'est donc pas étonnant qu'elle se trouve en forte concentration dans les tissus qui sont le siège d'une forte activité énergétique, comme le cœur, le foie, le rein, le cerveau, ou même la gencive. Cependant, sa production diminue avec l'âge.

En pratique, elle est intéressante en raison de son rôle dans la production d'énergie et par son potentiel antioxydant et de ce fait anti-inflammatoire ; on a démontré qu'elle fait baisser la production de TNFα – médiateur de l'inflammation – par les cellules sanguines. Elle est utilisée essentiellement dans certaines maladies rares, dues à un trouble du métabolisme des mitochondries, et elle a été essayée dans nombre de maladies où elle pourrait apporter le bénéfice de son activité antioxydante, aussi bien que de son énergie, notamment la défaillance cardiaque et les maladies neurologiques.

C'est dans la maladie de Parkinson qu'elle est le plus efficace en donnant une amélioration des symptômes. Certaines études ont mis en évidence également une amélioration – modeste – des fonctions cognitives dans la maladie d'Alzheimer. Dans le domaine cardio-vasculaire, elle améliore la fonction endothéliale (impliquée dans la formation des plaques d'athérome), améliore la souplesse des artères et fait baisser la pression artérielle ; enfin, dans certaines études – pas toutes –, elle a amélioré les symptômes de défaillance cardiaque. Dans le diabète, elle peut aider au contrôle glycémique et à la protection vasculaire, puisqu'on sait que l'atteinte des vaisseaux est une complication fréquente du diabète.

Elle pourrait être utile en cancérologie, car on a constaté que la concentration de Q10 est faible chez les personnes atteintes de certains cancers et qu'elle ralentit la croissance tumorale dans les expériences de laboratoire ; ce qui ne signifie pas automatiquement qu'elle a un effet anticancéreux ni même préventif. Il faudra encore beaucoup d'autres études pour le savoir.

Elle a été également tentée avec plus ou moins de succès dans le traitement de la migraine, de l'asthme, de l'hyperthyroïdie, de la périodontite, de la fatigue chronique, ou même des complications du sida. Elle améliore la mobilité des spermatozoïdes, et pourrait être utile au traitement de l'infertilité masculine. Elle a une certaine efficacité contre les signes de vieillissement de la peau, en contrant l'activité des enzymes qui dégradent le collagène. On a montré également que la concentration de Q10 dans la rétine diminue avec l'âge ; elle pourrait donc avoir un intérêt pour prévenir les maladies liées au vieillissement de l'œil, notamment la DMLA ; mais cela reste à prouver.

La question qui se pose à nous, dans le cadre préventif, est de savoir s'il peut être utile de prendre Q10 en complément, pour ralentir les effets de l'âge. Difficile d'y répondre de façon objective en l'absence d'études. Il n'est pas inutile de savoir que si l'enrichissement de la nourriture en Q10 a prolongé la durée de vie des vers, elle n'a pas augmenté celle des souris. Il ne faut donc pas en attendre de miracle !

Cependant, il est tentant de répondre par l'affirmative pour trois raisons :

- la prise de Q10 ne semble pas comporter de dangers ;
- nous fabriquons moins de Q10 en vieillissant et l'alimentation en apporte peu ;
- Q10 a des propriétés qui sont utiles dans certaines maladies liées au stress oxydatif, à l'inflammation et associées à l'âge ; par conséquent, compenser le déficit en Q10 lié au vieillissement, pourrait aider à prévenir ces maladies.

Les réserves sont liées au fait que l'on ne sait pas bien quelle est la biodisponibilité de Q10 ; autrement dit, quel pourcentage de ce que l'on prend est réellement absorbé et combien se retrouve finalement dans les tissus qui en ont besoin. On sait que l'absorption est améliorée en milieu lipidique et qu'un apport de vitamine B6 est indispensable. Des pistes sont à l'étude pour améliorer l'absorption. Prendre 100 à 200 milligrammes par jour de Q10 après la cinquantaine est peut-être bénéfique, sans que l'on puisse l'affirmer avec certitude aujourd'hui. En définitive, comme le produit n'est pas toxique, on peut l'essayer si on manque d'énergie, ou en prendre par intermittence contre le vieillissement, ou encore avec l'avis du médecin, en cas de migraine ou de périodontite rebelles.

## ➤ *La carnitine ne fait pas maigrir, mais elle a d'autres effets positifs*

La carnitine est une substance physiologique, active au niveau de la mitochondrie, qui peut améliorer les symptômes de la dépression, de la fatigue chronique, de certains troubles neurologiques, ou du syndrome des yeux secs. Elle peut améliorer la performance des sportifs – sans garantie –, mais il semble bien établi que, contrairement à une des principales attentes, elle ne fasse pas perdre de poids.

La carnitine est une substance fabriquée par l'organisme, dont le rôle le mieux connu est de faciliter l'oxydation des acides gras dans la mitochondrie – elle favorise la pénétration de l'acétyl-coenzyme A dans la mitochondrie. C'est à partir de cette notion qu'on lui attribue généralement le pouvoir de faire perdre du poids en brûlant les graisses. Elle est fabriquée dans le cerveau, le foie et le rein ; c'est le muscle qui en contient le plus. Elle agit à plusieurs niveaux, par des mécanismes qui ne sont probablement pas tous connus. Dans l'alimentation, elle provient essentiellement des aliments d'origine animale et il ne semble pas y avoir de risque de déficience pour ceux qui ne sont pas végétariens. En pratique, la carnitine, le plus souvent la forme L-acétyl-carnitine, est utilisée comme complément ou comme médicament, aux effets multiples.

C'est au niveau du système nerveux qu'elle est la plus efficace, en favorisant la synthèse des phospholipides des membranes cellulaires, en renforçant la production d'acétylcholine, en stimulant le métabolisme des mitochondries et en réduisant le stress oxydatif. Elle améliore les symptômes de la maladie d'Alzheimer – à condition d'être prise à un stade précoce –, elle améliore la dépression, en particulier la dépression du sujet âgé, elle est active dans le traitement de différents types d'atteintes des nerfs périphériques, notamment dues au diabète, à la chimiothérapie ou aux traitements du sida.

À côté de ses effets sur le système nerveux, qui sont les plus étudiés, elle pourrait améliorer le diabète de type 2 en augmentant la sensibilité à l'insuline. Elle exerce également un effet protecteur au niveau de l'œil, contre la cataracte, la DMLA, le glaucome ou même le syndrome des yeux secs. Elle améliore la fonction de l'endothélium vasculaire et fait baisser la pression artérielle. Elle améliore la qualité du sperme en cas d'infertilité masculine ; dans quelques études, le traitement a abouti à des naissances. Elle a été utilisée également avec succès dans certains cas de fatigue chronique. Elle aide à combattre l'affaiblissement des sujets âgés (voir encadré). Bref, c'est un « bon produit » que l'on peut mettre un peu à toutes les sauces et qui semble dénué de toxicité aux doses usuelles de 1 à 3 grammes par jour.

**La fragilité des personnes âgées**

Elle est caractérisée par la présence d'au moins trois des signes suivants : amaigrissement non intentionnel, fatigue, faiblesse (diminution de la force des mains), démarche lente, déclin de l'activité physique.

Elle est en rapport avec un ensemble de problèmes physiologiques tels qu'inflammation, dysfonctions neuromusculaire, endocrinienne, immunitaire et troubles du métabolisme énergétique. Le déficit en carnitine peut être en cause par la dysfonction des mitochondries, qu'il entraîne.

Dans quelques études, la prise de carnitine a permis d'améliorer les symptômes.

Cependant, au quotidien, elle n'est pas achetée pour ces indications, mais pour deux raisons principales : on lui attribue le pouvoir de faire perdre du poids et de renforcer les performances athlétiques, en raison de son rôle métabolique. Et là, les réponses risquent d'être décevantes.

Concernant le renforcement de la force musculaire, on trouve des réponses contradictoires. Selon Eric Brass du Harbor-UCLA Medical Center, après administration de fortes doses de carnitine, la plus grande partie est éliminée par les urines, la biodisponibilité est faible, et il est peu probable que la prise de carnitine par périodes de quelques jours ou quelques semaines puisse modifier le contenu en carnitine du muscle. Les études humaines n'ont pas démontré formellement que la prise de carnitine améliore la performance et surtout l'analyse de douze produits en vente libre a montré qu'ils ne contenaient en moyenne que la moitié du poids de carnitine marqué sur l'étiquette. Au contraire, selon une étude plus récente de deux spécialistes de l'institut de recherche en hématologie Ludwig Boltzmann de Vienne, la carnitine stimule le métabolisme, fait baisser la concentration en lactates provoquée par l'effort intensif et accélère la récupération.

Concernant la perte de poids, la désillusion risque d'être plus grande. En effet, aussi bien selon une étude canadienne publiée en 2000, que selon une analyse détaillée des différents compléments alimentaires destinés à la perte de poids, publiée en 2004 par trois spécialistes de médecine intégrative et de médecines alternatives – donc peu suspects d'avoir un *a priori* négatif à l'égard des compléments alimentaires – de la prestigieuse Harvard Medical School, il n'y a pas d'études ayant démontré que la carnitine fait perdre du poids. On peut se consoler en disant que les études à venir peuvent inverser la proposition. Pourquoi pas ?

En définitive, à part les maladies où elle peut être prescrite par le médecin, quand peut-on prendre de la carnitine ?

Pas pour perdre du poids.

Éventuellement par les sportifs, pour améliorer la performance et la récupération musculaire ; sans garantie.

Apparemment sans risque, pour les seniors qui se sentent fatigués, sans énergie, ou pour prévenir les maladies liées au vieillissement.

Elle peut aussi être essayée contre la fatigue chronique ou les yeux secs.

### Que peut-on prendre en pratique ?

En priorité 1 ou 2 gélules d'oméga-3, si vous ne consommez pas assez de poisson.
Vous pouvez prendre sans crainte, mais sans excès :
- vitamine C (200 milligrammes) ;
- vitamine B 12 (2 à 6 microgrammes) ;
- autres vitamines B (elles sont souvent dans les polyvitamines) ;
- vitamine D (600 à 1 000 UI).

Vous pouvez prendre de temps à autre, en alternant – pas tous à la fois :
- une polyvitamine ;
- ginkgo (120 à 240 milligrammes) ;
- ginseng (200 milligrammes) ;
- extrait de thé ;
- extrait d'ail ;
- acide alpha-lipoïque ;
- coenzyme Q10 ;
- carnitine.

Soyez vigilant de ne pas prendre en excès :
- vitamine E (pas plus de 150 UI et pas tout le temps) ;
- vitamine A (pas plus de 3 000 UI ; il y en a dans les polyvitamines) ;
- bêta-carotène (mieux vaut éviter) ;
- fer (à éviter après la cinquantaine, sauf prescription du médecin) ;
- cuivre, zinc et sélénium (il y en a dans les polyvitamines) ;
- DHEA (pas sans avis médical).

Prenez garde de ne pas consommer plusieurs polyvitamines simultanément, car les doses s'additionnent.
D'une manière générale, ne prenez pas plus d'une spécialité à la fois.

CHAPITRE 17

# Bouger, un remède anti-inflammatoire

## L'activité physique est vitale

On ne saurait trop insister sur les bienfaits de l'exercice, alors que la sédentarité génère un maximum de problèmes. L'effort musculaire induit une réponse anti-inflammatoire. L'exercice contribue à réduire la masse grasse au profit de la masse maigre. Il exerce un effet protecteur contre l'obésité, le diabète, les maladies cardiovasculaires, le cancer, la dépression et il améliore même la fonction sexuelle.

Tous ces avantages sont apportés par une activité physique modérée mais régulière : 30 minutes de marche rapide ou 15 minutes de jogging par jour, ou la pratique d'un art martial tel que yoga, qi gong ou taï-chi, ou encore une heure de jardinage.

Comme celui des autres animaux, notre organisme est conçu pour le mouvement. Nos ancêtres préhistoriques ont colonisé le globe à pied ! Aujourd'hui, les citadins sont en grande majorité sédentaires. Ils travaillent assis et se déplacent en voiture ou dans les transports en commun. Le progrès technologique nous apporte certes un confort auquel nul d'entre nous ne souhaite renoncer ; mais la sédentarité, qui est devenue la règle pour la majorité d'entre nous dans les pays industrialisés, est en grande partie responsable, avec l'alimentation trop riche, de la plupart des maladies liées à l'inflammation systémique, qui frappent notre société.

Les calories en excès, non brûlées en raison d'une dépense physique insuffisante, sont transformées en graisse et stockées dans le ventre et les cuisses ; graisse, qui, en plus d'alourdir la silhouette, sécrète des adipokines inflammatoires. Les muscles s'affaiblissent par manque d'entraînement, alors que la charge qu'ils ont à porter augmente. Un véritable cercle vicieux s'installe : moins on bouge, plus on grossit, et plus on grossit, plus on a de mal à bouger. Le dos et les articulations souffrent de l'immobilité, du poids à supporter et de l'inflammation chronique. Plus on avance en âge, plus on gagne de poids et plus il devient difficile de rompre le cercle vicieux. Ne remettez pas à demain la décision de commencer à bouger ! C'est maintenant et tout de suite ; d'autant plus qu'il suffit d'un minimum quotidien pour renverser la vapeur !

Le glucose, carburant du muscle, qui est utilisé au début de l'effort provient du glycogène contenu dans le muscle lui-même ; puis lorsque l'effort se prolonge, le foie produit du glucose, d'abord à partir de ses propres réserves de glycogène, puis à partir des graisses de réserve. C'est ainsi que l'exercice soutenu détruit des graisses. On peut perdre du poids sans régime drastique, en marchant beaucoup et d'un pas rapide. La pratique régulière de l'exercice diminue la masse de tissu graisseux et augmente la masse musculaire : elle provoque le déplacement de la masse grasse vers la masse maigre. La perte de poids peut donc être minime, mais le résultat excellent ; d'autant que la graisse viscérale – celle qui est associée au risque cardio-vasculaire – est celle qui diminue en premier. Au contraire, maigrir par le seul régime fait perdre du gras mais aussi du muscle. Donc pour maigrir harmonieusement, il faut associer régime et exercice !

La consommation des graisses de réserve s'accompagne d'une baisse des lipides sanguins, du cholestérol et des LDL. En augmentant la sensibilité des cellules à l'insuline, l'activité physique tend à réduire le taux de glucose dans le sang, à prévenir le diabète et même à l'améliorer quand il est déclaré ; l'exercice fait partie du traitement du diabète de type 2. La recommandation de l'American Heart Association pour les diabétiques est de pratiquer au moins 150 minutes d'exercice d'intensité modérée ou 90 minutes d'intensité forte par semaine (voir encadré). Celle du Canadian Hypertension Education Program contre l'hypertension est de pratiquer 30 à 60 minutes d'exercice d'intensité modérée, quatre à sept fois par semaine (marche, jogging, vélo, natation). Il n'est pas inutile de préciser que, par marche, on entend marche rapide, conçue comme un exercice et non comme une promenade.

**Recommandations pour les diabétiques (valables aussi pour tous)***

Au moins 150 minutes par semaine d'exercice d'endurance d'intensité modérée ou 90 minutes d'exercice vigoureux.

Exercice de résistance trois fois par semaine.

Pratiquer trois fois par semaine ; pas plus de deux jours sans exercice.

Mieux vaut trois séances de 10 minutes par jour qu'une séance de 30 minutes.

Les exercices d'endurance ou aérobies peuvent être le jogging, le vélo ou la marche ; la marche est une marche rapide, conçue comme un exercice, pas comme une promenade.

Les exercices de résistance sont des exercices de poids ou avec des appareils en salle.

*Selon l'American Heart Association (2009).

L'effort musculaire induit une réponse anti-inflammatoire. En effet, la contraction musculaire provoque la diminution du TNFα et la production par le muscle de myokines anti-inflammatoires. On a fait l'expérience d'injecter de l'endotoxine à des volontaires sains répartis en deux groupes, l'un qui était au repos, l'autre qui venait de faire trois heures de vélo statique. Dans le premier groupe, le taux de TNFα a été multiplié par deux ou trois en réponse à l'endotoxine, dans le deuxième groupe, il n'a pas varié – l'exercice a empêché la réponse inflammatoire à l'endotoxine. En revanche, l'exercice très intense et prolongé génère un excès de ROS, qui peut dépasser les capacités de défense antioxydantes de l'organisme. Il est donc recommandé aux sportifs de haut niveau de prendre des antioxydants en complément. On peut dire schématiquement que le sport est antioxydant à dose modérée et majore au contraire le stress oxydatif lorsqu'il est pratiqué intensivement.

L'entraînement du muscle cardiaque, comme pour les autres muscles, augmente son efficacité ; à travail égal la pompe tourne moins vite, la fréquence des battements diminue, chaque contraction pulse plus de sang et le flux dans les artères coronaires est amélioré. Le cœur des sportifs bat à un rythme plus lent que celui des sédentaires. L'effort exerce un effet protecteur sur les vaisseaux en améliorant la fonction endothéliale et en renforçant le système parasympathique (vasodilatateur) aux dépens du sympathique (vasoconstricteur), ce qui contribue à faire baisser la pression artérielle. Certains facteurs de coagulation sont également diminués par l'effort, ce qui réduit le risque de formation de caillots dans les artères. Pour toutes ces raisons, l'exercice fait partie, au même titre que la perte de poids, des recommandations du Comité national américain de l'hypertension.

L'activité physique a également un effet protecteur contre le cancer, qui est établi notamment pour les cancers du sein, de l'utérus et du côlon. Les contraintes exercées par l'effort au niveau de l'os augmentent le remodelage osseux dans un sens favorable : elles renforcent la minéralisation à tous les âges de la vie et contribuent à réduire le risque de fracture chez les sujets âgés. En outre, le renforcement de la force musculaire et l'absence de surcharge pondérale favorisent leur autonomie.

Globalement la sensation de bien-être et l'humeur sont améliorées, le risque de dépression s'éloigne. Et, en prime, la pratique sportive améliore les fonctions sexuelles ; la réduction du risque de dysfonction érectile chez des hommes sédentaires qui se sont mis au sport a été prouvée par plusieurs études et l'amélioration a atteint jusqu'à 70 %, selon une analyse publiée par des spécialistes de l'andrologie.

Enfin, il n'est pas inutile de rappeler que tous ces avantages sont apportés en pratiquant au moins une activité physique modérée mais régulière : 30 minutes de marche rapide ou 15 minutes de jogging par jour, ou la pratique d'un art martial tel que le yoga, le qi gong ou le taï-chi, ou encore 1 heure de jardinage. Mais bien évidemment si l'on fait plus on en tirera encore plus de bénéfices.

## Quel type de sport ?

Tous les sports n'ont pas le même impact sur le système cardio-vasculaire et tous ne comportent pas les mêmes avantages ni les mêmes risques. Les sports d'endurance comportent principalement des exercices dynamiques, qui mettent en jeu plusieurs groupes de muscles, comme la marche ou la natation. Ils se font avec une forte consommation d'oxygène, ils font respirer – aérobies –, ils ont les effets cardio-vasculaires les plus favorables. Les sports de résistance comportent surtout des exercices statiques, qui font travailler un groupe plus limité de muscles, avec plus de force que de mouvement, comme l'haltérophilie. Ils consomment moins d'oxygène et augmentent fortement la pression artérielle. On comprend tout de suite qu'il vaut mieux donner la préférence aux sports d'endurance, ce qui ne signifie pas qu'il ne faut pas faire également de la musculation. Les deux sont complémentaires et la plupart des activités sportives ont à la fois une composante de résistance et d'endurance, dans des proportions variables. Le tableau établi par Mitchell, Hasken et Raven permet de situer la part d'endurance et de résistance de différents types de sports (voir tableau 17).

Certains sports exposent à des risques accidentels liés notamment aux chutes. D'après les données de l'Institut de veille sanitaire, les sports qui exposent le plus aux chutes et aux fractures sont le vélo, les sports d'hiver et l'équitation. Les parties du corps les plus touchées sont les membres et la tête. La protection du crâne par un casque est vitale – ne vous en dispensez pas –, mais elle n'empêche pas les fractures des membres ou, pire, de la colonne vertébrale.

Les lésions des muscles, tendons, ligaments et articulations sont fréquentes ; elles nécessitent parfois une réparation chirurgicale et peuvent laisser des séquelles à long terme, sources de douleurs, de faiblesses ou de raideur des articulations. Prenez le temps d'échauffer vos muscles et de faire quelques assouplissements avant d'entrer dans le jeu et ne vous dispensez pas des équipements spécifiques qui ont été élaborés pour différents types de sports. De façon plus banale, mais plus insidieuse et sournoise, les microtraumatismes des cartilages articulaires entraînent des lésions chroniques, responsables de nombreuses années plus tard d'arthrose.

### Tableau 17. Classification des sports selon Mitchell, Hasken et Raven

| | Dynamique faible | Dynamique modéré | Dynamique fort |
|---|---|---|---|
| **Statique faible** | Billard<br>Boules/bowling<br>Cricket<br>Golf<br>Tir | Base-ball<br>Volley-ball<br>Tennis en double<br>Tennis de table | Course de fond<br>Marche athlétique<br>Ski de fond<br>Football<br>Tennis simple<br>Squash<br>Hockey sur gazon |
| **Statique modéré** | Équitation<br>Plongeon<br>Tir à l'arc<br>Motocyclisme<br>Course automobile | Course à pied<br>Escrime<br>Football américain<br>Natation synchronisée<br>Patinage artistique<br>Rodéo<br>Rugby<br>Sauts de tous types<br>Surf | Course de demi-fond<br>Ski de fond (pas du patineur)<br>Basket-ball<br>Handball<br>Hockey sur glace<br>Natation |
| **Statique fort** | Bobsleigh<br>Escalade<br>Gymnastique<br>Haltérophilie<br>Judo ou karaté<br>Luge<br>Lancers (de poids, de javelot, etc.).<br>Ski nautique<br>Planche à voile<br>Voile | Culturisme<br>Lutte<br>Ski alpin | Aviron<br>Boxe<br>Canoë-kayak<br>Cyclisme<br>Décathlon<br>Patinage de vitesse |

Il ne faut pas lésiner sur la qualité des équipements qui contribuent à minimiser les traumatismes, notamment les chaussures. Cependant, selon une analyse récente publiée par David Hunter de Boston et Felix Eckstein d'Ainring en Allemagne, la pratique modérée du sport n'augmente pas le risque d'arthrose du genou et de la hanche, tant qu'il n'y a pas de blessure. En revanche, le risque est plus élevé pour les sportifs de haut niveau, notamment pour les sports qui comportent un fort impact sur les genoux ou les hanches.

## Quelques précautions

Si vous êtes jeune, sportif et non fumeur, vous n'êtes pas concerné par ce qui suit, vous pouvez zapper. En revanche, soyez attentif si vous n'avez pas pratiqué depuis longtemps. Commencez par une visite médicale, surtout après 45 ans si vous êtes un homme ou 55 ans si vous êtes une femme. Allez-y progressivement, mais régulièrement. N'en faites pas trop les premières fois, car les courbatures risquent de vous bloquer les jours suivants. Il vaut mieux en faire moins, et continuer les jours qui suivent en augmentant progressivement l'intensité, plutôt que ressentir des courbatures, qui vous encourageront à renoncer. Respectez un certain nombre de précautions (visitez le site des cardiologues du sport) :

- Échauffez les muscles, les tendons, les articulations et le système cardio-vasculaire par quelques exercices avant de démarrer. Les muscles et les articulations sont moins souples et le cœur s'adapte moins vite à l'effort quand on manque d'entraînement.
- Commencez par des étirements et des assouplissements.

• Évitez de faire du sport après un repas : le sang est alors plus concentré au niveau des viscères digestifs et l'organisme est déjà au travail. Ne lui en rajoutez pas.

• Évitez les températures extrêmes car le froid majore le risque d'accident cardiaque. De même la pollution : évitez le jogging lorsqu'il y a alerte à la pollution.

• Évitez la cigarette : la combustion provoque la formation d'oxyde de carbone qui entrave l'oxygénation des globules rouges, alors que l'exercice majore le besoin d'oxygène.

• D'une manière générale, votre cœur n'est pas soumis à trop de pression, tant que vous pouvez soutenir une conversation tout en pratiquant. Pendant le jogging ou la balade à vélo, votre cœur supporte bien l'effort tant que vous pouvez parler avec les copains ; si vous n'y parvenez plus, ralentissez le rythme.

• Surveillez votre fréquence cardiaque pendant l'exercice.

## Tous les moyens sont bons pour bouger

Si vous n'êtes pas agriculteur, ni ouvrier du bâtiment, ni prof de gym, mais que, comme une majorité de citadins, vous passez le plus clair de votre temps assis dans un bureau et si vous n'avez pas le temps d'aller en salle de gym, tous les moyens sont bons pour bouger.

• Marchez le plus possible, évitez autant que possible de prendre la voiture pour une course ou pour accompagner les enfants à l'école.

• Prenez les transports en commun plutôt que la voiture pour aller au travail ; vous marcherez pour y aller, vous marcherez lors des changements et vous voyagerez plus souvent debout qu'assis.

• Remettez-vous au vélo, vous dépenserez plus de calories, moins d'argent en carburant et vous dégagerez bien moins de $CO_2$ que la voiture. Avec la crise de l'énergie et le réchauffement climatique, vous gagnez sur tous les plans. N'oubliez pas le casque !

• Évitez les ascenseurs et les escaliers mécaniques, prenez les escaliers.

• Pendant la coupure de midi, évitez de vous attarder au restaurant, au self ou au café ; allez encore marcher pendant le temps qui vous reste, faites une course, regardez les vitrines, comme il vous plaira, mais bougez !

• Après dîner, faites une promenade plutôt que regarder la télévision ; le chien à promener est un excellent motif pour bouger.

• Les tâches ménagères font travailler les muscles et dépenser de l'énergie. Elles sont peut-être une des explications – entre autres – de la meilleure santé des femmes. Messieurs participez ! Vous ferez plus pour votre santé en passant l'aspirateur ou en nettoyant les vitres, qu'en regardant un match de foot, en compagnie d'une bière.

• Il est plus sain d'écouter la radio ou votre musique préférée, ou encore de regarder votre émission de télévision, sur un vélo d'appartement plutôt que dans le canapé.

• Enfin achetez un podomètre, c'est la moins chère des machines d'exercice et c'est efficace.

Dena Bravata et son groupe de Stanford University ont analysé les résultats des études qui ont évalué l'utilisation du podomètre pour pousser les sujets sédentaires à se bouger. Sur les 2 246 études publiées dans la littérature médicale, ils en ont retenu 26 qui remplissaient les critères de qualités requis. Les résultats sont éloquents :

• Lorsqu'on compare un groupe de personnes à qui on demande de porter un podomètre à un groupe témoin, on constate que les premiers augmentent leur activité en moyenne de 2 000 pas par jour, soit environ 1 600 mètres.

• Le nombre de pas par jour est augmenté significativement si l'on se fixe un objectif ; par exemple 10 000 pas par jour, qui est la recommandation habituelle des experts.

• On augmente encore plus son activité si l'on note ses résultats sur un carnet.

• Les participants qui ont utilisé le podomètre ont vu leur poids diminuer de façon significative.

• Ils ont également baissé leur pression artérielle, en moyenne de 3,8 millimètres de mercure pour la pression artérielle systolique (maxima) et 0,3 pour la pression artérielle diastolique (minima). Ce qui n'est pas négligeable lorsqu'on sait qu'une baisse de pression systolique de 2 millimètres est associée à une diminution du risque de décès par accident vasculaire cérébral de 10 % et par autres causes vasculaires de 7 %.

Alors n'hésitez pas, si vous ne pratiquez aucun sport achetez un podomètre et un petit carnet, fixez-vous pour objectif de faire 10 000 pas par jour ; même si vous ne les faites pas, le seul fait de marquer chaque jour votre nombre de pas vous motivera pour en faire plus.

CHAPITRE 18

# Cesser de fumer

## Les dégâts du tabac

Le tabac provoque le cancer, l'infarctus, l'artérite, la bronchite chronique, l'impuissance, la stérilité, la cataracte, la DMLA, le vieillissement de la peau et la dégradation des dents. Un fumeur sur deux meurt prématurément du tabac. Cesser de fumer est la mesure la plus importante pour combattre l'inflammation systémique.

Le tabac est responsable de la mort d'un adulte sur dix dans le monde. La moitié des 650 millions de fumeurs seront tués par le tabac. À l'échelle individuelle, cela signifie que si l'on fume on a une chance sur deux de mourir prématurément de maladies liées au tabac et que, si l'on est un couple de fumeurs, l'un des deux mourra prématurément !

Le tabac est la cause quasi exclusive du cancer bronchique. Ce cancer très grave et responsable d'une mort particulièrement pénible est la première cause de décès par cancer dans le monde et le risque de le contracter est proportionnel à la quantité de tabac fumé. Le tabac est responsable de neuf cancers des voies aérodigestives supérieures sur dix (lèvres, bouche, pharynx, larynx, œsophage) et l'association du tabac et de l'alcool a un effet multiplicatif. Il est responsable de plus d'un tiers des cancers de la vessie ;

autre cancer particulièrement redoutable par sa gravité et les souffrances qu'il provoque. Il favorise également la survenue des cancers du pancréas, de l'estomac, du côlon, du rein et du sein.

À côté du cancer, l'inflammation des voies respiratoires provoquée par les substances toxiques, contenues dans la fumée, est responsable de la broncho-pneumopathie chronique obstructive (BPCO), qui elle-même entretient un état d'inflammation systémique (voir chapitre 6). Si vous êtes un jeune et fringant fumeur, peut-être même sportif tout en étant fumeur, imaginez-vous dans quelques années essoufflé au moindre effort, poussif, toussant et crachant en permanence. Par ailleurs, le tabac aggrave l'asthme et, chez les enfants, le tabagisme passif peut même en être la cause principale.

Au niveau des vaisseaux, les dégâts ne sont pas moindres ; un tiers des décès par maladie cardio-vasculaire sont dus au tabac. Le risque de faire un infarctus du myocarde est multiplié par un facteur de 3 à 5 chez les fumeurs par rapport aux non-fumeurs. L'artérite des membres inférieurs s'observe presque exclusivement chez les fumeurs ; le risque est multiplié par 9 pour une consommation de 15 cigarettes par jour. Fumer augmente aussi le risque d'accident vasculaire cérébral et sans attendre un âge canonique : une femme de moins de 50 ans qui fume a 3 fois plus de risques d'être frappée par une attaque qu'une non-fumeuse. L'association du tabac et de la pilule majore encore plus le risque ; il est tout de même dramatique de voir une jeune femme frappée par une attaque cérébrale comme un vieillard !

L'atteinte des artères qui irriguent les corps caverneux de la verge entraîne l'impuissance ; le tabac altère aussi directement la vitalité des spermatozoïdes et il favorise également le cancer du testicule. Chez la jeune femme, le tabac est responsable de troubles des règles, de baisse de la fertilité, d'une augmentation du risque de grossesse extra-utérine et d'un avancement de l'âge de la ménopause. Et si la mère fume pendant la grossesse, le nouveau-né a plus de risques d'avoir un poids insuffisant à la naissance ou d'être atteint de malformations.

Fumer majore également le risque d'avoir la cataracte avant même d'être un vieillard et pire encore la dégénérescence maculaire liée à l'âge (DMLA), qui est la première cause de cécité après 50 ans.

Moins grave, mais tout aussi désagréable, l'impact du tabac sur les dents. Outre la mauvaise haleine, les dents jaunes ou noires chez les gros fumeurs, le tabac altère l'état des gencives, la solidité des dents et même l'os des maxillaires lui-même, ce qui ne simplifie pas l'implantation de dents artificielles. En dégradant les fibres élastiques et le collagène, le tabac provoque le vieillissement accéléré de la peau. La peau des fumeuses perd son éclat, devient terne et grisâtre et se flétrit plus vite.

Tous ces troubles sont réversibles à l'arrêt de l'intoxication : il n'est donc jamais trop tard pour bien faire ! Enfin, n'oubliez pas que tous les risques que le fumeur décide d'encourir délibérément, il les fait partager à ses proches, qui n'ont pas choisi de fumer, et notamment à ses enfants, qui se trouvent injustement hériter d'un état inflammatoire chronique sans avoir rien fait pour, et qui sont plus exposés aux infections et à l'asthme.

### Quelques chiffres pour contribuer à convaincre ceux qui ont la fibre écologique*

La consommation de tabac provoque environ 5 millions de morts prématurées par an dans le monde.

Environ 5,5 trillions de cigarettes sont fumées chaque année dans le monde. Mises bout à bout, elles représenteraient un cordon qui pourrait faire le tour de la Terre 12 000 fois, ou l'aller-retour de la Terre au Soleil et il resterait encore de quoi faire quelques voyages vers Mars.

Le tabac est un des principaux produits de l'agriculture. Rien qu'aux États-Unis, sa culture utilise environ 26 millions de livres de pesticides par an.

C'est une cause importante de déforestation ; celle-ci est estimée à environ 200 000 hectares par an rien que pour le séchage des feuilles au feu de bois.

Chaque année, des milliers de personnes (environ 1 000 aux États-Unis) trouvent la mort dans des feux de forêts dus à la cigarette.

* *Selon Robert Proctor de Stanford University.*

## Comment agit le tabac ?

La nicotine est une drogue, qui provoque l'accoutumance et la dépendance. L'oxyde de carbone bloque l'activité de l'hémoglobine et provoque la souffrance des tissus par défaut d'oxygénation. Les radicaux libres provoquent l'inflammation systémique, avec un maximum de dégâts au niveau des vaisseaux et les nombreuses substances chimiques toxiques participent à la cancérogenèse, au niveau des bronches, des voies urinaires et des glandes.

### ➤ *La nicotine*

Le tabac agit à la fois par l'accoutumance due à la nicotine et par les nombreuses substances toxiques contenues dans la fumée. La nicotine n'est pas à proprement parler cancérogène. Elle stimule le système nerveux sympathique, provoquant une accélération du cœur, une vasoconstriction et une élévation de la pression artérielle. Remarquez le tremblement des doigts des fumeurs.

Elle est surtout addictogène ; c'est une drogue qui provoque la dépendance. Absorbée au niveau des alvéoles pulmonaires, elle passe dans la circulation, arrive au cerveau en quelques secondes et se fixe sur des récepteurs spécifiques qui provoquent la libération de dopamine. À court terme, elle provoque ainsi une sensation de bien-être, de stimulation intellectuelle et de détente. Cependant, à long terme elle entraîne la dépendance : lorsque le taux de nicotine dans le sang baisse, les récepteurs du cerveau réclament leur dose et le fumeur ressent le besoin impératif de fumer.

Les facteurs environnementaux prennent une part importante à l'accoutumance. Si la cigarette est associée à la tasse de café, à un verre d'alcool en fin de repas, ou à la convivialité entre amis ; dans chacune de ces circonstances, il sera naturel pour le fumeur d'en griller une. Comme le manque de nicotine provoque une sensation stressante, en cas de stress de toute autre cause le fumeur associe inconsciemment cette sensation au manque et en grille une autre. Les études sur les jumeaux ont montré qu'il existe également une tendance génétique à l'accoutumance, de sorte que certaines personnes ont beaucoup plus de mal que d'autres à se libérer des addictions de toutes sortes.

### ➤ *Les substances toxiques*

L'oxyde de carbone dégagé par la combustion forme avec l'hémoglobine des globules rouges un composé appelé carboxyhémoglobine qui, contrairement à l'hémoglobine, ne peut pas fixer l'oxygène. Lorsque l'hémoglobine est transformée en carboxyhémoglobine, les globules rouges, qui normalement transportent l'oxygène à tous les tissus, ne remplissent plus leur fonction. Il en résulte une baisse de l'oxygénation des cellules, qui provoque la souffrance de tous les tissus. Remarquez la coloration bleue des lèvres des gros fumeurs, par défaut d'oxygénation.

La toxicité du tabac est liée à la présence de substances chimiques dans la fumée : celle-ci contient plus de 4 000 substances dont certaines sont très toxiques et cancérogènes : phénols, aldéhydes, hydrocarbures polycycliques, nitrosamines, métaux lourds tels que nickel et cadmium, substances radioactives (polonium) et radicaux libres. Au niveau de la bouche, de la gorge et des bronches, les substances cancérogènes agissent par contact direct sur les cellules des muqueuses. Certaines substances comme l'aniline et la toluidine, absorbées par les muqueuses passent dans le sang, puis sont éliminées par les urines et sont responsables des tumeurs du rein et de la vessie. D'autres excrétées par les glandes participent à la cancérogenèse au niveau du pancréas ou du sein. On trouve par exemple dans les canaux galactophores du sein des substances diverses, telles que technétium et pesticides, mais aussi nicotine et cotinine provenant du tabac.

Au niveau de la paroi des vaisseaux, les radicaux libres apportés par le tabac dans le courant sanguin provoquent une réaction inflammatoire, responsable de la dysfonction endothéliale (voir chapitre 2). Le tabac est ainsi responsable de l'infarctus, au moins autant sinon plus que les graisses, et il est presque exclusivement responsable de l'artérite. Au niveau des bronches, les substances chimiques irritantes attaquent directement par contact, les cellules de la paroi des bronches. Les radicaux libres participent au processus général du stress oxydatif et de l'inflammation systémique, qui frappent tous les tissus de l'organisme. Ils oxydent les LDL qui participent à l'inflammation de la paroi des vaisseaux et à la formation de la plaque d'athérosclérose. Ils entraînent la formation de cytokines qui favorisent l'agrégation des plaquettes et la formation de caillots sanguins. Enfin, comme le tabac altère le goût et l'odorat, les fumeurs préfèrent généralement aux fruits et légumes, les plats relevés, riches en sauces, en sel et en graisses, dont on connaît les effets délétères, et de ce fait manquent de vitamines et d'antioxydants.

## Comment cesser de fumer ?

La motivation est le moteur principal de l'arrêt du tabac. Elle peut être renforcée par la prise de conscience des dangers du tabagisme. Elle peut être assistée par de multiples moyens – substituts de la nicotine, médicaments, médecines douces, ainsi que par la reprise du sport.

La motivation est un facteur déterminant primordial pour réussir à se libérer de l'accoutumance et si vous êtes fumeur ou fumeuse j'espère que ce que vous avez lu vous aidera à vous persuader qu'il est suicidaire de continuer à fumer. Il est tout à fait courant et normal que l'on ne réussisse pas à s'arrêter du premier coup et que l'on doive faire plusieurs tentatives. Si c'est votre cas, ne vous découragez pas, persévérez ! Un fumeur très motivé et pas trop accro peut certainement cesser de fumer sans aide, s'il a de la volonté, et la majorité des arrêts réussis sont obtenus sans l'aide du médecin. Dans les autres cas, l'aide du médecin généraliste ou même de la consultation spécialisée est indispensable. Le médecin conseille, renforce la motivation et encourage le patient lors des difficultés. Il a la compétence et il dispose d'une méthode et d'une panoplie de médicaments, qui aident à se libérer de l'addiction à la nicotine.

### ➤ *Les substituts nicotiniques*

Les substituts nicotiniques sont des médicaments qui apportent la nicotine pour compenser le manque. Il en existe plusieurs formes. Le patch transdermique libère de la nicotine qui traverse la barrière cutanée et passe dans la circulation sanguine. Il procure ainsi un taux constant de nicotine pendant 24 heures, sans que le fumeur ait à y penser. Comme il libère aussi la nuit, le patch aide à éviter la première cigarette du matin. En contrepartie, cette libération nocturne peut être cause d'insomnie.

Les autres formes par voie orale – gommes à mâcher, ou tablettes sublinguales (à laisser fondre sous la langue) – libèrent la nicotine dans la bouche où elle est absorbée par les muqueuses. Prises à intervalles réguliers, elles procurent un afflux de nicotine plus proche de la bouffée de cigarette que l'apport continu du patch ; ce qui peut aider à calmer les envies soudaines. Les inhalateurs permettent en quelque sorte de reproduire le geste du fumeur et d'associer un facteur comportemental à la prise de nicotine. Le spray nasal est la forme qui procure le passage dans le sang le plus rapide et donc le plus proche de la bouffée de cigarette, ce qui est très efficace en cas d'envie impérieuse. En pratique, on peut associer le patch pour fournir un taux sanguin basal régulier et la prise de formes rapides, gommes ou spray nasal, pour calmer les envies soudaines. Le taux de cessation avec les substituts de la nicotine est de l'ordre de 17 % au bout de six à douze mois.

### ➤ *Les médicaments*

Pour les cas difficiles, le médecin dispose en plus de certains médicaments. Il peut utiliser la panoplie de substituts nicotiniques et de médicaments, de différentes façons et sous des combinaisons différentes, selon le profil du fumeur. Le bupropion (Zyban®) appartient à la famille des antidépresseurs. Son effet dans le traitement de la dépendance au tabac a été découvert en observant que des vétérans traités par cette molécule pour dépression étaient nombreux à cesser spontanément de fumer. Il augmente la concentration cérébrale de dopamine, comme la nicotine. Il aide aussi à atténuer l'importance de la prise de poids.

La varénicline (Champix®) agit au niveau des récepteurs à la nicotine du cerveau. En les activant, elle provoque une élévation du taux de dopamine, qui compense la baisse due au manque de nicotine. Selon un rapport du National Institute for Health Clinical Excellence (NICE) – organisme indépendant au sein du NHS anglais, en charge de produire des recommandations basées sur l'évaluation des nouvelles technologies –, les essais ont montré que la varénicline est plus efficace que les substituts nicotiniques ou que le bupropion. Elle est recommandée comme une option pour le traitement des personnes qui souhaitent cesser de fumer et devrait être prescrite en association avec un programme d'accompagnement comportemental. Cependant, le Champix® peut provoquer des troubles de l'humeur et des idées de suicide, et il ne doit pas être pris autrement que sur prescription et avec un suivi médical.

Le rimonabant (Acomplia®) a été introduit au départ pour aider les obèses à perdre du poids. Il agit par blocage des récepteurs endocanabinoïdes, qui favorisent l'appétit. On peut dire en simplifiant qu'ils sont associés plus généralement aux perceptions agréables et, de ce fait, leur blocage aide aussi à lutter contre la dépendance à la nicotine. Ce produit était donc théoriquement idéal pour cesser de fumer sans prendre de poids. Malheureusement, il est apparu qu'il peut provoquer des dépressions parfois sévères pouvant aller jusqu'au suicide et il a été retiré du marché en 2009, à la suite d'une recommandation de l'Agence européenne du médicament (EMEA). On trouve Acomplia® en vente sur Internet. Qu'il s'agisse de véritable rimonabant ou de contrefaçon, ne cédez pas à la tentation d'en acheter, c'est au mieux une poudre de perlimpinpin, au pire un produit dangereux.

### ➤ *Les méthodes douces*

Les méthodes non médicamenteuses – acupuncture, homéopathie, phytothérapie, hypnose, auriculothérapie – ont le mérite d'être sans danger et peuvent être utiles seules ou en complément du traitement médical. Leur efficacité lorsqu'elles sont appliquées seules n'a pas été démontrée par les études comparatives. Une analyse des études comparatives, publiée en 2011 par la très sérieuse *Cochrane Collaboration*, a conclu que l'acupuncture est moins efficace que les substituts nicotiniques et que pour le moment la preuve de son efficacité n'est pas établie. Cependant, compte tenu de son absence de risques et de la demande du public, d'autres études bien conduites sont souhaitables. Le même groupe de travail, avec des investigateurs différents, a publié en 2010 l'analyse des études sur l'hypnose, avec les mêmes conclusions.

Bien que leur efficacité n'ait pas été démontrée par des études randomisées, il est possible que ces méthodes douces aient une efficacité relative. Elles peuvent constituer un soutien psychologique non négligeable, être pratiquées en association avec les interventions pharmacologiques et apporter un encouragement digne d'intérêt, lorsqu'on sait combien la cessation est difficile. Tous les moyens qui apportent un soutien psychologique sont bons. Cependant, toutes ces méthodes ne sont que des adjuvants. Le plus important est de prendre la décision et de s'armer de détermination, pour mettre en œuvre tous les moyens qui sont à notre disposition et surtout pour persévérer lors des périodes de découragement. Aucun médicament ne remplace la volonté. On ne peut pas cesser de fumer sans y mettre beaucoup de soi.

Beaucoup de fumeurs, notamment les femmes, redoutent la prise de poids à l'arrêt du tabac. Mais c'est précisément en raison de sa toxicité que le tabac empêche de prendre du poids ! Alors, pour éviter de grossir, il va falloir aussi modifier d'autres habitudes, changer son alimentation, manger moins de sucres et de graisses, plus de fruits et légumes et faire du sport. Autant de raisons de se faire aider par un médecin. L'activité physique et le sport sont à la fois une aide à la cessation et un élément de lutte contre la prise de poids. Cependant les fumeurs de la quarantaine non sportifs doivent être prudents à la reprise du sport, car ils ont un risque d'infarctus majoré du fait de l'altération de leurs parois artérielles par le tabac ; un examen cardiologique est indispensable.

CHAPITRE 19

# Dormir

## Avez-vous bien dormi ?

L'état de sommeil n'est pas un état passif. Il s'accompagne de nombreux phénomènes physiologiques, dont le déroulement est régulé par des cycles ; le plus important étant le rythme circadien. L'insomnie chronique a des conséquences sur la santé physique et mentale et favorise la prise de poids et l'inflammation. Elle relève du traitement médical ; mais au quotidien nombre de petits moyens peuvent aider à l'éviter.

« Avez-vous bien dormi ? » Cette simple question rituelle, que l'on pose au réveil à ses proches ou à ses hôtes, traduit bien la préoccupation que nous nourrissons tous à l'égard du sommeil. C'est que le sommeil est un moyen de récupération physique et mentale fondamental. Sans bon sommeil, pas de bonne forme et pas d'esprit clair. Outre la fatigue qu'elle engendre, la privation de sommeil retentit sur les fonctions cérébrales, car le sommeil participe notamment aux processus de mémorisation. Le manque de sommeil peut constituer une véritable souffrance. Un rat de laboratoire que l'on empêche totalement de dormir dépérit et meurt en quelques semaines.

### ➤ *Le sommeil, un processus complexe*

Le déroulement du sommeil n'est pas un processus continu, pendant lequel toutes nos fonctions seraient en veille. C'est en fait un processus complexe, qui évolue en plusieurs phases durant environ 60 à 90 minutes chacune chez l'adulte jeune, et qui varie d'un sujet à l'autre et aussi avec l'âge – on sait qu'en vieillissant on dort moins. Chaque phase se déroule elle-même en deux parties, le sommeil lent et le sommeil paradoxal. Pendant le sommeil lent, le tonus musculaire est abaissé, les grandes fonctions viscérales sont sous la dépendance du système nerveux autonome parasympathique, avec ralentissement du rythme cardiaque et respiratoire et baisse de la pression artérielle. Pendant le sommeil paradoxal, il se produit des contractions brèves au niveau du visage et des extrémités, ainsi que des mouvements oculaires rapides à paupières fermées et c'est le système sympathique qui reprend le dessus.

Pendant les différentes phases du sommeil, l'organisme sécrète différentes hormones. La sécrétion par la corticosurrénale de cortisol – l'hormone du stress, qui exerce un effet stimulant – augmente le matin avant le réveil puis baisse pendant la journée. La mélatonine qui au contraire favorise le sommeil est sécrétée la nuit par la glande pinéale, située à la partie postérieure du cerveau – dans laquelle il paraît que Descartes situait le siège de l'âme – avec un pic qui correspond au moment où la température est la plus basse. La température augmente en effet avant le réveil avec la sécrétion de cortisol, atteint son maximum vers 18 heures avant de recommencer à baisser pour la nuit et d'atteindre un minimum vers 4 heures du matin. Le pic de testostérone se produit le matin et les érections nocturnes surviennent surtout pendant le sommeil paradoxal et le matin.

L'alternance des états de veille et de sommeil est régulée par des mécanismes complexes : le processus d'homéostasie, le rythme circadien et le rythme ultradien.

- Le processus d'homéostasie est en quelque sorte un simple système de compensation : le manque de sommeil provoque un besoin accru de sommeil, alors que le repos au lit diminue le besoin ; donc pour bien dormir mieux vaut éviter de passer la journée au lit !
- Le rythme circadien correspond en gros à la journée de 24 heures ; en fait il n'est pas aussi précis, il dure 20 à 28 heures. Ce rythme universel est relativement stable et persiste même dans les conditions des expériences d'isolement dans l'obscurité, qui ont été effectuées dans des grottes. Les variations de température et les sécrétions hormonales se produisent toujours au même rythme déterminé par ce cycle. C'est l'existence de ce cycle qui est à l'origine des troubles dus au décalage horaire. Lorsque nous changeons de fuseau horaire, notre horloge interne met un certain temps à s'adapter aux nouveaux horaires. Cependant, comme il se produit tout de même un petit décalage quotidien, elle finit par s'y adapter. Et c'est parce que ce petit décalage quotidien se fait dans le sens du retard, que le *jet-lag* est plus durable lorsqu'on voyage vers l'est – où il faut avancer l'horloge – que vers l'ouest.
- Le processus ultradien règle l'alternance des périodes de sommeil lent et de sommeil paradoxal : au cours de la nuit les périodes de sommeil lent diminuent au profit des périodes de sommeil paradoxal, au fur et à mesure que l'on se rapproche du réveil. Les signaux lumineux sont transmis à la glande pinéale, qui sécrète la mélatonine : l'obscurité stimule la sécrétion de mélatonine, alors que la lumière l'inhibe. Rien d'étonnant à ce que l'on ait plus de mal à se réveiller par les sombres matins d'hiver qu'en été.

### ➤ *Besoins de sommeil et insomnies*

La durée du sommeil n'est pas la même pour tous, certains ont besoin de beaucoup de sommeil, d'autres peu ; certains sont du matin, d'autres du soir, certains dorment profondément, d'autres en pointillés et le besoin varie avec l'âge ; il est bien connu que l'on dort moins en vieillissant. On conçoit qu'un dispositif aussi complexe puisse se dérégler facilement. L'insomnie nous affecte plus ou moins tous un jour ou l'autre. Les spécialistes considèrent qu'il y a insomnie seulement si le trouble du sommeil a des conséquences sur le bien-être le jour. Autrement dit, si on dort peu sans en être incommodé, on n'est pas insomniaque. Au contraire, on est avantagé par la nature au même titre que Napoléon, qui n'avait besoin que de quelques heures de sommeil.

Les causes d'insomnie sont nombreuses ; certaines sont en rapport avec des maladies neurologiques ou psychiques qui ne sauraient être abordées ici. L'insomnie peut être en rapport avec le stress ou la dépression. Le stress chronique peut en effet entraîner un état d'hyperéveil permanent dû à l'hyperactivité du système sympathique et à l'hypersécrétion de cortisol.

L'insomnie chronique entraîne une altération de la qualité de vie et peut avoir des conséquences sérieuses : fatigue, somnolence, perte d'efficacité le jour, augmentation du risque de maladies et d'accidents du travail. Elle est associée à un risque majoré de maladies somatiques ou psychiques, notamment à l'anxiété et à la dépression, qui peut d'ailleurs être la cause ou la conséquence de l'insomnie et elle favorise la prise de poids avec ses conséquences sur l'inflammation systémique. Si vous voulez en savoir plus sur le sujet, je vous recommande l'excellent livre du professeur Billiard.

L'insomnie occasionnelle, l'insomnie banale, dont nous faisons tous l'expérience de temps à autre, pendant une ou plusieurs nuits, peut être en rapport avec l'environnement (bruit, température trop chaude ou trop froide, changement de lit ou d'habitudes), avec un repas trop lourd, trop gras ou trop arrosé, ou encore être provoquée par une douleur passagère, une grippe, un gros rhume, ou tout simplement par des soucis. L'insomnie à court terme peut durer quelques semaines, en rapport avec des soucis importants, personnels, professionnels, familiaux, deuil, séparation, licenciement…

Si l'insomnie autre qu'occasionnelle nécessite le recours au médecin, voire dans les cas graves au centre spécialisé, dans la vie courante les petits moyens ne sont pas à négliger :

- couchez-vous et levez-vous autant que possible à des heures régulières, même le week-end ; la grasse matinée du dimanche matin peut favoriser l'insomnie du dimanche soir ;
- évitez une température excessive dans la chambre, trop froide ou trop chaude ;
- évitez les dîners copieux, trop riches en graisses ou en protéines, ou trop alcoolisés ;
- ne vous couchez pas trop tôt après le repas ; donc essayez de dîner plus tôt ;
- évitez de vous fixer sur l'endormissement, par exemple de vous coucher très tôt parce que vous devez prendre un train ou un avion tôt le lendemain ; c'est le meilleur moyen de ne pas dormir ;
- évitez de travailler intensivement juste avant de vous coucher, la stimulation contrarie la détente nécessaire à l'endormissement ;
- de même, l'exercice physique intense, qui fait monter la température corporelle, s'oppose à la baisse qui normalement

accompagne l'endormissement ; allez à la salle de gym en sortant du travail, pas après ;
- évitez de travailler dans le lit, ne lisez que pour vous détendre ;
- évitez la télévision dans la chambre, la stimulation est contraire à la détente nécessaire à l'endormissement ;
- en cas d'insomnie occasionnelle, ne prenez pas de médicaments ; à la rigueur des produits à base de plantes (valériane, passiflore, aubépine) ou de la mélatonine, qui est comme nous venons de le voir une hormone naturelle et en prime un antioxydant. Elle est bien tolérée, mais comme elle n'est pas commercialisée en tant que médicament, elle ne bénéficie pas des contrôles habituels et il faut s'assurer du sérieux de la société qui la fabrique, notamment en cas d'achat sur Internet.

## Sieste ou pas sieste ?

Le besoin de faire la sieste n'est pas un signe de faiblesse ou de paresse, mais pourrait être sous la dépendance d'un rythme semi-circadien.
Toutes les études ne permettent pas de conclure aux bienfaits de la sieste, mais il y a plus d'arguments pour que d'arguments contre.
En aidant à combattre la fatigue et en renforçant la vigilance, la sieste renforce la performance.

### ➤ *La somnolence du milieu de journée*

Qui n'a pas ressenti péniblement cette somnolence qui suit le déjeuner, alors qu'il a en face de lui des clients à écouter ou à convaincre, ou s'il est seul face à son ordinateur, ou pire encore en écoutant un orateur ennuyeux ; comme ces députés ou ces sénateurs, que des images de documentaires télévisés peu charitables nous montrent parfois somnolents sur leur banc ? Alors que la sieste est une institution dans les pays du Sud, ou du moins l'était avant la mondialisation qui tend à niveler même les horaires de travail, elle est plutôt mal vue dans la morale des pays du Nord, où on la considère volontiers comme une preuve de paresse. Pourtant, il y a des justifications biologiques à la sieste.

Certes la somnolence peut être favorisée par l'effort que demande la digestion d'un repas trop copieux, surtout s'il a été arrosé. Cependant, même un repas léger incline au sommeil, et il semble que la somnolence de milieu de journée soit un phénomène tout à fait naturel. Ainsi, les habitants du village de Corrego do Meio au Mato Grosso, étudiés par Rubens Reimão et son équipe, du centre des troubles du sommeil de São Paulo, qui ont un mode de vie essentiellement agricole, sans excès de nourriture, proche de la nature, et qui n'ont rien de commun avec nos sénateurs, font régulièrement la sieste vers midi ; rarement plus d'une heure. Certaines études ont montré en réalité que le niveau de performance varie naturellement au cours des vingt-quatre heures d'une journée. Selon le professeur Billiard, il y aurait ainsi à l'intérieur du rythme circadien, un rythme semi-circadien de 12 heures, avec un maximum de tendance au sommeil la nuit vers 2-4 heures du matin et un autre le jour vers 14-15 heures, qui expliquerait cette tendance à la somnolence en début d'après-midi.

### ➤ *Les effets de la sieste sur la santé*

Les résultats d'une étude à l'autre sont contradictoires. Si l'on en croit certaines études conduites en Israël et au Costa Rica, ils ne seraient pas favorables. En effet, dans ces études, les participants qui faisaient la sieste faisaient plus d'infarctus que les autres. Mais cela ne signifie pas nécessairement que leur surmortalité était la conséquence de la pratique de la sieste. Il est possible au contraire, que l'association entre sieste et surmortalité soit simplement due au fait que ceux qui étaient déjà malades avaient plus tendance à faire la sieste que les autres.

Dans une étude allemande ayant suivi une cohorte de 4 814 sujets âgés de 45 à 75 ans, il est apparu qu'il n'y avait pas de lien entre surmortalité et sieste courte ou occasionnelle ; alors que ceux qui pratiquaient de longues siestes quotidiennes disaient aussi qu'ils ne se sentaient pas en forme, qu'ils étaient souvent dépressifs et ils avaient plus de maladies cardio-vasculaires. Il est possible que ce soit précisément parce qu'ils étaient malades et dépressifs qu'ils faisaient des siestes longues et non l'inverse. Pour une estimation plus objective, il faut exclure les sujets qui sont déjà malades lors de l'inclusion dans l'étude.

Les résultats d'une étude récente sont plus fiables en raison de la méthodologie rigoureuse. Cette étude a porté sur une cohorte de 28 571 Grecs âgés de 20 à 86 ans, qui ont été suivis pendant un peu plus de six ans, dans le cadre de l'étude internationale EPIC (*European Prospective Investigation into Cancer and Nutrition*), sous l'égide de l'Agence internationale de recherche sur le cancer (IARC). Les participants qui avaient des antécédents d'infarctus, d'attaque cérébrale ou de cancer, à l'entrée dans l'étude étaient exclus de l'évaluation. Seuls les sujets indemnes étaient inclus, et les autres facteurs susceptibles d'intervenir sur la longévité, tels que l'activité physique ou la nutrition, étaient également analysés. Au final, tous les facteurs ayant été pris en compte, il est apparu que le risque de mourir d'infarctus était moindre chez les personnes qui pratiquaient la sieste que chez les autres et que la différence était plus marquée chez les hommes actifs que chez les retraités ; ce qui pourrait s'expliquer par un effet antistress de la sieste.

D'autres études ont mis en évidence des effets bénéfiques de la sieste. Le début d'après-midi semble être le moment le plus favorable et la sieste courte – 10 à 20 minutes – plus profitable que la sieste longue. Certaines études ont montré que la sieste – même une très courte sieste – favorise la mémorisation, plus que la caféine.

Les bienfaits de la sieste sur le système cardio-vasculaire ont par ailleurs été mis en évidence par une étude de l'Institut de recherche sur le sport et l'exercice de Liverpool, sur 9 adultes jeunes. Cette étude a montré que la sieste s'accompagne d'une baisse de la pression artérielle et de la fréquence cardiaque, plus marquée que lors du simple repos allongé et *a fortiori* en station debout ; donc un effet protecteur sur le système cardio-vasculaire.

Une courte sieste réparatrice ne doit donc pas être considérée comme une faiblesse, mais comme un moyen de renforcer sa vigilance et ses performances, si on travaille beaucoup, si on a mal dormi la nuit qui précède, ou si on est stressé. Au bout d'une demi-heure de sommeil, ou au maximum une heure, on se sent beaucoup plus alerte et efficace. D'ailleurs, les spécialistes du sommeil recommandent de faire une courte sieste dans sa voiture, pour retrouver la vigilance, lorsqu'on sent la somnolence arriver. Winston Churchill lui-même – cité par Billiard – a fait l'éloge de la sieste, qui l'a aidé à faire face à sa lourde tâche pendant la Seconde Guerre mondiale. Plus modestement, cet après-midi même, en analysant les articles donnés en référence, votre serviteur a été pris d'une envie forte de dormir, les lettres se brouillaient sur l'écran ; je ne comprenais plus bien ce que je lisais. J'ai compris qu'il valait mieux faire une sieste. J'ai dormi une demi-heure, puis j'ai bu un thé. Il est à présent 20 h 44, je n'ai pas encore cessé de travailler et il me semble que ma vigilance est aussi vive que ce matin !

Certaines entreprises en avance sur leur temps, qui ont compris que la sieste peut améliorer la santé de leurs employés et surtout leur efficacité, mettent à leur disposition un espace de temps, voire un lieu dédié à la sieste. Si vous en avez la possibilité et si vous en ressentez le besoin, n'hésitez pas à faire une courte sieste en début d'après-midi, en vous installant aussi confortablement que possible, si besoin simplement accoudé sur votre bureau, ou même allongé par terre, comme un de mes collègues chirurgiens, entre la fin de la séance au bloc opératoire et la consultation de l'après-midi. En revanche, évitez la longue sieste dont on se réveille embrumé en fin d'après-midi, avec un sentiment de culpabilité, qui peut être cause d'insomnie en vertu du processus d'homéostasie. Surtout, n'oubliez pas que la sieste ne doit pas remplacer l'activité physique.

## Dépression saisonnière et luminothérapie

La dépression saisonnière est due au manque de luminosité pendant les mois d'automne et d'hiver. La stimulation provoquée normalement par la lumière est diminuée et la production de mélatonine est augmentée. La photothérapie, ou luminothérapie, permet de combattre ce trouble.

La dépression saisonnière est un état dépressif passager qui se manifeste pendant les mois d'automne et d'hiver, en relation avec la baisse de luminosité. Selon R. Poirrier et L. Cambron du laboratoire du sommeil du CHU de Liège, cette dépression est en rapport avec la relation entre le système éveil/sommeil et le couple humeur positive/humeur négative. Le premier cas décrit de dépression saisonnière concernait un étudiant en médecine, qui échouait régulièrement à ses examens partiels de janvier et se rattrapait lors des sessions suivantes. Il avait les qualités intellectuelles requises, mais il était incapable de les mettre en pratique pendant les mois d'hiver, parce qu'il était déprimé.

La lumière exerce un effet stimulant en bloquant la sécrétion de mélatonine. L'énergie lumineuse stimule des cellules spécialisées au niveau de la rétine ; le nerf optique transmet l'information au noyau suprachiasmatique, qui règle le rythme circadien et qui est situé à la base du cerveau, juste au-dessus du croisement des nerfs optiques. De là, les informations sont transmises à la glande pinéale, qui diminue la sécrétion de mélatonine. La baisse de luminosité l'hiver augmente au contraire la production de mélatonine, responsable de la somnolence et d'un état de léthargie.

L'exposition à la lumière vive – photothérapie ou luminothérapie – atténue les symptômes en diminuant la sécrétion de mélatonine. Pour être efficace, le traitement doit commencer dès l'apparition des premiers symptômes, à la fin de l'été, et se poursuivre pendant quatre à huit semaines. L'exposition à la lumière se fait idéalement le matin entre 6 heures et 8 h 30. Sa durée dépend de l'intensité de la source lumineuse : une demi-heure à 10 000 lux équivaut à deux heures à 2 000 lux.

Il existe différents types d'appareils, qui diffusent soit une lumière blanche, soit une lumière à dominante bleue ou verte ; celles-ci permettent de réduire l'intensité lumineuse en raison de leur plus grande efficacité. Ils peuvent se présenter sous forme d'une boîte de lumière blanche fixée sur un pied, d'une sorte de lampe de bureau, ou encore d'une sorte de lunette qui focalise la lumière bleu-vert dans la partie inférieure de la rétine où se trouvent la plupart des récepteurs spécifiques.

Il y a quelques contre-indications à la photothérapie : les rétinites, la photosensibilité, les états maniaco-dépressifs. Il y a polémique sur la lumière bleue qui, selon certains, pourrait majorer le risque de dégénérescence maculaire. Chez les sujets âgés, la lumière blanche ou verte est préférable, car le vieillissement du cristallin peut modifier la transmission de la lumière bleue.

Les simulateurs d'aube diffusent dans la chambre à coucher une lumière d'intensité croissante, comparable à celle de l'aube, permettant ainsi un réveil en douceur, moins agressif que la sonnerie d'une alarme. Dans une étude comparative par tirage au sort, le simulateur d'aube s'est montré à peu près aussi efficace pour le traitement de la dépression saisonnière que l'exposition à la lumière vive. À efficacité égale, il offrirait ainsi l'avantage de prendre moins de temps et d'être par conséquent plus adapté à la vie active. Si vous vous êtes senti souvent déprimé en hiver, essayez la photothérapie l'an prochain. Poirrier et Cambron recommandent alors de commencer le traitement dès l'apparition des premiers symptômes.

CHAPITRE 20

# Décompresser

## Le stress, mécanisme de survie

Le stress est un mécanisme de survie qui permet à tous les animaux, l'homme inclus, de faire face aux agressions. Le stress fait partie de nos moyens de défense, comme l'immunité et l'inflammation, avec lesquels il entretient des liens étroits. La réaction de stress s'accompagne d'une réaction inflammatoire.

Imaginez que vous êtes un homme des cavernes, que ce matin au lever du soleil vous partez en quête de nourriture, cueillant des plantes, des graines, des fruits sauvages et cherchant une proie qui fournira de la viande pour votre petit groupe humain. Tout à coup, vous vous trouvez face à un grand fauve menaçant et c'est vous qui risquez de devenir la proie. Pour sauver votre peau, il va falloir réagir vite et choisir rapidement de combattre ou de fuir.

Comme celui des autres animaux, votre organisme est équipé pour faire face à cette situation. Vos yeux, par l'intermédiaire du nerf optique, transmettent l'information à la couche la plus élevée de votre cerveau – le cortex – qui la transfère à son tour à l'étage inférieur – l'hypothalamus. Chargé comme chez tous les animaux de l'équilibre des fonctions vitales, l'hypothalamus va déclencher une série de réactions qui vont vous aider à faire face.

Le système nerveux sympathique entre immédiatement en action. Il provoque une accélération de la fréquence du cœur et de la respiration, une élévation de la pression artérielle et une augmentation du débit cardiaque, ainsi qu'une dilatation des artères des muscles, alors que les artères des viscères et de la peau se contractent – vous palissez –, pour que le sang aille en priorité aux muscles et au cerveau. Il hérisse vos poils comme ceux du chat pour le faire paraître plus impressionnant et il dilate vos pupilles pour mieux voir.

La médullosurrénale (la partie centrale des glandes surrénales), stimulée par le sympathique, entre alors en action et libère un flot d'adrénaline, qui renforce ces réactions et qui provoque la libération de glucose par le foie pour alimenter votre cerveau et vos muscles, car vous allez en avoir besoin pour lutter ou pour fuir.

Dans une deuxième phase, l'hypothalamus sécrète le CRF (*corticotropin releasing factor*), qui provoque la sécrétion d'ACTH (*adrenocorticotropic hormon*) par l'antéhypophyse ou glande pituitaire – une petite glande accolée à l'hypothalamus à la base du cerveau. L'ACTH provoque la sécrétion de cortisol par la corticosurrénale, qui est la partie périphérique de la glande surrénale. Le cortisol provoque la fabrication de glucose par le foie, à partir des lipides du tissu adipeux et des protéines des muscles. Au total, tout est fait pour aboutir à une élévation du taux sanguin de glucose, carburant du cerveau et des muscles, de façon à vous donner le maximum de moyens pour faire face à la situation : combattre ou fuir.

Le stress fait partie de nos moyens de défense, au même titre que l'immunité et l'inflammation, avec lesquelles il entretient des liens étroits et il n'est pas surprenant que la réaction de stress s'accompagne d'une réaction inflammatoire (voir encadré).

### Stress et système sympathique

La stimulation du système nerveux sympathique provoque une réaction inflammatoire :

- augmentation de divers types de globules blancs dans la circulation, qui viennent à la rescousse ;
- surproduction de molécules d'adhésion, causes de la dysfonction endothéliale, à l'origine de la formation de la plaque d'athérome ;
- augmentation de la production de cytokines inflammatoires – TNFα, interleukines 1 et 6 –, qui entretiennent l'inflammation et altèrent les cellules cérébrales ;
- augmentation des facteurs de coagulation, qui augmentent la viscosité du sang et favorisent la formation du caillot – attention à l'infarctus !

## Le stress chronique, maladie de civilisation, maladie inflammatoire

Aujourd'hui, nous ne sommes plus confrontés aux grands fauves, mais à la répétition quotidienne d'événements stressants et comme le mécanisme du stress est inscrit dans nos gènes, nous réagissons de la même façon. Les perturbations humorales provoquées par le stress chronique entretiennent l'inflammation systémique.

Le mécanisme du stress est donc au départ un système de défense, qui a permis à nos lointains ancêtres, comme à tous les animaux, de survivre dans un monde hostile et de perpétuer l'espèce. Il permet au lapin de fuir devant un prédateur, à deux mâles de s'affronter pour un territoire ou pour une femelle et il permettait à l'homme préhistorique de faire face au fauve ; mais les situations de stress n'étaient pas répétées plusieurs fois par jour. Aujourd'hui, il n'y a plus de fauves dans les rues de nos villes, mais un continuum d'agressions, qui dans la majorité des cas ne sont pas de nature physique (encore que !), qui contrairement au grand fauve ne mettent pas la vie en danger, mais qui sont plus nombreuses et répétitives, voire quasi permanentes. Les déplacements en transports en commun, notamment dans les grandes villes, constituent un facteur de stress quotidien : la cohue, la bousculade, la promiscuité, les retards, quand ce n'est pas la grève, voire la peur à certaines heures. Ce n'est pas mieux pour ceux qui ont choisi de se déplacer en voiture ; ils sont confrontés aux bouchons, au problème du parking et à l'agressivité des autres automobilistes.

Un jour placé sous de mauvais auspices, vous pouvez être pris dans les embouteillages, arriver en retard au bureau, perdre un client important, vous faire engueuler par votre patron ; sans parler des soucis familiaux qui vous attendent le soir ! Comme le dispositif de défense est inscrit dans nos gènes, il fonctionne toujours, accélérant votre rythme cardiaque, faisant monter la pression artérielle et la glycémie et surtout libérant du cortisol et des cytokines inflammatoires. En effet, la réponse aux causes de stress (ou stresseurs) psychologiques est la même que la réponse aux stresseurs physiques de notre lointain ancêtre. À chaque incident de la journée, le cœur et la respiration s'accélèrent et la pression artérielle s'élève pendant quelques minutes, puis tout rentre apparemment dans l'ordre.

Apparemment seulement, car la répétition des états de stress a des conséquences néfastes sur la santé. En effet, l'imprégnation prolongée de l'organisme par le cortisol, la stimulation du système sympathique et la production de cytokines inflammatoires entretiennent un état d'inflammation systémique généralisée (voir encadré).

### Les effets de la montée du cortisol

Le cortisol exerce de nombreux effets délétères.
Il augmente la résistance à l'insuline et le taux de sucre dans le sang ; c'était même sa fonction première, mais, à présent, c'est un facteur de diabète.
Il favorise l'augmentation de la graisse abdominale, qui elle-même entretient un état d'inflammation systémique ; il est prouvé que l'obésité abdominale, si elle est certes associée à la consommation de graisses, de tabac et d'alcool, est aussi associée aux événements stressants de la vie.
Il augmente la sensibilité à l'angiotensine, facteur d'hypertension artérielle.
Il diminue les défenses immunitaires.
Il contribue à l'altération et à la perte des cellules cérébrales.
Il provoque la dégradation des protéines du muscle et de l'os.
Il s'oppose aux actions des hormones thyroïdiennes, de l'hormone de croissance, de l'insuline et des hormones sexuelles – le stress ne favorise pas les ébats amoureux.

Tous ces effets accumulés quotidiennement par la répétition d'épisodes stressants de la vie personnelle ou professionnelle, même si ces épisodes n'ont jamais atteint une intensité comparable à celle du face-à-face avec le fauve, entraînent des dégâts considérables dans l'organisme. Ce qui était un mécanisme de défense pour faire face à des situations violentes occasionnelles devient une source de souffrance et de maladie dans notre mode de vie moderne. En outre, le stress favorise des comportements à risque – boulimie, consommation d'alcool et de tabac –, qui aggravent encore la situation. L'association stress chronique, obésité et tabac forme un mélange détonant, qui majore considérablement le risque de maladies inflammatoires chroniques.

On a montré que l'exposition de singes macaques à un stress chronique, physique ou psychique, provoque effectivement résistance à l'insuline et hyperglycémie, impliquées dans le diabète, ainsi qu'une élévation des lipides sanguins et une augmentation de l'athérosclérose coronaire, responsable de l'infarctus.

Finalement le stress chronique favorise l'hypertension artérielle, les maladies cardio-vasculaires, le diabète, la dépression et l'épuisement. Le syndrome de *burn-out* est un état d'épuisement lié à un stress soutenu au travail, lorsque la pression dépasse de façon durable les capacités de l'individu.

## Contre le stress, les petits moyens utiles

Plutôt que le tabac, l'alcool ou les anxiolytiques, les petits moyens sont souvent suffisants pour lutter contre le stress au quotidien : le sport, les plantes, les massages ou les exercices de respiration.

Il y a beaucoup de méthodes pour réduire le stress ou en atténuer les effets. Fumer, boire ou prendre des anxiolytiques ne résout pas le problème durablement. C'est une fuite devant le problème, qui atténue l'impression d'angoisse, mais ne la supprime pas. Qui plus est, ces substances créent une dépendance, dont il est difficile de se libérer. On sait que le stress et les difficultés de la vie sont une cause connue d'alcoolisme chronique et que les antidépresseurs finissent par rendre complètement dépendant.

### ➤ *Les plantes*

Les plantes ne comportent pas ce danger, elles sont largement utilisées sans que l'on ait toujours la preuve établie de leur efficacité. Cependant, le manque de preuves ne signifie pas nécessairement manque d'efficacité ; il s'agit tout simplement parfois de manque d'études bien conduites. La passiflore est utilisée depuis longtemps contre l'insomnie. Il n'y a pas beaucoup d'études concernant l'anxiété, néanmoins, dans l'une d'elles, elle s'est montrée plus efficace qu'un anxiolytique. Pour un problème passager, mieux vaut donc peut-être prendre des extraits de passiflore le soir qu'un anxiolytique. Cependant, prise en association avec des sédatifs ou des anxiolytiques classiques, elle peut potentialiser leurs effets. Attention au surdosage !

La valériane est également utilisée comme somnifère et contre l'anxiété ; dans certaines études, elle s'est également montrée aussi efficace qu'un anxiolytique. Elle est peu toxique, mais ne doit cependant pas être utilisée par la femme enceinte ou allaitante.

Le millepertuis est largement utilisé pour le traitement de la dépression. Il intervient dans le métabolisme de la sérotonine et de la dopamine. Bien qu'il n'y ait pas de preuves indiscutables de son efficacité, il y a beaucoup d'arguments qui plaident en sa faveur. Il faut savoir qu'il peut contrarier l'action de certains médicaments anticancéreux. Il est donc recommandé de ne pas en prendre sans l'avis du médecin, si on suit un traitement médical.

Le kava (*Piper methysticum*) est une plante apparentée au poivre, dont la racine est utilisée depuis longtemps, dans les îles du Pacifique, comme médicament et dans certaines cérémonies ; partager le kava est un signe d'amitié. Les substances actives sont des kavalactones, qui interviennent dans le métabolisme de la sérotonine, du glutamate et des récepteurs GABA. L'efficacité du kava dans le traitement de l'anxiété a été établie par des études comparatives, mais il est toxique et il y a eu des cas d'insuffisance hépatique grave. Pour cette raison, son utilisation est interdite en France. Cependant, on peut se le procurer sur Internet ; attention danger !

En revanche, certaines préparations qui sont largement utilisées semblent donner des résultats avec un niveau de preuve modéré ; il s'agit d'Euphytose® en France et de Worry Free® aux États-Unis.

### ➤ *Sport, massages, visualisation, respiration*

Le sport, dont les bienfaits sur le plan physique et psychologique sont bien établis, aide à compenser les effets du stress ; après tout, la réponse au stresseur est initialement un mécanisme qui apporte du glucose pour qu'il soit brûlé dans le combat ou la fuite. Aujourd'hui, vous ne pouvez pas fuir vos soucis et il est déconseillé de battre votre patron, mais vous pouvez brûler sainement votre glucose sur un vélo ou en salle de gym.

Le bain dans une atmosphère de détente, avec huiles essentielles, bougie et musique douce détend après une journée pénible. Mieux encore, le massage procure une détente physique ; il permet de lutter contre les contractures des muscles du dos et de la nuque provoquées par le stress et la mauvaise position au travail. Il aide aussi au plan mental, parce que la sensation d'être pris en charge par une autre personne est libératrice.

La visualisation consiste à se concentrer pour susciter la formation d'images mentales positives, comme un lieu, une personne ou une scène qui rappellent un souvenir très positif. Elle est utilisée par certaines équipes médicales aux États-Unis, notamment en cancérologie. Le malade est entraîné à visualiser la guérison de l'organe malade. C'est une technique qui ne s'improvise pas et qui demande un apprentissage auprès d'un coach.

Les exercices de respiration sont largement utilisés depuis longtemps. La réaction au stress met en jeu le système nerveux autonome sympathique qui provoque une accélération du rythme cardiaque et respiratoire. Or il se trouve que la respiration est la seule fonction qui obéisse à la fois au système nerveux autonome – puisque nous respirons sans y penser – et à la volonté, puisque nous pouvons modifier volontairement le rythme et la profondeur de notre respiration. En agissant volontairement sur notre respiration nous pouvons donc en retour influencer dans une certaine mesure notre système nerveux autonome. En ralentissant notre respiration nous renforçons la prédominance du parasympathique apaisant sur le sympathique excitant.

L'exercice suivant est facile à faire à tout moment et en tout lieu :

- expirer complètement par la bouche ;
- inspirer profondément et lentement par le nez, bouche close ;
- retenir sa respiration en comptant jusqu'à 4, 5, 6 ou 7 selon ses capacités, sans que cela devienne pénible ;
- expirer par la bouche, lentement et complètement ;
- recommencer cinq ou six fois au début, puis plus avec l'habitude.

À côté de ces petits moyens, il y a des méthodes beaucoup plus élaborées, qui nécessitent un véritable apprentissage et qui demandent que l'on y investisse plus de temps, mais qui sont dotées d'une grande efficacité : la relaxation, la méditation et les arts martiaux : yoga, qi gong et taï-chi.

## La relaxation

La méthode de relaxation élaborée par Herbert Benson est basée essentiellement sur des exercices respiratoires. En ralentissant son rythme respiratoire, on influence le système nerveux végétatif dans le sens de la prédominance du parasympathique apaisant sur le sympathique excitant – c'est l'opposé de ce qui se produit dans le stress.

Le docteur Herbert Benson, lorsqu'il était jeune cardiologue dans les années 1960, avait été frappé par la relation entre l'augmentation de la pression artérielle et l'anxiété des patients qui venaient le voir en consultation. Il décida alors d'explorer le phénomène au laboratoire de physiologie de l'école de médecine de Harvard et il observa d'abord que les singes avaient la faculté de modifier leur pression artérielle. Depuis, il n'a cessé d'approfondir le sujet, il a mis au point et développé la méthode de relaxation qui porte son nom et il a créé un centre qui lui est dédié, le Mind/Body Medical Center (www.massgeneral.org/bhi/).

Benson a montré que la concentration de l'esprit a un effet sur le corps et qu'elle peut entraîner un ralentissement des rythmes cardiaque et respiratoire et une baisse de la pression artérielle et du métabolisme. Cette réaction, qu'il a dénommée *relaxation response*, est l'opposé de ce que l'on observe dans le stress. Elle correspond à un déplacement de l'équilibre, de la dominance du système nerveux sympathique impliqué dans le stress, vers le parasympathique qui ralentit et calme.

La réponse à la relaxation n'est pas simplement un effet de mise au repos. Elle fait plus que le simple repos ou le sommeil : elle entraîne une baisse plus marquée de la consommation d'oxygène, du métabolisme, du taux sanguin de lactate (qui est un produit de dégradation de l'activité musculaire), et une modification des ondes électroencéphalographiques, qui est différente de celle que l'on observe au cours du sommeil. Benson a montré par exemple que, chez un groupe de personnes qui pratiquaient deux fois par jour la relaxation, la pression artérielle systolique passait en moyenne de 146 à 137 millimètres de mercure et la pression artérielle diastolique de 93,5 à 88,9 ; du moins tant que les sujets continuaient à pratiquer. Ainsi, la pratique régulière de la relaxation peut suffire à améliorer des hypertensions modérées et peut aider à réduire les doses de médicaments dans les cas plus sévères. La relaxation constitue également une aide au traitement du stress et au sevrage des drogues, de l'alcool, du tabac et des somnifères.

La pratique courante de la relaxation au quotidien est décrite dans les livres de Benson.

Voici le déroulement d'un exercice :

- Asseyez-vous confortablement.
- Fermez les yeux.
- Détendez profondément tous vos muscles, en partant des pieds jusqu'au visage.
- Respirez par le nez, naturellement, sans forcer, en prenant conscience de votre respiration, en prononçant silencieusement « un » à l'expiration.
- Continuez pendant 10 à 20 minutes (ne pas utiliser d'alarme pour compter le temps). À la fin ne vous levez pas tout de suite, restez assis calmement plusieurs minutes ; d'abord les yeux fermés puis ouverts.

• Ne vous préoccupez pas de savoir si vous avez réussi un bon niveau de relaxation ; maintenez une attitude passive qui permet à la relaxation de prendre place. Quand des pensées viennent vous distraire, essayez de les ignorer sans vous fixer sur elles et continuez à répéter « un ». Avec la pratique, vous parviendrez à la relaxation.

• Pratiquez une ou deux fois par jour, mais pas dans les deux heures qui suivent un repas, car la digestion semble interférer avec l'accès à la relaxation.

### Une méthode de relaxation efficace

Une étude conduite par l'équipe de Benson a démontré de façon indiscutable l'efficacité de la méthode. 136 employés d'une entreprise, volontaires pour participer à l'étude, ont été répartis en trois groupes : ceux du groupe A recevaient une formation à la relaxation et devaient pratiquer deux fois 15 minutes par jour lors des temps de pose ; à ceux du groupe B on recommandait de s'asseoir tranquillement et de se relaxer à leur façon pendant les poses et ceux du groupe C ne recevaient aucune consigne.

Tous les participants notaient les symptômes qu'ils ressentaient avant le test, tels que maux de tête, insomnies, etc., et différents tests permettaient d'évaluer le niveau de performance, la sociabilité, la satisfaction, le bien-être, avant et après l'étude. Au bout de huit semaines, les participants du groupe A (qui avaient pratiqué la relaxation) étaient les seuls qui ressentaient moins de symptômes qu'avant l'étude et ils avaient la plus forte amélioration des indices de sociabilité, de satisfaction et de bien-être. Leur pression artérielle systolique avait baissé de 11,6 millimètres de mercure, alors qu'elle n'avait diminué que de 6,5 dans le groupe B (dont les participants s'étaient détendus à leur façon) et qu'elle avait augmenté de 0,4 dans le groupe C, qui n'avait reçu aucune consigne.

Bien que cela paraisse facile, il faut de l'entraînement pour atteindre l'état de relaxation et en bénéficier. Vous pouvez acquérir un des livres de Benson, qui vous donnera plus de détails, ou mieux apprendre auprès d'un moniteur qui enseigne la méthode.

Il existe d'autres méthodes, notamment le training autogène de Schultz et la sophrologie, qui doivent être apprises auprès d'un moniteur, médecin ou thérapeute paramédical.

## La méditation

La méditation vise à apaiser l'esprit et à le détacher des facteurs de stress en concentrant toute son attention sur l'instant présent et en ignorant les pensées qui nous assaillent. Pratique religieuse au départ, elle est largement utilisée actuellement en médecine. Dans la méditation médicale, l'objet de concentration de l'esprit est en général la respiration.

Bien qu'elle ait été développée initialement dans le cadre de la religion, notamment du bouddhisme, la méditation est aussi appliquée en médecine, sans aucune connotation religieuse, dans certains pays comme les États-Unis. Le principe de la méditation est de concentrer toute son attention sur l'instant présent, dans un état d'esprit neutre, de façon à se détacher des pensées et perceptions négatives, en s'efforçant de ne pas les prendre en considération. La méditation s'oppose donc à notre mode de pensée habituel, avec des idées qui nous assaillent en permanence et auxquelles nous tentons de répondre d'une manière ou d'une autre en les intégrant, en les analysant, en tentant d'y faire face, ou de les rejeter.

Cependant, la méditation n'est pas un processus passif consistant à faire le vide dans son esprit. C'est au contraire un processus actif de pleine conscience, consistant à prendre le contrôle de notre esprit et à cultiver une manière d'être qui n'est plus soumise aux schémas habituels. La métaphore du singe, donnée par Matthieu Ricard dans son livre sur la méditation, exprime parfaitement cette notion : l'esprit est comparable à un singe entravé par des liens ; plus il s'agite et plus il complexifie le réseau de liens, qui deviennent alors encore plus difficiles à défaire. Pour libérer le singe, il faut d'abord le calmer, afin de pouvoir dénouer l'écheveau de liens. De même, ce n'est que lorsqu'il aura retrouvé le calme que l'esprit retrouvera la maîtrise de lui-même. La pratique quotidienne de la méditation favorise le développement de la stabilité et du calme.

### ➤ *Une attitude de détachement*

Pour pratiquer, on se concentre sur un objet d'intérêt, on focalise son esprit sur cet objet, afin de s'écarter des pensées stressantes qui assaillent l'esprit. On voit et on accepte les choses sans chercher à les changer ; attitude qui est à l'opposé du comportement habituel actif, qui implique au contraire l'engagement. On se détache des choses, des idées, des perceptions, de sorte qu'elles soient perçues comme des événements mentaux transitoires, plutôt que des représentations de la réalité. C'est facile à dire, mais en réalité la pratique ne s'improvise pas et peut être facilitée par un apprentissage auprès d'un instructeur pour être efficace. Elle peut alors être pratiquée quotidiennement chez soi par séances de 15 à 20 minutes. L'objet de fixation diffère selon la méthode. Dans la méditation transcendantale, on concentre son attention sur un mot, ou une sentence (mantra), ou sur un objet, comme une chandelle ou une icône. Dans la méditation à but médical, l'objet de la concentration est habituellement la respiration.

En pratique, on se place assis, idéalement à terre sur un coussin les jambes croisées en tailleur, le dos droit sans être raide, les mains reposant mollement sur les cuisses, les yeux mi-clos, dans la position du lotus. Si cette position est difficile à tenir, on peut aussi pratiquer sur une chaise ou même allongé confortablement sur le dos. On se concentre totalement sur la respiration, les mouvements de l'air, pénétrant et ressortant du thorax et les mouvements du ventre, qui se soulève et s'affaisse régulièrement. Il ne s'agit pas ici de modifier le rythme de la respiration, comme dans la relaxation, il ne s'agit pas de faire des mouvements respiratoires plus amples ou plus profonds, mais simplement d'utiliser la respiration comme objet de concentration. Lorsqu'une pensée survient, on l'accepte, on ne cherche ni à entrer dans son processus ni à la rejeter ; on l'observe, en quelque sorte détaché, et on se concentre immédiatement sur la respiration, les mouvements de l'air inspiré et expiré, du thorax et du ventre, en laissant l'idée s'évanouir d'elle-même. On se concentre pleinement sur le moment présent sans autre but. On laisse en quelque sorte les pensées, les soucis, l'imaginaire à la porte et on les regarde passer en spectateur, sans y adhérer, ni chercher à les chasser. On se tient à l'écart, focalisé que l'on est sur les mouvements respiratoires.

### ➤ *D'autres formes de concentration*

Il y a d'autres procédés de méditation utilisés en médecine. La concentration sur le corps (*body scan*) consiste à se concentrer sur une partie du corps, de façon à en avoir une conscience profonde. Elle est utilisée par des spécialistes pour lutter contre la souffrance physique, comme par exemple les douleurs dues au cancer. La concentration sur la marche consiste à se concentrer sur le mouvement en le décomposant ; on ne marche pas pour se déplacer, mais on analyse le mouvement. On marche lentement en se concentrant sur les mouvements de façon à en avoir pleine conscience. On vit chaque mouvement décomposé : lever le pied, l'avancer puis le reposer au sol et recommencer ; on peut associer la respiration à la marche.

Toutes ces méthodes demandent évidemment un apprentissage ; elles sont largement utilisées par les médecins aux États-Unis. L'objectif de ce chapitre n'est pas de vous apprendre à méditer – pas plus que les chapitres suivants ne vous permettront d'apprendre le yoga ou le taï-chi –, mais de vous informer sur l'intérêt de ces méthodes antistress. Si vous voulez commencer à méditer, je vous recommande le livre de Matthieu Ricard (*L'Art de la méditation,* Nil Éditions, 2008).

## Le yoga

Le yoga est plus qu'une gymnastique. La combinaison des mouvements et de la concentration le rend plus proche de la méditation que de la gymnastique. Il est établi qu'il contribue à la perte de poids, à la baisse du cholestérol et de la pression artérielle, à l'amélioration de la fonction cardiaque et à la réduction du stress oxydatif.

Les techniques de yoga sont axées sur la respiration, la relaxation, les poses (ou âsanas) et la vibration produite par la répétition du son « om… ». Contrairement à la gymnastique occidentale, basée principalement sur la contraction pour renforcer la musculature, les âsanas consistent en postures qui provoquent surtout une élongation des muscles et un assouplissement.

Outre l'activité physique liée aux mouvements et aux postures, l'effet de méditation par la concentration sur les sensations du corps, la respiration, les postures, les élongations et les contractions des différents groupes musculaires, est probablement l'élément qui joue le rôle prédominant dans les effets bénéfiques du yoga. On dit que le yogi entraîné parviendrait même à prendre conscience de son cœur et de ses viscères ! C'est une forme de méditation qui agit en régulant l'équilibre du système nerveux végétatif, en atténuant les effets du sympathique, au profit du parasympathique.

Largement recommandée par les médecins en Inde, la pratique du yoga à titre médical se développe en Occident. Plusieurs études ont démontré ses avantages, notamment sur le système cardio-vasculaire. Une revue systématique émanant de chercheurs de l'Université de Virginie a analysé 159 études sur les effets du yoga. Toutes n'ont pas la même qualité méthodologique ni le même niveau de preuve, toutes n'ont pas démontré la même chose, mais globalement l'analyse de ces études a montré que la pratique du yoga exerce de nombreux effets positifs sur la santé. Elle contribue à faire baisser les taux sanguins de glucose, de cholestérol et de triglycérides, à diminuer la pression artérielle, à faire perdre du poids et à réduire l'hypercoagulabilité, ainsi que le stress oxydatif. La pratique régulière du yoga ralentit le rythme cardiaque et respiratoire, ce qui témoigne d'un meilleur équilibre entre systèmes sympathique et parasympathique. Elle améliore la variabilité du rythme cardiaque, ce qui permet une meilleure adaptation du cœur à l'effort. Enfin, elle diminue l'angoisse, la tension, la fatigue et augmente la sensation de bien-être.

Au total, les bienfaits du yoga dépassent ceux d'une simple gymnastique et, comme il peut être pratiqué à tout âge, ne nécessite pas d'appareils coûteux, peut être pratiqué chez soi lorsqu'on a appris, on ne peut qu'en recommander chaudement la pratique.

## Le qi gong

Le qi gong est un des arts martiaux chinois. Il apporte à la fois un bien-être physique et un état de relaxation, qui aide à réduire l'anxiété et qui s'oppose aux effets du stress en renforçant le système parasympathique.

Le qi gong est un des arts martiaux chinois pratiqués en Occident pour augmenter le bien-être. C'est une technique destinée à équilibrer les énergies vitales ; c'est une discipline spirituelle qui renforce l'individu, aide à l'équilibre personnel et peut être pratiquée par tout le monde. Le nom lui-même exprime le contenu de cette discipline : *qi* (on prononce « chi ») signifie « respiration », « essence vitale » ou « énergie », et *gong* signifie « maîtrise » ; on comprend que cet art martial aide à maîtriser, à équilibrer l'énergie vitale. Il existe plusieurs formes et pratiques différentes de qi gong.

Selon la tradition chinoise, la bonne santé résulte en effet de l'équilibre du flux d'énergie entre le corps et l'esprit et entre le yin et le yang. L'énergie circule dans le corps suivant les douze méridiens et les huit vaisseaux qui sont utilisés en médecine chinoise. Chaque organe est relié à un méridien. Deux vaisseaux ont une importance particulière, le vaisseau conception, qui court verticalement du périnée à la lèvre inférieure par la face antérieure du tronc, et le vaisseau gouverneur, qui circule par la face dorsale, du périnée à la lèvre inférieure en passant sur la tête. L'ensemble assure ainsi la circulation de l'énergie – du *qi* – autour du tronc et régule sa circulation dans les douze méridiens. Ainsi, la respiration profonde qui mobilise les muscles du périnée, point de départ du vaisseau conception, stimule la circulation du *qi* et sa diffusion par les méridiens aux organes.

La pratique du qi gong, selon Ruth McCaffrey et Nancy Fowler de l'école d'infirmières de l'Université de Floride, comporte quatre éléments principaux : les exercices du corps, de la respiration, de la voix et de l'esprit. Les exercices corporels comportent huit figures, destinées à stimuler la circulation du *qi*, de façon spécifique dans certaines zones du corps. L'alignement du corps est essentiel pour faciliter la circulation du *qi*. L'exercice se concentre sur neuf points : chevilles, genoux, hanches, sacrum, plexus solaire, épaules, coudes, poignets et cou. La respiration est une respiration abdominale profonde avec le diaphragme, qui effectue un massage des viscères. La participation de la voix correspond à six sons bienfaisants, qui participent à la circulation de l'énergie par la vibration et aident à la concentration. Comme le yoga, le qi gong est à la fois un exercice physique et une méthode de méditation ; un moyen de développer la capacité de l'esprit à influencer le corps et une voie d'accès à la spiritualité.

Selon les docteurs Chow et Tsan de l'Université de Hong Kong, les bénéfices de la pratique du qi gong proviennent des exercices physiques, qui améliorent la fonction cardiaque, le métabolisme et la circulation, de la respiration qui tend à rétablir l'équilibre entre systèmes sympathique et parasympathique au profit de ce dernier, de la prise de conscience de certaines fonctions que nous ne percevons pas normalement, telle la pression artérielle, et d'un état de relaxation qui réduit l'anxiété, avec production d'endorphines et de sérotonine. Si comme nombre d'Occidentaux on est dubitatif vis-à-vis du concept de yin et de yang, on peut toutefois admettre que le qi gong est un exercice qui aide à la maîtrise de soi, comme la relaxation ou la méditation. Il peut être pratiqué seul à partir de livres ou de vidéos, ou mieux encore être appris au départ avec un maître et en groupe.

## Le taï-chi-chuan

Le taï-chi est pratiqué quotidiennement par des millions de Chinois. Il associe des mouvements harmonieux et une respiration profonde, qui s'opposent à la fébrilité de l'état de stress. Ses effets sur la santé semblent bien établis. C'est un exercice d'intensité modérée qui peut être pratiqué par les personnes âgées, même si elles souffrent d'arthrose.

Le taï-chi-chuan (ou taiji quan) est une forme d'exercice traditionnel dérivé de la tradition des arts martiaux chinois. Son élaboration s'est faite sur plusieurs siècles et remonterait à la dynastie Ming ; il en existe cinq styles différents. En 1956, une convention de maîtres réunie par le ministère des Sports chinois a défini une forme simplifiée comportant 24 mouvements, destinée à être largement diffusée.

Le terme *taï-chi* exprime l'« état global de l'Univers avant la création du Ciel et de la Terre » et *chuan* désigne la « boxe ». L'ensemble exprime à la fois harmonie et art martial. Le taï-chi se caractérise par une interaction entre l'esprit et le corps, une respiration lente et profonde et par des mouvements harmonieux, continus du début à la fin et d'une posture à la suivante, sans à-coups, globalement inscrits dans le cercle.

La philosophie du taï-chi implique l'influence du mental sur le physique, qui en retour améliore le mental. Alors que le stress est caractérisé par des mouvements rapides, tendus et brusques, la gestuelle lente, continue et harmonieuse du taï-chi s'oppose au stress. De même, la respiration lente et profonde, basée sur l'action préférentielle du diaphragme, s'oppose à la respiration rapide et superficielle du stress. Plusieurs études ont mentionné la diminution de la tension, de l'anxiété, de la dépression et de la fatigue. On a même constaté une diminution de la sécrétion salivaire du cortisol, l'hormone du stress.

Le taï-chi est pratiqué quotidiennement par des millions de Chinois et fait des adeptes dans le monde entier, en raison de ses multiples bienfaits sur le corps comme sur le mental. Les effets positifs du taï-chi sont bien démontrés dans une analyse des différentes études sur le sujet, publiée par les docteurs Li, Hong et Chan de l'Université de Hong Kong. Selon ces spécialistes, les mouvements harmonieux qui font alterner de façon continue et sans à-coups, contraction et relaxation, travail des groupes musculaires qui gèrent la stabilité et le mouvement, la force et la souplesse ainsi que les mouvements lents, larges et continus, les déplacements du poids du corps d'un côté sur l'autre, les mouvements de flexion-extension, de rotation du tronc, de la tête et des extrémités, tous concourent à améliorer l'équilibre, le centre de gravité, la souplesse et la force.

Il en résulte une diminution considérable du risque de chute chez les sujets âgés. La souplesse et la force sont améliorées et chez ceux qui souffrent d'arthrose, les douleurs sont soulagées. Certaines études ont même mis en évidence une diminution de l'ostéoporose postménopausique chez les pratiquantes. On sait par ailleurs que les femmes orientales ont moins d'ostéoporose que les Occidentales et que d'autres facteurs interviennent, comme la consommation de thé, de soja, de natto (riche en vitamine K) et de légumes. Nous devrions faire plus d'emprunts au mode de vie oriental ! La pratique du taï-chi contribue également à prévenir l'hypertension artérielle et améliore la fonction cardiaque, ainsi que la fonction respiratoire. Le taï-chi est un exercice d'intensité modérée, qui peut être pratiqué même par les personnes souffrant d'affections cardio-vasculaires et qui aide à les améliorer. L'exercice consomme autant d'énergie qu'une marche rapide. Art martial non violent, le taï-chi peut être pratiqué par les personnes âgées, même si elles souffrent d'arthrose ou de maladies cardio-vasculaires.

CHAPITRE 21

# Protéger sa peau

## Comment la peau vieillit

Le vieillissement naturel de la peau est lié à la dégradation des cellules, du collagène et du tissu élastique. Il est considérablement accéléré par l'inflammation et le stress oxydatif provoqués par les ultraviolets.
Le bronzage naturel excessif provoque des lésions qui cumulent leurs effets d'une année sur l'autre, et le rayonnement des cabines de bronzage, très riche en UVA, est encore plus dangereux.
Les cancers de la peau sont les plus fréquents des cancers.

Comme tous nos organes, la peau vieillit. Cependant, si le vieillissement du système cœur-poumons ne se manifeste qu'à l'effort, celui de la peau visible au premier abord, nous touche plus car il signe notre âge. Les taches brunes sur les mains – les fleurs de cimetière – sont difficiles à cacher. Le vieillissement de la peau est lié à l'altération des cellules de l'épiderme, responsables du grain et du teint, et à la dégradation du collagène et des fibres élastiques du derme, la couche sous-jacente, qui lui confèrent l'épaisseur, la texture et la souplesse. Le vieillissement naturel se traduit par une atrophie progressive de la peau, qui devient plus fine, plus sèche, qui se relâche et forme des plis.

### ➤ *Les effets du soleil*

Le soleil aggrave et accélère le vieillissement de la peau de façon dramatique. Le soleil est en effet, comme le tabac, une source de radicaux libres et d'inflammation que l'on peut éviter. Observez les actrices connues qui font la publicité à la télévision pour des cosmétiques : elles ne sont pas bronzées, elles sont bien conseillées et elles savent que pour préserver leur teint, qui fait partie de leur capital, elles doivent se protéger du soleil. Ce sont les starlettes qui sont bronzées.

L'exposition au soleil provoque un épaississement de la peau, la formation de petites irrégularités cornées, des rides et des taches. Les lésions d'héliodermie (ou héliose) siègent évidemment surtout au niveau des zones découvertes : le visage, les mains, le cou et le décolleté. Pensez particulièrement madame au décolleté. C'est une zone où la peau est particulièrement fragile et qui, à la belle saison, est exposée au rayonnement simplement en marchant dehors, même en ville, sans aller à la plage, même sans s'exposer volontairement au soleil.

Une partie des rayons ultraviolets (UV), les rayons X, les rayons gamma et les rayons cosmiques émis par le soleil, qui ont une longueur d'onde courte, sont arrêtés par l'atmosphère. Cependant, le trou dans la couche d'ozone, lié à la pollution, diminue son effet filtrant et aggrave les conséquences des radiations solaires. De toute façon les UVA et les UVB pénètrent dans la peau et l'énergie qu'ils y déploient sous forme de photons provoque la formation de radicaux libres, en quantités qui dépassent les moyens de défense des cellules de la peau. Ces radicaux libres provoquent une inflammation, des altérations des membranes cellulaires et de l'ADN, qui sont responsables de mutations cancérogènes. Ils provoquent aussi la dégradation des fibres collagènes et des fibres élastiques qui sont remplacées par des amas amorphes formant ce qu'on appelle l'élastose.

Les UVB ne pénètrent pas profondément dans la peau, ils agissent surtout au niveau de l'épiderme. Les UVA, qui ont une longueur d'onde un peu plus longue, pénètrent plus profondément jusqu'à la couche basale de l'épiderme et au derme. Ils ont un effet cancérogène même à doses faibles mais répétées. Il faut donc utiliser des crèmes solaires qui filtrent non seulement les UVB mais aussi les UVA. Le rayonnement ultraviolet est la cause principale des cancers de la peau, et ceux-ci sont les plus nombreux de tous les cancers ; ils représentent un tiers de la totalité des cancers, et la majorité d'entre eux pourraient être évités par de simples mesures de protection.

Cependant, le soleil n'a pas que des effets nocifs ; une exposition modérée est même indispensable pour la production de vitamine D. Une exposition de 15 à 20 minutes par jour suffit à nous permettre de fabriquer notre dose quotidienne de vitamine D, et, surtout, une exposition plus longue est inutile, car la production se stabilise rapidement en plateau et n'augmente plus. Autrement dit en bronzant beaucoup on ne fait pas de réserves pour l'hiver. C'est même le contraire, parce que la mélanine plus abondante dans la peau bronzée, absorbe les UVB qui de ce fait ne participent plus à la synthèse de la vitamine D.

### ➤ *Les méfaits du soleil*

C'est l'exposition excessive liée à la mode du bronzage qui est délétère. Mais nous ne sommes pas tous égaux devant le soleil ; nous n'avons pas tous la même mélanine. L'eumélanine qui prédomine au niveau des peaux brunes a un effet protecteur, alors que la phaeomélanine, qui prédomine chez les roux, protège peu et génère même des radicaux libres qui aggravent les effets des UV. Ainsi, plus la peau est claire, plus elle est donne dans le roux, plus le risque de coups de soleil, de taches indélébiles et de cancers est élevé. Les peaux claires des pays du Nord ne sont pas équipées pour résister à la forte insolation des pays du Sud. Leur pauvreté en mélanine est un résultat de l'adaptation au faible ensoleillement, précisément pour fabriquer plus facilement la vitamine D.

Les effets de l'irradiation sont cumulatifs. Ce qui signifie que les doses reçues chaque été additionnent d'année en année leurs effets pervers. L'hiver fait baisser le taux de vitamine D mais n'annule pas les effets néfastes de l'été sur les cellules, le collagène et les fibres élastiques. Si en plus, en hiver, vous vous exposez dans les cabines de bronzage, vous matraquez votre peau au maximum, car le rayonnement émis par ces lampes n'est pas moins dangereux que le rayonnement solaire de plein été. Il est même plus agressif ; il contient 95 à 99 % d'UVA – cancérogènes – et, contrairement à ce que l'on pense souvent, le bronzage obtenu avec ces lampes n'apporte aucune protection contre les effets du soleil. En effet, le bronzage provoqué par les UVB est dû à une augmentation de la fabrication de mélanine, qui a un effet protecteur ; alors que celui qui provient de l'action des UVA est dû à l'oxydation des précurseurs de la mélanine et n'a pas d'effet protecteur. Penser que l'on prépare sa peau en cabine avant d'aller au soleil est une idée fausse et dangereuse résultant d'une information erronée.

### ➤ *Le tabac, la pollution et la malnutrition aussi*

Le tabac est comme le soleil une source de radicaux libres qui provoquent les mêmes altérations des cellules, du collagène et des fibres élastiques que les UV. La peau des gros fumeurs a un aspect terne et grisâtre caractéristique. Les polluants atmosphériques sont également néfastes parce que certains traversent la peau et pénètrent dans les cellules où ils exercent leurs effets d'oxydation et provoquent l'inflammation. Enfin, la qualité de la nutrition est également importante, la richesse en antioxydants et en oméga-3 contribue à la santé de la peau comme des autres tissus. Vous avez peut-être vu la célèbre photo placardée dans plusieurs villes d'Europe en 2007 montrant une jeune femme anorexique, squelettique. Les os saillant sous la peau étaient impressionnants, autant que la peau flétrie, ridée et tachée. Elle symbolisait parfaitement tous les effets néfastes de certains comportements : régime amaigrissant excessif et bronzage à outrance.

## Le mélanome : redoutable !

Les cancers de la peau sont les plus fréquents des cancers et, parmi eux, le mélanome est le plus redoutable. Tous sont provoqués par les rayonnements ultraviolets et ils sont en augmentation du fait de la mode du bronzage. L'exposition intermittente, l'exposition dans l'enfance et les coups de soleil majorent le risque. Plus la peau est claire plus le risque de cancer est élevé.

Le soleil expose plus que tout à la survenue des cancers de la peau, qui sont les plus fréquents de tous les cancers. Les carcinomes basocellulaires et les carcinomes épidermoïdes ou spinocellulaires sont les plus fréquents d'entre eux, et le plus redoutable, en raison de sa gravité, est le mélanome malin. Le mélanome se développe à partir des mélanocytes, les cellules qui produisent la mélanine. L'incidence de ce cancer est en constante augmentation dans les pays développés et son pronostic est sombre. Touchant autrefois préférentiellement les marins et les agriculteurs, exposés professionnellement aux UV, il est aujourd'hui plus fréquent chez la femme. C'est le plus fréquent de tous les cancers (cutanés et autres) chez les femmes de 25 à 29 ans – un âge auquel normalement le cancer est rare – en raison de la mode du bronzage naturel ou en cabine. Il est répandu en Australie, parce que la population à peau claire, en majorité d'origine anglo-saxonne, n'est pas adaptée à l'insolation intense qui règne sur ce continent. Curieusement son incidence est également très élevée en Scandinavie. On sait en effet que les Scandinaves, privés de soleil pendant le long hiver boréal, aiment dorer leur peau claire dès qu'ils le peuvent. Les principaux facteurs de risque de mélanome sont en effet l'exposition au soleil et le type de peau.

L'exposition au soleil est le facteur de risque principal. L'exposition intermittente avec des coups de soleil est plus dangereuse que l'exposition chronique. C'est précisément le cas des citadins de Paris, Genève ou Montréal, qui en huit ou dix jours de vacances en Méditerranée ou aux Antilles veulent revenir bronzés, ou bien qui s'exposent dans les cabines de bronzage. Lors d'un coup de soleil, certaines cellules – celles de la peau qui pèle – meurent sous l'action du rayonnement ; celles qui ne sont pas mortes, reforment une peau nouvelle, en ayant subi des dommages au niveau de leur ADN, d'où peuvent résulter des mutations. L'exposition dans l'enfance majore encore le risque.

Le type de peau est l'autre facteur de risque important ; plus la peau est claire, plus le risque est élevé. La classification de Fitzpatrick permet de se situer dans l'échelle de risque :

- Type I : ne bronze jamais, brûle toujours.
- Type II : bronze parfois, brûle habituellement.
- Type III : bronze habituellement, brûle parfois.
- Type IV : bronze toujours, brûle rarement.

Le risque de développer un mélanome en s'exposant au soleil est maximum pour les peaux de types I et II, c'est-à-dire les blonds à peau claire, aux yeux bleus, ou pire encore les roux. Mais il est encore élevé pour les groupes III, c'est-à-dire des peaux standard. Autrement dit, vous êtes exposé au risque de mélanome s'il vous arrive de prendre des coups de soleil même si vous bronzez. Le risque n'est faible que pour les peaux naturellement foncées des sujets originaires du Sud, qui sont protégées par la mélanine et qui, en contrepartie, fabriquent moins facilement la vitamine D. Il faut prendre conscience que ce risque est vital et éviter à tout prix les coups de soleil, en s'exposant peu et en se protégeant efficacement.

Les nævi, ces tumeurs noires ou marron dont nous avons tous plus ou moins quelques spécimens sur la peau, peuvent donner naissance à un mélanome. Cependant le risque est faible pour un nævus banal, c'est pourquoi l'ablation systématique de tout nævus n'est pas justifiée. En revanche, ils réclament un contrôle régulier. Le dermatologue est le plus compétent pour déterminer à quel moment il faut procéder à l'ablation chirurgicale de tel ou tel nævus. Cela ne doit pas vous empêcher d'exercer une surveillance et d'avancer éventuellement le rendez-vous si vous observez un changement de la forme des contours, ou de la couleur, ou une augmentation de taille ou toute autre différence.

## Se protéger du soleil

La meilleure protection est vestimentaire. Cependant, comme tout le monde veut bronzer, il faut bronzer avec méthode, en s'exposant de façon modérée et progressive, avec un écran solaire de qualité, qui protège à la fois contre les UVB et les UVA – encore plus cancérogènes – et en ne cherchant pas à aller au-delà d'un hâle léger, surtout si l'on a la peau claire.

Tous les dermatologues vous le diront, la meilleure protection est vestimentaire. Le chapeau à large bord mieux que la casquette, les hauts à manches longues et les pantalons longs. Mon dermatologue dit qu'en 2011 le meilleur antirides est encore le chapeau. Cependant, tous les tissus n'offrent pas la même protection, car les UVA traversent les tissus. Le coton est moins efficace que le polyester, le blanc moins que le noir et le T-shirt mouillé moins que le sec. Il faut préférer les vêtements foncés. Il existe d'ailleurs un indice de protection pour les vêtements, utilisé notamment pour les vêtements des enfants : l'indice UPF (*ultraviolet protection factor*).

À la plage, le parasol ne protège pas totalement. On prend des UV même sous un parasol en raison du rayonnement réfléchi par le sable et même par temps nuageux. L'intensité du rayonnement est maximale en été, entre 11 et 14 heures – heure solaire. Elle est d'autant plus forte qu'on se rapproche de l'équateur : les radiations solaires sont plus agressives à Nice qu'à Paris et à Dakar qu'à Nice. La réflexion par le sable majore l'irradiation, et s'exposer à la plage entre 13 et 16 heures en été sur les rivages méditerranéens cumule le maximum de risques. L'intensité du rayonnement est également plus forte en altitude et elle est encore majorée par la réflexion sur la neige : quelques jours de ski sans protection peuvent générer des taches cutanées qui ne disparaîtront jamais. Pis encore, le rayonnement UVA est constant du lever au coucher du soleil et exerce ses effets néfastes même sous un ciel couvert et à travers une vitre. En effet, alors que les UVB sont arrêtés par la vitre, les UVA de longueur d'onde plus longue la traversent. Autrement dit, derrière une vitre, on ne bronze pas, mais on prépare tout de même son cancer !

### ➤ *Bronzer sans brûler*

Comme la mode est au bronzage, il serait contre-productif de vous conseiller simplement de vous abriter du soleil, comme les élégantes du siècle précédent qui protégeaient leur teint de lys sous une ombrelle. Vous n'en feriez rien. Mais bronzer sans brûler est tout un art. Les protections antisolaires sous forme de crèmes, lotions ou sprays sont à base de deux types de produits : certaines substances qui absorbent les UV, d'autres à base de minéraux qui réfléchissent les rayons et empêchent leur pénétration par leur couleur blanche. Dans ce cas, plus vous êtes barbouillé de blanc, plus vous êtes protégé. Les filtres n'ont pas tous le même spectre et n'absorbent pas tous les mêmes radiations ; certains absorbent mieux les UVB, d'autres les UVA. Les écrans qui protègent à la fois des UVB et des UVA sont le dioxyde de titane, l'oxyde de zinc et le Mexoryl SX.

Lorsque vous achetez un produit, ne vous fiez pas simplement aux dénominations qui parfois ne veulent rien dire. Lisez les étiquettes. Le coefficient de protection solaire CP ou CPUVB exprime la protection contre les UVB, c'est-à-dire essentiellement contre les coups de soleil. Une bonne protection nécessite aussi d'être efficace contre les UVA – qui sont encore plus cancérogènes –, mais la protection contre les UVA n'est pas toujours indiquée. Choisissez des produits qui la mentionnent. Préférez des indices de protection élevés, 40-50, et n'oubliez pas que l'écran total n'existe pas ! Les UV passent moins, mais ils passent toujours. La résistance à l'eau est importante à la plage ; choisissez des produits *waterproof*.

Le risque avec les produits à indice de protection élevé est de s'exposer trop, car ils protègent bien contre les coups de soleil, sans pour autant protéger totalement des effets à long terme des UV et notamment du vieillissement accéléré de la peau et du cancer.

La quantité de produit antisolaire et la façon de l'appliquer ont leur importance. La couche de produit agit comme un écran ; si elle est trop mince elle perd de son efficacité. Ne massez pas comme pour faire pénétrer une crème nutritive ; appliquez au contraire épais et étalez simplement : plus la couche est épaisse plus elle protège. Comme les UV majorent le stress oxydatif, la prise d'antioxydants par voie orale peut aider à le minimiser. La prise de carotène commencée quinze jours avant l'exposition peut être utile, de même que les produits à base d'extraits de thé vert, en application locale ou en gélules. Cependant, n'espérez pas par ce moyen compenser les effets à long terme d'une irradiation excessive. Modérez votre bronzage à un hâle doré harmonieux, sans excès.

Même si le cancer n'est pas votre préoccupation, ne vous exposez pas pendant des heures, pensez qu'après un mois votre bronzage disparu laissera apparaître des taches et de petites veinules dilatées, qui marqueront votre peau à jamais et que même si vous avez réussi un bronzage à faire pâlir d'envie vos amies, vous avez accéléré et aggravé le vieillissement de votre peau. En pratique, pour bronzer harmonieusement sans peler :

- évitez les heures où le soleil est au zénith ;
- exposez-vous par paliers, ne soyez pas pressé de voir disparaître votre blancheur, vous attraperiez le coup de soleil qui gâche les vacances ;
- plutôt que de commencer avec un coefficient de protection élevé, qui incite à s'exposer trop, il est préférable de commencer avec un coefficient faible, ou même selon certains sans protection du tout, mais pendant un temps très court (10 à 15 minutes), en augmentant de quelques minutes chaque jour. Vos cellules auront ainsi le temps de fabriquer de la mélanine, qui protège le derme et donne une belle couleur dorée plus durable ;
- utilisez les coefficients élevés lorsque vous serez hâlé, pour rester plus librement au soleil ;

- pensez à mettre de la crème alors toutes les heures et après chaque bain ;
- mais évitez le « rôtissage » prolongé et le bronzage excessif, qui laisseront des traces définitives ;
- n'oubliez pas que de toute façon les produits antisolaires protègent du coup de soleil, mais pas vraiment du vieillissement de la peau et du cancer.

**Tableau 18.**
**Principaux écrans solaires d'après William Scarlett**

**Pour bien se protéger**

*Contre les UVA*
- Avobenzone (Parsol 1789)
- Dioxybenzone
- Homosalate
- Menthyl anthranilate
- Sulisobenzone (Eusolex 4360)
- Trolamine salicylate

*Contre les UVB*
- Benzoate 4 méthylbenzilidène
- Lisadimate (*glyceryl p-aminobenzoic acid*)
- Octocrylène
- Octyl méthoxycinnamate
- Octyl salicylate
- Padimate O
- Acide para-aminobenzoïque (PABA)
- Phénylbenzimidazole
- Roxadimate

*Contre UVA et UVB*
- Mexoryl SX
- Dioxyde de titane
- Dioxyde de zinc

# Conclusion et recommandations

Il y a aujourd'hui beaucoup d'arguments qui permettent d'affirmer qu'un état d'inflammation chronique de bas grade diffuse dans tout l'organisme – dite systémique – est le substrat commun à des maladies, en apparence aussi différentes que l'infarctus, le cancer, le diabète, l'ostéoporose, les maladies neurodégénératives ou même la dépression.

Ces maladies, dont l'incidence élevée est une des caractéristiques de notre civilisation, frappent de plus en plus de personnes dans les pays dits industrialisés et se développent partout dans le monde, avec la diffusion du mode de vie occidental. L'obésité et la cohorte de maladies qui l'accompagnent, sont en progression sur tous les continents.

Le mérite du concept d'inflammation systémique, c'est de mettre le doigt sur le point commun entre ces maladies, et partant, de développer une stratégie de protection commune, sans qu'il soit nécessaire d'avoir des connaissances sur tel ou tel régime réputé protéger contre les maladies cardio-vasculaires, ou tel autre contre le cancer, ou tel autre contre les maladies neurologiques, ou d'autres encore.

Puisqu'il y a un substrat commun à ces maladies de civilisation, c'est lui qu'il faut combattre. C'est une approche globale et uniciste de la prévention.

En se protégeant contre l'inflammation systémique, on se protège contre les maladies qu'elle provoque. Il est bien évident, qu'il serait excessif de promettre qu'adopter un mode de vie anti-inflammatoire pourrait nous protéger à cent pour cent de tout risque de maladie. Ce serait trop simple ; il y a des facteurs que nous ne maîtrisons pas, comme l'hérédité ou la dégradation de l'environnement. Cependant, on peut raisonnablement espérer réduire les risques au minimum, en adoptant quelques mesures simples.

La lutte contre l'inflammation systémique repose en effet principalement sur un mode de vie, que l'on peut qualifier d'anti-inflammatoire. Il comporte quatre éléments essentiels :

– manger sain et équilibré ;
– faire de l'exercice ;
– combattre le stress ;
– éviter les conduites à risque : tabac, excès d'alcool et excès de soleil.

Concernant l'alimentation, les choses sont simples. Point n'est besoin de chercher des recettes compliquées, de s'astreindre à des régimes restrictifs, à des régimes « détox », voire à des périodes de jeûne.

Notre organisme s'est adapté au cours des millénaires au milieu naturel dans lequel il s'est développé, et tout ce dont nous avons besoin se trouve dans ce milieu. C'est parce que notre mode de vie actuel s'est trop éloigné du naturel que nous sommes de plus en plus exposés aux maladies de civilisation : nous mangeons trop, trop gras, trop sucré, trop salé, pas assez naturel, et nous ne bougeons pas assez.

Deux « régimes » ont fait la preuve de leur efficacité. Il vaut mieux dire deux modes de vie, ou deux modèles, car les hommes qui les appliquent n'ont pas conscience de suivre un régime, au sens où on l'entend de nos jours ; ils ont simplement bénéficié, depuis toujours, d'un environnement particulièrement favorable et ils ont su en tirer parti et s'y adapter avec bonheur. Ce sont les modèles crétois et d'Okinawa. Il faut simplement s'en inspirer avec les moyens qui sont les nôtres, dans notre pays, qui nous offre une des gammes d'aliments les plus variées qui soient. L'encadré en page 214 vous donne les grands principes d'une alimentation anti-inflammatoire variée ; vous avez tout loisir de l'adapter à votre goût, à vos habitudes et à votre imagination, sans vous imposer un régime restrictif, ni manger avec une calculette en main. En outre, il ne faut pas oublier que l'activité physique et la modération des quantités comptent autant que la nature des aliments consommés par ces populations.

Faire alterner des périodes de laisser-aller et des périodes de régime restrictif, souvent très déséquilibré, voire de jeûne, n'est pas la solution. Croire à la « détox » est un leurre. Pendant la période de laisser-aller, l'inflammation a produit des effets délétères sur l'organisme, qui ne seront gommés ni par le jeûne ni par les tisanes.

Évitez de croire qu'ingurgiter toutes sortes de vitamines et de compléments, dont la présentation promet monts et merveilles, va compenser les effets d'une mauvaise hygiène de vie. Je me suis efforcé de vous donner une information aussi objective que possible sur les compléments qui semblent offrir quelques avantages réels, et aussi sur leurs inconvénients. Pour la plupart d'entre eux, des doses excessives peuvent avoir des effets délétères. Mieux vaut les consommer avec modération.

C'est au quotidien qu'il faut éviter l'inflammation, en mangeant moins, en limitant les graisses au minimum, en réduisant drastiquement le sucre et en supprimant à peu près totalement les produits industriels qui contiennent les deux et notamment des graisses *trans*. Prenez l'habitude de scruter les étiquettes.

En revanche, ne vous interdisez aucun aliment naturel – viande, poisson, œufs, laitages, fruits et légumes, céréales et fruits secs –, mais veillez à la variété et, probablement pour nombre d'entre nous, à réduire les quantités, à quitter la table en ayant faim. N'oublions pas que l'une des caractéristiques des modèles alimentaires crétois et d'Okinawa est la frugalité. On s'habitue facilement à manger moins, moins salé et moins sucré. Avec le temps, on apprend à apprécier le vrai goût du café sans sucre, à remplacer un gâteau ou une crème dessert par un fruit et le sel par les épices.

La démonstration des effets bénéfiques de l'exercice physique n'est plus à faire. La vie, c'est le mouvement ; comme celui des autres animaux, notre organisme est adapté au mouvement et à l'effort. Nos contemporains souffrent autant de la *malbouffe* que de la sédentarité. Mesurez régulièrement votre tour de taille et tirez-en les conséquences qui s'imposent : au-dessus de 85 à 90 centimètres chez la femme et 93 à 100 centimètres chez l'homme, l'inflammation est forte ; il faut réduire les calories, les graisses, le sucre et bouger plus. Au minimum une demi-heure de marche rapide par jour, en insistant sur les mots *minimum* et *rapide*.

Supprimez les substances toxiques. La première, c'est évidemment le tabac, puissant facteur d'oxydation et d'inflammation. C'est par lui qu'il faut commencer. On ne peut pas réduire l'inflammation sans cesser de fumer. La période de sevrage est un peu difficile, mais c'est le prix à payer pour une véritable renaissance. Renaissance du souffle, renaissance de l'haleine, renaissance de la peau et même du sexe.

Les choses sont plus nuancées concernant l'alcool. Tout le monde admet que l'excès est nuisible ; le problème est de savoir où commence l'excès. Il commence très vite ; au-delà de deux verres de vin par jour. En revanche, depuis que l'on connaît l'existence du *French paradox*, on sait que boire un verre de vin rouge au repas exerce un effet protecteur sur les artères.

Ne vous laissez pas dominer par le stress. C'est un puissant facteur d'inflammation et de maladies. Comme il fait partie intégrante de notre mode de vie moderne, il n'est pas possible de l'éviter. Il faut donc apprendre à l'affronter et à le combattre, en apprenant à le laisser glisser comme l'eau sur les plumes du canard. Pour cela, il faut pratiquer une ou plusieurs des méthodes antistress, dont l'efficacité a été prouvée ; alors que le tabac, l'alcool ou les médicaments ne procurent qu'un soulagement transitoire et ajoutent de l'inflammation à l'inflammation.

Reste la pollution. Je n'en ai pas trop parlé, malgré son impact sur la santé, pour deux raisons. D'abord, parce que c'est un vaste sujet, qui peut faire à lui seul l'objet d'un ou même de plusieurs livres ; ce qui a d'ailleurs été déjà fait. Ensuite, et surtout, parce que ce livre se veut être avant tout un guide personnel, destiné à aider le lecteur dans ses choix de vie. Or, si on peut modifier ou adapter ses comportements personnels, la pollution environnementale reste malheureusement hors de la portée des individus. Les choix en la matière sont des choix de société ; et encore la société elle-même se montre-t-elle souvent dépassée par l'ampleur des problèmes.

Enfin, n'oublions pas que la pollution qui nous touche de la façon la plus directe est celle que nous nous infligeons nous-mêmes, en fumant, en buvant, en mangeant mal ou en nous exposant de façon excessive au soleil.

Modifier nos comportements est la première mesure de protection à notre portée.

# Bibliographie

## Première partie

### Chapitre 1

Abu-Taha M. *et al.*, « Menopause and ovariectomy cause a low grade of systemic inflammation that may be prevented by chronic treatment with low doses of estrogen or losartan », *J. Immunol.*, 2009, 183, p. 1393-1402.

Ahmad a. *et al.*, « Aging and inflammation : Etiological culprits », *Curr. Aging Sci.*, 2009, 2, p. 174-186.

Anderson P. D. *et al.*, « Innate immunity modulates adipokines in humains », *J. Clin. Endocrinol. Metab.*, 2007, 92, p. 2272-2279.

Brazier F. *et al.*, « Digestion et absorption dans l'intestin grêle », *Encycl. méd.-chir.*, *Gastro-entérologie*, 9-000-B-10, Paris, Elsevier, 2002.

Cani P. D. *et al.*, « Changes in gut microbiota control metabolic endotoxemia-induced inflammation in high-fat diet-induced obesity and diabetes in mice », *Diabetes*, 2008, 57, p. 1470-1481.

Chung H. Y. *et al.*, « The inflammation hypothesis of aging. Molecular modulation by caloric restriction », *Ann. NY Acad. Sci.*, 2001, 928, p. 327-335.

De Oliveira F. J. *et al.*, « Systemic inflammation caused by chronic periodontitis in acute ischemic heart attack patients », *Rev. Bras. Cir. Cardiovasc.*, 2010, 25, p. 51-58.

Epel E. S., « Psychological and metabolic stress : A recipe for accelerated cellular aging ? », *Hormones*, 2009, 8, p. 7-22.

Federico A. *et al.*, « Chronic inflammation and oxidative stress in human carcinogenesis », *Int. J. Cancer*, 2007, 121, p. 2381-2386

Goto M., « Inflammaging (inflammation + aging) : A driving force for human aging based on an evolutionarily antagonistic pleiotropy théorie ? », *BioScience Trends*, 2008, 2, p. 218-230.

Guest C. B. *et al.*, « The implication of proinflammatory cytokines in type 2 diabetes », *Front. Biosci.*, 2008, 13, p. 5187-5194.

Harman D., « Aging : Overwiew », *Ann. NY Acad. Sci.*, 2001, 928, p. 1-21.

Inaba H. et Amano A., « Roles of bacteria in cardiovascular diseases – From molecular mechanisms to clinical cases : Implication of periodontal diseases in development of systemic disease », *J. Pharmacol. Sci.*, 2010, 113, p. 103-109.

Kontogianni M. D. *et al.*, « Nutrition and inflammatory load. In stress, obesity and metabolic syndrome », *Ann. NY Acad. Sci.*, 2006, 1083, p. 214-238.

Leonard B. E., « Inflammation, depression and dementia : Are they connected ? », *Neurochem. Res.*, 2007, 32, p. 1749-1756.

O'Keefe J. H. *et al.*, « Dietary strategies for improving post-prandial glucose, lipids, inflammation and cardiovascular health », *J. Am. Coll. Cardiol.*, 2008, 51, p. 249-255.

Oscarsson J. *et al.*, « Proinflammatory effect in whole blood by free soluble bacterial components released from planktonic and biofilm cells », *BMC Microbiology*, 2008, p. 8.

Osna N. A., « Alcohol, inflammation and gut-liver-brain interactions in tissue damage and disease development », *World J. Gastroenterol.*, 2010, 16, p. 1304-1313.

Probst-Hensch N. M., « Chronic age-related diseases share risk-factors : Do they share pathophysiological mechanisms and why does that matter ? », *Swiss Med. Weekly*, 2010, 140, w13072.

Purohita V. *et al.*, « Alcohol, intestinal bacterial growth, intestinal permeability to endotoxin and medical consequences », *Alcohol*, 2008, 42, p. 349-361.

Rajawat Y. S. et Bossis I., « Autophagy in aging and in neurodegenerative disorders », *Hormones*, 2008, 7, p. 46-61.

Rapin J. R. *et al.*, « Possible links between intestinal permeability and food processing : A potential therapeutic niche for glutamine », *Clinics*, 2010, 65, p. 635-643.

Rojo L. E. *et al.*, « Neuroinflammation : Implications for the pathogenesis and molecular diagnosis of Alzheimer's disease », *Arch. Med. Res.*, 2008, 39, p. 1-16.

Rudez G. *et al.*, « Effects of ambient air pollution on hemostasis and inflammation », *Environ Health Perspect*, 2009, 117, p. 995-1001.

Shoelson S. E. *et al.*, « Obesity, inflammation and insulin resistance », *Gastroenterology*, 2007, 132, p. 2169-2180.

Stadtman E. R., « Protein oxidation in aging and age-related diseases », *Ann. NY Acad. Sci.*, 2001, 928, p. 22-38.

Steinman L., « Nuanced roles of cytokines in three major human brain disorders », *J. Clin. Invest.*, 2008, 118, p. 3557-3563.

Thompson A. M. S. *et al.*, « Baseline repeated measures from controlled human exposure studies : Association between ambient air pollution exposure and the systemic inflammatory biomarkers IL-6 and fibrinogen », *Environ Health Perspect*, 2010, 118, p. 120-124.

Valko M. *et al.*, « Free radicals, metals and antioxidants in oxidative stress-induced cancer », *Chemico-Biological Interactions*, 2006, 160, p. 1-40.

Wyss-Coray T., « Inflammation in Alzheimer disease : Driving force, bystander or beneficial response ? », *Nat. Med.*, 2006, 12, p. 1005-1015.

## Chapitre 2


Després J. P. *et al.*, « Abdominal obesity ? The cholesterol of the 21st century ? » *Can. J. Cardiol.*, 2008, 24, Suppl D.

Engström G. *et al.*, « Leukocyte count and incidence of hospitalizations due to heart failure », *Circ. Heart Fail.*, 2009, 2, p. 217-222.

Full L. E. *et al.*, « The inextricable link between atherosclerosis and prototypical inflammatory diseases rheumatoid arthritis and systemic lupus erythematosus », *Arthritis Research & Therapy*, 2009, 11, p. 217.

Hansson G. K., « Inflammation and atherosclerosis », *N. Engl. J. Med.*, 2005, 352, p. 1685-1695.

Ku I. A. *et al.*, « Rheumatoid arthritis – A model of systemic inflammation driving atherosclerosis », *Circ. J.*, 2009, 73, p. 977-985.

Li J. *et al.*, « The role of inflammation and oxidative stress in atrial fibrillation », *Heart Rhythm*, 2010, 7, p. 438-444.

Libby P. *et al.*, « Inflammation and atherosclerosis, » *Circulation*, 2002, 105, p. 1135-1143.

Lorgeril M. de *et al.*, « Mediterranean alphalinolenic acid-rich diet in secondary prevention of coronary heart disease », *Lancet*, 1994, 343, p. 1454-1459.

Lorgeril M. de, *Dites à votre médecin que le cholestérol est innocent, il vous soignera sans médicament*, Vergèze, Thierry Souccar Éditions, 2007.

Ross R., « Atherosclerosis – An inflammatory disease », *New Engl. J. Med.*, 1999, 340, p. 115-126.

Van Leuven S. I. *et al.*, « Systemic inflammation as a risk factor for atherothrombosis », *Rheumatology*, 2008, 47, p. 3-7.


## Chapitre 3


Charo I. F. et Ransohoff R. M., « The many roles of chemokines and chemokines receptors in inflammation », *N. Engl. J. Med.*, 2006, 354, p. 610-621.

Després J. P. *et al.*, « Abdominal obesity ? The cholesterol of the 21st century ? », *Can. J. Cardiol.*, 2008, 24, suppl. D.

Fernandez-Riejos P. *et al.*, « Role of leptin in the activation of immune cells », *Mediators of Inflammation*, vol. 2010, art. ID 568343.

Fricker J., « Actualités en obésité », *Encycl. méd.-chir., Endocrinologie-Nutrition*, 10-507-A-10, Paris, Elsevier, 2002.

Gomes F. *et al.*, « Obesity and coronary artery disease : Role of vascular inflammation », *Arq. Bras. Cardiol.*, 2010, 94, p. 255-261.

Heber D. (dir.), *Human Nutrition and Obesity*, *in* Korenman (éd.), *Atlas of Clinical Endocrinology*, Philadelphie, Wiley-Blackwell, 2000.

Heber D., *The LA Shape Diet,* New York, HasperCollins Publishers, 2004.

Ikeoka D. *et al.*, « Adipose tissue, inflammation and cardiovascular disease », *Rev. Assoc. Med. Bras.*, 2010, 56, p. 116-121.

Kontogianni M. D. *et al.*, « Nutrition and inflammatory load. In stress, obesity and metabolic syndrome », *Ann. NY Acad. Sci.*, 2006, 1083, p. 214-238.

Kyrou I. *et al.*, « Stress, visceral obesity and metabolic complications », *Ann. NY Acad. Sci.*, 2006, 1083, p. 77-110.

Potier de Courcy G. *et al.*, « Besoins nutritionnels et apports conseillés pour la satisfaction de ces besoins », *Encycl. méd.-chir., Endocrinologie-Nutrition*, 10-308-A-10, Paris, Elsevier, 2003.

Sam S. *et al.*, « Relation of abdominal fat depots to systemic markers of inflammation in type 2 diabetes », *Diabetes Care*, 2009, 32, p. 932-937.

Shoelson S. E. *et al.*, « Obesity, inflammation and insulin resistance », *Gastroenterology*, 2007, 132, p. 2169-2180.

Tordjman J. *et al.*, « Adipose tissue inflammation and liver pathology in human obesity », *Diabetes & Metabolism*, 2008, 34, p. 658-663.

Wellen K. E. et Hotamisligil G. S., « Inflammation, stress and diabetes », *J. Clin. Invest.*, 2005, 115, p. 1111-1119.

## Chapitre 4

Bachmeier B. E. *et al.*, « Maillard products as biomarkers in cancer », *Ann. NY Acad. Sci.*, 2008, 1126, p. 283-287.

Creely S. J. *et al.*, « Lipopolysaccaride activates an innate immune system response in human adipose tissue in obesity and type 2 diabetes », *Am. J. Physiol. Endocrinol. Metab.*, 2007, 292, E740-E747.

Fontbonne A. et Simon D., « Épidémiologie du diabète », *Encycl. méd.-chir., Endocrinologie-Nutrition,* 10-366-B-10, Paris, Elsevier, 2001.

Gupta A. K. et Johnson W. D., « Prediabetes and prehypertension in disease free obese adults correlate with an exacerbated systemic proinflammatory milieu », *Journal of Inflammation*, 2010, 7, p. 36-41.

Kirk E. P. et Klein S., « Pathogenesis and pathophysiology of the cardiometabolic syndrome », *J. Clin. Hypertens.*, 2009, 11, p. 761-765.

Mehta N. *et al.*, « Experimental endotoxemia induces adipose inflammation and insuline resistance in humans », *Diabetes*, 2009.

Rabasa-Lhoret R. et Laville M., « Physiopathologie des obésités et du diabète de type 2 », *Encycl. méd.-chir., Endocrinologie-Nutrition,* 10-506-F-10, Paris, Elsevier, 2003.

Stirban A. *et al.*, « Dietary advanced glycation end products and oxidative stress », *Ann. NY Acad. Sci.*, 2008, 1126, p. 276-279.

Tan D. *et al.*, « Methylglyoxal : Its presence in beverages and potential scavengers », *Ann. NY Acad. Sci.*, 2008, 1126, p. 72-75.

Vlassara H. *et al.*, « Advanced glycation end products homeostasis. Exogenous oxidants and innate defenses », *Ann. NY Acad. Sci.*, 2008, 1126, p. 46-52.

## Chapitre 5

Bianchi-Frias D. *et al.*, « The effects of aging on the molecular and cellular composition of the prostate microenvironment », *PloS ONE*, 5, e12501.

Boutrou-Ruault M. C., « Nutrition et cancer », *Encycl. méd.-chir., Endocrinologie-Nutrition,* 10-304-A-10, Paris, Elsevier, 2007.

Coussens L. M. et Werb Z., « Inflammation and cancer », *Nature*, 2002, 420, p. 860-867.

Divisi D. *et al.*, « Diet and cancer », *Acta Biomed.*, 2006, 77, p. 118-123.

Dossus L. *et al.*, « Obesity, inflammatory markers and endometrial cancer risk : A prospective case-control study », *Endocrine-Related Cancer*, 2010, 17, p. 1007-1019.

Hong S. *et al.*, « Connection between inflammation and carcinogenesis in gastrointestinal tract : Focus on TGF-α signalling », *World J. Gastroenterol.*, 2010, 16, p. 2080-2093.

Jarnicki A. *et al.*, « Linking inflammation to epithelial cancer – More than a gut feeling ? », *Cell Division*, 2010, 5, p. 14.

*Quotidien du médecin*, décembre 2010, n° 8873.

Singh R. K. *et al.*, « Role of chemokines and receptors in prostate cancer development and progression », *J. Cancer Sci. Ther.*, 2010, 2, p. 89-94.

Uomo I. *et al.*, « Inflammation and pancreatic ductal adenocarcinoma : A potential scenario for novel drug targets », *J. Pancreas*, 2010, 11, p. 199-202.

Wallace A. E., « Inflammatory events in endometrial adenocarcinoma », *Journal of Endocrinology*, 2010, 206, p. 141-157.

## Chapitre 6

Cavalcante A. G. M. et Bruin P. F. C., « The role of oxidative stress in COPD : Current concepts and perspectives », *J. Bras. Pneumol.*, 2009, 35, p. 1227-1237.

Garcia-Rio F. *et al.*, « Systemic inflammation in chronic obstructive pulmonary disease : A population-based study », *Respiratory Research*, 2010, 11, p. 63.

Huchon G., « Définition et classifications des bronchopneumopathies chroniques obstructives », *Encycl. méd.-chir., Pneumologie,* 6-030-A-10, Paris, Elsevier, 2009.

Maclay J. D. *et al.*, « Update in chronic obstructive pulmonary disease 2008 », *Am. J. Respir. Crit. Care Med.*, 2009, 179, p. 533-541.

Raherisson C. et Girodet P. O., « Facteurs étiologiques et épidémiologie des bronchopneumopathies chroniques obstructives », *Encycl. méd.-chir., Pneumologie,* 6-030-A-11, Paris, Elsevier, 2009.

Rahman I., « Antioxidant therapeutic advances in COPD », *Ther. Adv. Respir. Dis.*, 2008, 2, p. 351-374.

Tkacova R., « Systemic inflammation in chronic obstructive pulmonary disease : May adipose tissue play a role ? », *Mediators of Inflammation*, 2010, art. ID 585989.

Yao H. et Rahman I., « Current concepts on the role of inflammation in COPD and lung cancer », *Curr. Opin. Pharmacol.*, 2009, 9, p. 375-383.

## Chapitre 7

Block M. L. et Calderon-Garciduenas L., « Air pollution : Mechanisms of neuroinflammation & CNS disease », *Trends Neurosci.*, 2009, 32, p. 506-516.

Delacourte A. *et al.*, « Maladie d'Alzheimer », *Encycl. méd.-chir., Neurologie,* 17-056-A-15, Paris, Elsevier, 2009.

Dilger R. N. et Johnson R. W., « Aging, microglial cell priming and the discordant central inflammatory response to signals from the peripheral immune system », *J. Leukoc. Biol.*, 2008, 84, p. 932-939.

Holmes C. *et al.*, « Systemic inflammation and disease progression in Alzheimer disease », *Neurology*, 2009, 73, p. 768-774.

Jaeger L. B. *et al.*, « Lipopolysaccharide alters the blood-brain barrier transport of amyloid beta protein : A mechanism for inflammation in the progression of Alzheimer's disease », *Brain Behav. Immun.*, 2009, 23, p. 507-517.

Lee J. W. *et al.*, « Neuro-inflammation induced by lipopolysaccharide causes cognitive impairment through enhancement of beta-amyloid generation », *Journal of Neuroinflammation*, 2008, 5, p. 37.

Qin L. *et al.*, « Systemic LPS causes chronic neuroinflammation and progressive neurodegeneration », *Glia*, 2007, 55, p. 453-462.

Whitton P. S., « Inflammation as a causative factor in the aetiology of Parkinson's disease », *Brit. J. Pharmacol.*, 2007, 150, p. 963-976.

## Chapitre 8

Anisman H., « Cascading effects of stressors and inflammatory immune system activation : Implications for major depressive disorder », *J. of Psychiatry Neurosci.*, 2008, 34, p. 4-20.

Dantzer R. *et al.*, « From inflammation to sickness and depression : When the immune system subjugates the brain », *Nat. Rev. Neurosci.*, 2008, 9, p. 45-56.

Dantzer R., « Cytokines, sickness behaviour and depression », *Neurol. Clin.*, 2006, 24, p. 441-460.

Maes M., Twisk F. N. M., « Chronic fatigue syndrome : Harvey and Wessely's (bio)psychosocial model *versus* a bio(psychosocial) model based on inflammatory and oxidative and nitrosative stress pathways », *BMC Medicine*, 2010, 8, 35.

McNally L. *et al.*, « Inflammation, glutamate and glia in depression : A literature review », *CNS Spectr.*, 2008, 13, p. 501-510.

Miller A. H. *et al.*, « Inflammation and its discontents : The role of cytokines in the pathophysiology of major depression », *Biol. Psychiatry*, 2009, 65, p. 732-741.

Silverman M. N., « Neuroendocrine and immune contributors to fatigue », *PMR*, 2010, 2, p. 338-346.

## Chapitre 9

Cockayne S. *et al.*, « Vitamin K and the prevention of fractures », *Arch. Int. Med.*, 2006, 166, p. 1256-1261.

Kaneki M. *et al.*, « Pleiotropic actions of vitamin K : Protector of bone health and beyond ? », *Nutrition*, 2006, 22, p. 845-852.

Lacativa P. G. S., de Farias M. L. F., « Osteoporosis and inflammation », *Arq. Bras. Endocrinol. Metab.*, 2010, 54, 2.

Lanham-New S. A., « The balance of bone health : tipping the scales in favour of potassium-rich, bicarbonate-rich foods », *J. Nutr.*, 2008, 138, 172S-177S.

Puel C. *et al.*, « Régime méditerranéen et ostéoporose », *Médecine/Sciences*, 2007, 23, p. 756-760.

Rafferty K. et Heaney R. P., « Nutrient effects on the calcium economy : emphasizing the potassium controversy », *J. Nutr.*, 2008, 138, 166S-171S.

Shen C. L. *et al.*, « Green tea and bone metabolism », *Nutr. Res.*, 2009, 29, p. 437-456.

Yogesha S. D. *et al.*, « IL-3 inhibits TNF-alpha-induced bone resorption and prevents inflammatory arthritis », *J. Immunol.*, 2009, 182, p. 361-370.

Zhao W. *et al.*, « The role of T cells in osteoporosis, an update », *Int. J. Clin. Exp. Pathol.*, 2009, 2, p. 544-552.

## Chapitre 10

Felson D. T., « Developments in the clinical understanding of osteoarthritis », *Athritis Research & Therapy*, 2009, 11, p. 203.

Goldring M. B., Marcu K. B., « Cartilage homeostasis in health and rheumatic diseases », *Athritis Research & Therapy*, 2009, 11, p. 224.

Hart J. E. *et al.*, « Exposure to traffic pollution and increased risk of rheumatoid arthritis », *Envir. Health Perspect.*, 2009, 117, p. 1065-1069.

Loeser R. F., « Aging and osteoarthritis : The role of chondrocyte senescence and aging changes in the cartilage matrix », *Osteoarthritis Cartilage*, 2009, 17, p. 971-979.

Martel-Pelletier J., Pelletier J.-P., « Is osteoarthritis a disease involving only cartilage or other articular tissues ? », *Joint Diseases and Related Surgery*, 2010, 21, p. 2-14.

## Chapitre 11

He X. *et al.*, « Iron homeostasis and toxicity in retinal degeneration », *Prog. Retin. Eye Res.*, 2007, 26, p. 649-673.

Heber D. (dir.), *Human Nutrition and Obesity, in* Korenman S. (éd.), *Atlas of Clinical Endocrinology*, Philadelphie, Wiley-Blackwell, 2000, vol. 5.

Jones A. A., « Age related macular degeneration, should your patients be taking additional supplements ? », *Aust. Fam. Physician*, 2007, 36, p. 1026-1028.

Lecerf J.-M. et Desmettre T., « Cataracte et nutrition », *Encycl. méd.-chir., Ophtalmologie*, 21-255-A-30, Paris, Elsevier, 2005.

Siu A. W. *et al.*, « Protective effects of melatonin in experimental free radical-related ocular diseases », *J. Pineal Res.*, 2006, 40, p. 101-109.

Stitt A. W., « The Maillard reaction in eye diseases », *Ann. NY Acad. Sci.*, 2005, 1043, p. 582-597.

Wong R. W. *et al.*, « Iron toxicity as a potential factor in AMD », *Retina*, 2007, 27, p. 997-1003.

# Deuxième partie

## Chapitre 12

Abdo K. M. *et al.*, « Letter to US FDA commissioner. Questions about the safety of the artificial sweetener aspartame », *Int. J. Occup. Environ. Health,* 2007, 13, p. 449-450.

Andreatta M. M. *et al.*, « Artificial sweetener consumption and urinary tract tumors in Cordoba, Argentina », *Prev. Med.*, 2008, 47, p. 136-139.

Blacher J. *et al.*, « Traitement non pharmacologique de l'hypertension artérielle », *Encycl. méd.-chir., Cardiologie*, 11-302-A-10, Paris, Elsevier, 2005.
Brown R. J., Banate M. A. de, Rother K. I., « Artificial sweeteners : A systematic review of metabolic effects in youth », *Int. J. Pediatr. Obes.*, 2010, 5, p. 305-312.
Chatsudthipong V., Muanprasat C., « Stevioside and related compounds : Therapeutic benefits beyond sweeteness », *Pharmacol. Ther.*, 2006, 12, p. 41-54.
Choi H. K., Curhan G., « Soft drinks, fructose consumption, and the risk of gout in men : Prospective cohort study », *BMJ*, 2008, 336, p. 309-312.
Cockayne S. *et al.*, « Vitamin K and the prevention of fractures », *Arch. Int. Med.*, 2006, 166, p. 1256-1261.
Colditz G. A., Willett W. C., Stampfer M. J. *et al.*, « Patterns of weight change and their relation to diet in a cohort of wealthy women », *Am. J. Clin. Nutr.*, 1990, 51, p. 1100-1105.
Cook N. R. *et al.*, « Long term effects of dietary sodium reduction on cardiovascular disease outcomes : Observational follow-up of the trials of hypertension prevention (THOP) », *BMJ*, 2007, 334, p. 885-893.
Daley C. A. *et al.*, « A review of fatty acid profiles and antioxidant content in grass-fed and grain-fed beef », *Nutrition Journal*, 2010, 9, p. 10.
Deest G. *et al.*, « Hépatite virale E autochtone en France et consommation de viande de porc séchée », *Gastroentérol. Clin. Biol.*, 2007, 31, p. 1095-1097.
Dhingra R., Sullivan L., Jacques P. F. *et al.*, « Soft drink consumption and risk of developing cardiometabolic risk factors and the metabolic syndrome in middle-aged adults in the community », *Circulation*, 2007, 116, p. 480-488.
Djoussé L. *et al.*, « Egg consumption and risk of type 2 diabetes in older adults », *Am. J. Clin. Nutr.*, 2010, 29406.
Flight I. et Clifton P., « Cereal grains and legumes in the prevention of coronary heart disease and stroke : A review of the literature », *Eur. J. Clin. Nutr.*, 2006, 60, p. 1145-1159.
Fowler S. P., Williams K., Resendez R. G. *et al.*, « Fueling the obesity epidemic ? Artificially sweetened beverage use and long term weight gain », *Obesity*, 2008, 16, p. 1894-1900.
Gill C. I. R. *et al.*, « Watercress supplementation in diet reduces lymphocyte DNA damage and alters blood antioxydant status in healthy adults », *Am. J. Clin. Nutr.*, 2007, 85, p. 504-510.
Hackman D. A. *et al.*, « Agave (agave Americana) : An evidence-based systematic review by the natural standard research collaboration », *J. Herb. Pharmacother.*, 2006, 6, p. 101-122.
Halvorsen B. L. *et al.*, « Content of redox-active compounds (*ie* antioxidants) in foods consumed in the United States », *Am. J. Clin. Nutr.*, 2006, 84, p. 95-135.
He F. J. et MacGregor G. A., « Importance of salt in determining blood pressure in children : Meta-analysis of controlled trials », *Hypertension*, 2006, 48, p. 861-869.
Heaney R. P., « Role of dietary sodium in osteoporosis », *J. Am. Coll. Nutr.*, 2006, 25, 271S-276S.
Heber D. (dir.), *Human Nutrition and Obesity, in* Korenman S. (éd.), *Atlas of Clinical Endocrinology*, Philadelphie, Wiley-Blackwell, 2000, vol. 5.
Heber D., *The LA Shape Diet*, New York, HasperCollins Publishers, 2004.

Heber D., *What Colour is Your Diet ?*, New York, HarperCollins Publishers, 2001.

Huff J. *et al.*, « The limits of two-year bioassay exposure regimens for identifying chemical carcinogens », *Environ Health Perpect*, 2008, 116, p. 1439-1442.

Humphries P. *et al.*, « Direct and indirect cellular effects of aspartame on the brain », *Eur. J. Clin. Nutr.*, 2008, 62, p. 451-462.

Johnson R. K. *et al.*, « Dietary sugar intake and cardiovascular health : A scientific statement from the American Heart Association », *Circulation*, 2009, 120, p. 1011-1020.

Jones A. A., « Age related macular degeneration, should your patients be taking additional supplements ? », *Aust. Fam. Physician*, 2007, 36, p. 1026-1028.

Kaneki M. *et al.*, « Pleiotropic actions of vitamin K : Protector of bone health and beyond ? », *Nutrition*, 2006, 22, p. 845-852.

Kawano Y. *et al.*, « Report of the working group for dietary salt reduction of the Japanese Society for Hypertension », *Hypertension Res.*, 2007, 30, p. 879-886.

Klaus D. *et al.*, « Salt restriction for the prevention of cardiovascular disease », *Deutsch Arztebl. Int.*, 2010, 107, p. 457-462.

Lanham-New S., « The balance of bone health : Tipping the scales in favour of potassium-rich, bicarbonate-rich foods », *J. Nutr.*, 2008, 138, 172S-177S.

Lanou A. J., « Should dairy be recommended as part of a healthy vegetarian diet ? », *Am. J. Clin. Nutr.*, 2009, 89 (suppl), 1638S-1642S.

Larsson S. C., Bergkvist L., Wolk A., « Consumption of sugar and sugar-sweetened foods and the risk of pancreatic cancer in a prospective study », *Am. J. Clin. Nutr.*, 2006, 84, p. 1171-1176.

Lemoine M., Serfaty L., « Foie métabolique », *Encycl. méd.-chir., Hépatologie,* 7-040-B-20, Paris, Elsevier, 2011.

Lorgeril M. de et Salen P., « Mediterranean diet and n-3 fatty acids in the prevention and treatment of cardiovascular disease », *Journal of Cardiovascular Medicine*, 2007, 8 (suppl. 0).

Lutsey P. L., Steffen L. M., Stevens J., « Dietary intake and the development of the metabolic syndrome. The atherosclerosis risk in communities study », *Circulation*, 2008, 117, p. 754-761.

Mailles A. *et al.*, « Commercial watercress as an emerging source of fascioliasis in nothern France in 2002 : Results from an outbreak investigation », *Epidemiol. Infect.*, 2006, 134, p. 942-945.

Malik V. S. *et al.*, « Sugar-sweetened beverages and risk of metabolic syndrome and type 2 diabetes », *Diabetes Care*, 2010, 33, p. 2477-2010.

Mozaffarian D., « Fish, mercury, selenium and cardiovascular risk : Current evidence and unanswered questions », *Int. J. Environ. Res. Public Health*, 2009, 6, p. 1894-1916.

Mozaffarian D. *et al.*, « Trans fatty acids and cardiovascular disease », *N. Engl. J. Med.*, 2006, 354, p. 1601-1613.

Nseir W., Nassar F., Assy N., « Soft drinks consumption and nonalcoholic fatty liver disease », *World J. Gastroenterol.*, 2010, 16, p. 2579-2588.

O'Keefe J. H. *et al.*, « Dietary strategies for improving post-prandial glucose, lipids, inflammation and cardiovascular health », *J. Am. Coll. Cardiol.*, 2008, 51, p. 249-255.

Okie S., « New York to trans fats : You're out ! », *N. Engl. J. Med.*, 2007, 336, p. 2017-2021.

Oude Griepe L. M. *et al.*, « Raw and processed fruit and vegetable consumption and 10-year coronary heart disease incidence in a population-based cohort study in the Netherlands », *PLoS ONE*, 5 (10), e13609.

Palacios C., « The role of nutrients in bone health, from A to Z », *Crit. Rev. Food Sci. Nutr.*, 2006, 46, p. 621-628.

Perez-Jimenez F. *et al.*, « The influence of olive oil on human health : Not a question of fat alone », *Mol. Nutr. Food Res.*, 2007, 51, p. 1199-1208.

Potier de Courcy G. *et al.*, « Besoins nutritionnels et apports conseillés pour la satisfaction de ces besoins », *Encycl. méd.-chir., Endocrinologie-Nutrition,* 10-308-A-10, Paris, Elsevier, 2003.

Prentice A. *et al.*, « Nutrition and bone growth and development, », *Proc. Nutr. Soc.*, 2006, 65, p. 348-360.

Puel C. *et al.*, « Régime méditerranéen et ostéoporose », *Médecine/Sciences*, 2007, 23, p. 756-760.

Purcell R. H., Emerson S. U., « Hidden danger : The raw facts about hepatitis E virus », *J. Infect. Dis.*, 2010, 202, p. 819-821.

Qureshi A. *et al.*, « Regular egg consumption does not increase the risk of stroke and cardiovascular disease », *Med. Sci. Monit.*, 2007, 13 janvier.

Rafferty K. et Heaney R. P., « Nutrient effects on the calcium economy : Emphasizing the potassium controversy », *J. Nutr.*, 2008, 138, 166S-171S.

Seignalet J., *L'Alimentation ou la Troisième Médecine,* Paris, François-Xavier de Guibert, 2004.

Soffritti M. *et al.*, « Life-span exposure to low doses of aspartame beginning during prenatal life increases cancer effects in rats », *Environ. Health Perspect.* 2007, 115, p. 1293-1297.

Stanhope K. L., Schwarz J. M., Keim N. L., Griffen S. C., Bremer A. A., Graham J. L., Hatcher B., Cox C. L., Dyachenko A., Zhang W., « Consuming fructose-sweetened, not glucose-sweetened, beverages increases visceral adiposity and lipids and decreases insulin sensitivity in overweight/obese humans », *J. Clin. Invest.*, 2009, 119, p. 1322-1334.

Stellman S. D. et Garfinkel L., « Artificial sweetener use and one-year weight change among women », *Prev. Med.*, 1986, 15, p. 195-202.

Swithers S. E., Martin A. A., Davidson T. L., « High-intensity sweeteners and energy balance », *Physiol. Behav.*, 2010, 100, p. 55-82.

Tang L. *et al.*, « Consumption of raw cruciferous vegetables is inversely associated with bladder cancer risk », *Cancer Epidemiol. Biomarkers Prev.*, 2008, 17, p. 938-944.

Tappy L., Lê K. A., « Metabolic effects of fructose and the worldwide increase in obesity », *Physiol. Rev.*, 2010, 90, p. 23-46.

Trichopoulou A. et Dilis V., « Olive oil and longevity », *Mol. Nutr. Food Res.*, 2007, 51, 1, p. 275-1278.

Velasquez M. T. et Bhathena S. J., « Role of dietary soy proteins in obesity », *Int. J. Med. Sci.*, 2007, 4, p. 72-82.

Whitehouse C. R. *et al.*, « The potential toxicity of artificial sweeteners », *AAOHN J.*, 2008, 56, p. 251-259.

## Chapitre 13

Anderson R. M. *et al.*, « Caloric restriction and aging : Studies in mice and monkeys », *Toxicol. Pathol.*, 2008, 15 décembre.

Chatzi L. *et al.*, « Mediterranean diet in pregnancy is protective for wheeze and atopy in childhood », *Thorax*, 2008, 63, p. 507-513.

Colman R. J. *et al.*, « Caloric restriction delays disease onset and mortality in rhesus monkeys », *Science*, 2009, 325, p. 201-204.

Cruzen C. et Colman R. J., « Effects of caloric restriction on cardiovascular aging in nonhuman primates and humans », *Clin. Geriatr. Med.*, 2009, 25, p. 733-743.

Dai J. *et al.*, « Adherence to the Mediterranean diet is inversely associated with circulating interleukin-6 among middle-aged men : A twin study », *Circulation* 2008, 117, p. 169-175.

Dai J. *et al.*, « Association between adherence to the Mediterranean diet and oxidative stress », *Am. J. Clin. Nutr.*, 2008, 88, p. 1364-1370.

Fortes C. *et al.*, « A protective effect of the Mediterranean diet for cutaneous melanoma », *Int. J. Epidemiol.*, 2008, 37, p. 1018-1029.

Gillette-Guyonnet S. et Vellas B., « Caloric restriction and brain function », *Curr. Opin. Clin. Nutr. Metab. Care*, 2008, 11, p. 686-692.

Harman D., « Aging : Overwiew », *Ann. NY Acad. Sci.*, 2001, 928, p. 1-21.

Hu F. B., « The Mediterranean diet and mortality – Olive oil and beyond », *N. Engl. J. Med.*, 2003, 348, p. 2595-2596.

Lorgeril M. de et Salen P., « Modified Cretan Mediterranean diet in the prevention of coronary heart disease and cancer : An update », *World Rev. Nutr. Diet.*, 2007, 97, p. 1-32.

Martin B. *et al.*, « Reduced energy intake : The secret to a long and healthy life ? », *IBS J. Sci.*, 2007, 2, p. 35-39.

Martinez-Gonzalez M. A. *et al.*, « Adherence to Mediterranean diet and risk of developing diabetes : prospective cohort study », *BMJ*, 2008, 336, p. 1348-1351.

Marzetti E. *et al.*, « Cellular mechanisms of cardioprotection by caloric restriction : State of the science and future perspectives », *Clin. Geriatr. Med.*, 2009, 25, p. 715-732.

Miyagi S. *et al.*, « Longevity and diet in Okinawa, Japan : The past, present and future », *Asia Pac. J. Public Health*, 2003, 15, Suppl. S3-9.

Mizushima S. *et al.*, « Fish intake and cardiovascular risk among middle-aged Japanese in Japan and Brazil », *J. Cardiovasc. Risk*, 1997, 4, p. 191-199.

Murakami A. *et al.*, « Suppressive effects of Okinawan food items on free radical generation from stimulated leukocytes and identification of some active constituents : Implications for the prevention of inflammation-associated carcinogenesis », *Asian Pacific J. Cancer Prev.*, 2005, 6, p. 437-448.

Perez-Jimenez F. *et al.*, « The influence of olive oil on human health : Not a question of fat alone », *Mol. Nutr. Food Res.*, 2007, 51, p. 1199-1208.

Rajawat Y. S. et Bossis I., « Autophagy in aging and in neurodegenerative disorders », *Hormones*, 2008, 7, p. 46-61.

Sofi F. *et al.*, « Adherence to Mediterranean diet and health status : Meta-analysis », *BMJ*, 2008, 337, a 1344.

Trichopoulou A. *et al.*, « Adherence to a Mediterranean diet and survival in a Greek population », *N. Engl. J. Med.*, 2003, 348, p. 2599-2608.

Trichopoulou A. et Dilis V., « Olive oil and longevity », *Mol. Nutr. Food Res.*, 2007, 51, p. 1275-1278.

Weil A., *Healthy Aging*, New York, Alfred A. Knopf, 2005.

Willcox B. J. *et al.*, « Caloric restriction, the traditional Okinawan diet and healthy aging : The diet of the world's longest-lived people and its potential impact on morbidity and life span », *Ann. NY Acad. Sci.*, 2007, 1114, p. 434-455.

Witte A. V. *et al.*, « Caloric restriction improves memory in elderly humans », *Proc. Natl. Acad. Sci. USA*, 2009, 106, p. 1255-1260.

## Chapitre 14

Ahmad M. S. et Ahmed N., « Antiglycation properties of aged garlic extract. Possible role in prevention of diabetic complications », *J. Nutr.*, 2006, 136, 796S-799S.

Ali B. H. *et al.*, « Some phytochemical, pharmacological and toxicological properties of ginger (Zingiber officinale Roscoe) : A review of recent research », *Food Chem. Toxicol.*, 2008, 46, p. 409-420.

Belcaro G. *et al.*, « Efficacy and safety of Meriva, a curcumin-phosphatidylcholine complex, during extended administration in osteoarthritis patients », *Altern. Med. Rev.*, 2010, 15 : p. 337-344.

Borek C., « Garlic reduces dementia and heart-disease risk », *J. Nutr.*, 2006, 136, 810S-812S.

Chrubasik S. *et al.*, « Zingiberis rhizomza a comprehensive review on the ginger effect and efficacy profiles », *Phytomedicine*, 2005, 12, p. 684-701.

Crawford P., « Effectiveness of cinnamon for lowering haemoglobin A1C in patients with type 2 diabetes : A randomized controlled trial », *J. Am. Board Fam. Med.* 2009, 22, p. 507-512.

Dugoua J. J. *et al.*, « From type 2 diabetes to antioxidant activity : A systematic review of the safety and antidiabetes efficacy of common and cassia cinnamon bark », *Can. J. Physiol. Pharmacol.*, 2007, 85, p. 837-847.

Goel A. *et al.*, « Curcumin as "Curecumin" : from kitchen to clinic », *Biochem. Pharmacol.*, 2008, 75, p. 787-809.

Gonlachanvit S., « Are rice and spicy diet good for functional gastrointestinal disorders ? », *J. Neurogastroenterol. Motil.*, 2010, 16, p. 131-138.

Hu M. L. *et al.*, « Effect of ginger on gastric motility and symptoms of functional dyspepsia », *World J. Gastroenterol.*, 2011, 17, p. 105-110.

Khushtar M. *et al.*, « Protective effect of ginger oil on aspirin and pylorus ligation-induced gastric ulcer model in rats », *Indian J. Pharm. Sci.*, 2009, 71, p. 554-558.

Lampe J. W., « Spicing up a vegetarian diet : Chemopreventive effects of phytochemicals », *Am. J. Clin. Nutr.*, 2003, 78, 599S-583S.

Li Z. *et al.*, « Antioxidant-rich spice added to hamburger meat during cooking results in reduced meat, plasma and urine malondialdehyde concentrations », *Am. J. Clin. Nutr.*, 2010, 91, p. 1180-1184.

Mason L. *et al.*, « Systematic review of topical capsaicin for the treatment of chronic pain », *BMJ*, doi:10.1136/bmj.38042.506778.EE.

Milner J. A., « Preclinical perspectives on garlic and cancer », *J. Nutr.*, 2006, 136, 827S-831S.

Mofleh I. A. *et al.*, « Spices, herbal xenobiotics and the stomach : Friends or foes ? », *World J. Gastroenterol.*, 2010, 16, p. 2710-2719.

Morihara N. *et al.*, « Garlic as an anti-fatigue agent », *Mol. Nutr. Food Res.*, 2007, 51, p. 1329-1334.

Parachikova A. *et al.*, « Formulation of a medical food cocktail for Alzheimer's disease : Beneficial effects on cognition and neuropathology in a mouse model of the disease », *PLoS ONE*, 2010, 5, e14015.

Platel K. et Srinivasan K., « Digestive stimulant action of spices : A myth or reality ? », *Indian J. Med. Res.*, 2004, 119, p. 167-169.

Rahman K. et Lowe G. M., « Garlic and cardiovascular disease : A critical review », *J. Nutr.*, 2006, 136, 736S-740S.

Ringman J. M. *et al.*, « A potential role of the curry spice curcumin in Alzheimer's disease », *Curr. Alzheimer Res.* 2005, 2, p. 131-136.

Roussel A. M. *et al.*, « Antioxidant effects of a cinnamon extract in people with impaired fasting glucose that are overweight or obese », *J. Am. Coll. Nutr.*, 2009, 28, p. 16-21.

Saraswat M. *et al.*, « Antiglycating potential of zingiber officinalis and delay of diabetic cataract in rats », *Molecular Vision*, 2010, 16, p. 1525-1537.

Srinivasan K., « Black pepper and its pungent principle piperine : A review of diverse physiological effects », *Crit. Rev. Food Sci. Nutr.*, 2007, 47, p. 735-748.

Srinivasan K., « Plant foods in the management of diabetes mellitus : Spices as beneficial antidiabetic food adjuncts », *Int. J. Food Sci. Nutr.*, 2005, 56, p. 399-414.

Suresh K. *et al.*, « Chemopreventive and antioxidant efficacy of (6)-paradol in 7,12-dimethylbenz(a)anthracene induced hamster buccal pouch carcinogenesis », *Pharmacological Reports*, 2010, 62, p. 1178-1185.

Surh Y. J. *et al.*, « Chemoprotective properties of some pungent ingredients present in red pepper and ginger », *Mutat. Res.*, 1998, 402, p. 259-267.

Tang M. *et al.*, « Effect of cinnamon and turmeric on urinary oxalate excretion, plasma lipids and plasma glucose in healthy subjects », *Am. J. Clin. Nutr.*, 2008, 87, p. 1262-1267.

Tapsell L. C. *et al.*, « Health benefits of herbs and spices : The past, the present, the future », *Med. J. Aust.*, 2006, 185, S4-S24.

Tattelman E., « Health effects of garlic », *Am. Fam. Physician*, 2005, 72, p. 103-106.

Wargovitch M. J. *et al.*, « Herbals, cancer prevention and health », *J. Nutr.*, 2001, 131, 3034S-3036S.

Westertep-Plantenga M. *et al.*, « Metabolic effects of spices, teas and caffeine », *Physiol. Behav.*, 2006, 89, p. 85-91.

## Chapitre 15

Ahmed H. N. *et al.*, « Coffee consumption and risk of heart failure in men : An analysis from the cohort of Swedish men », *Am. Heart J.*, 2009, 158, p. 667-672.

Arab L. *et al.*, « Green and black tea consumption and risk of stroke : A meta-analysis », *Stroke*, 2009, 40, p. 1786-1792.

Cabrera C. *et al.*, « Beneficial effects of green tea-a review », *J. Am. Coll. Nutr.*, 2006, 25, p. 79-99.

Cheng R. *et al.*, « Dental erosion and severe tooth decay related to soft drinks : A case report and literature review », *J. Zheiiang Univ. Sci. B.*, 2009, 10, p. 395-399.

Dennis E. A. *et al.*, « Beverage consumption and adult weight management : A review », *Eat Behav.*, 2009, 10, p. 237-246.

Devine A. *et al.*, « Tea drinking is associated with benefits on bone density in older women », *Am. J. Clin. Nutr.*, 2007, 86, p. 1243-1247.

Diepvens K. *et al.*, « Obesity and thermogenesis related to the consumption of caffeine, ephedrine, capsaicin, and green tea », *Am. J. Physiol. Regul. Integr. Comp. Physiol.*, 2007, 292, R77-R85.

Eskelinen M. H. *et al.*, « Midlife coffee and tea drinking and the risk of late-life dementia : a population-based study », *J. Alzheimer Dis.*, 2009, 16, p. 85-61.

Fraser M. L. *et al.*, « Green tea and stroke prevention : Emerging evidence », *Complement Ther. Med.*, 2007, 15, p. 46-53.

Geleijinse J. M., « Habitual coffee consumption and blood pressure : An epidemiological perspective », *Vasc. Health Risk Manag.*, 2008, 4, p. 963-970.

Huxley R. *et al.*, « Coffee, decaffeinated coffee and tea consumption in relation to incident type 2 diabetes mellitus », *Arch. Int. Med.*, 2009, 169, p. 2053-2063.

Laitala V. S. *et al.*, « Coffee drinking in middle age is not associated with cognitive performance in old age », *Am. J. Clin. Nutr.*, 2009, 90, p. 640-646.

Lopez-Garcia E. *et al.*, « Coffee consumption and risk of stroke in women », *Circulation*, 2009, 19, p. 1116-1123.

Malik V. S. *et al.* « Sugar-sweetened beverages and risk of metabolic syndrome and type 2 diabetes », *Diabetes Care*, 2010, 33, p. 2477-2483.

Marx A. et Neutra R. R., « Magnesium in drinking water and ischemic heart disease », *Epidemiol. Rev.*, 1997, 19, p. 258-272.

Mennen L. *et al.*, « Consumption of black, green and herbal tea and iron status in French adults », *Eur. J. Clin. Nutr.*, 2007, 61, p. 1174-1179.

Monarca S. *et al.*, « Review of epidemiological studies on drinking water hardness and cardiovascular diseases », *Eur. J. Cardiovasc. Prev. Rehabil.*, 2006, 13, p. 495-506.

Morris R. D., « Drinking water and cancer », *Environ. Health Perspect.*, 1995, 3, suppl. 8, p. 225-232.

Nagao T. *et al.*, « A green tea extract high in catechins reduces body fat and cardiovascular risks in humans », *Obesity*, 2007, 15, p. 1473-1483.

Nichols J. A. et Katiyar S. K., « Skin photoprotection by natural polyphenols : Anti-inflammatory, anti-oxidant and DNA repair mechanisms », *Arch. Dermatol. Res.*, 2010, 302, p. 71.

Noakes T. D., « Drinking guidelines for exercise : What evidence is there that athletes should drink "as much as tolerable", "to replace the weight lost during exercise" or "at libitum" ? », *J. Sports Sci.*, 2007, 25, p. 781-796.

Opie L. H. et Lecour S., « The red wine hypothesis : From concepts to protective signalling molecules », *Eur. Heart J.*, 2007, 28, p. 1683-1693.

*Le Quotidien du médecin*, 2011, n° 8935.

Ritchie K. *et al.*, « The neuroprotective effects of caffeine », *Neurology*, 2007, 69, p. 536-545.

Rosner M. H. et Kirven J., « Exercise-associated hyponatremia », *Clin. J. Am. Soc. Nephrol.*, 2007, 2, p. 151-161.

Rylander R., « Drinking water constituents and disease », *J. Nutr.*, 2008, 138, 423S-425S.

Schneider C. et Segre T., « Green tea : potential health benefits », *Am. Fam. Physician*, 2009, 79, p. 591-594.

Shen C. L. *et al.*, « Green tea and bone metabolism », *Nutr. Res.*, 2009, 29, p. 437-456.

Smith A. H. *et al.*, « Cancer risks from arsenic in drinking water », *Environmental Health Perspectives*, 1992, 97, p. 259-267.

Stacewicz-Sapuntzakis M. *et al.*, « Correlations of dietary patterns with prostate health », *Mol. Nutr. Food Res.*, 2008, 52, p. 114-130.

Sumpio B. E. *et al.*, « Green tea, the "Asian Paradox", and cardiovascular disease », *J. Am. Coll. Surg.*, 2006, 202, p. 813-825.

Tan D. et al., « Methylglyoxal : Its presence in beverages and potential scavengers », *Ann. NY Acad. Sci.*, 2008, 1126, p. 72-75.

Valtin H., « "Drink at least eight glasses of water a day." Really ? Is there scientific evidence ? », *Am. J. Physiol. Regul. Integr. Comp. Physiol.*, 2002, 283, R993-R1004.

Van Dam R. M., « Coffee consumption and coronary heart disease : Paradoxical effects on biological risk factors versus disease incidence », *Clinical Chemistry*, 2008, 54, p. 1418-1420.

Wexler R. *et al.*, « Nonpharmacologic strategies for managing hypertension », *Am. Fam. Physician*, 2006, 73, p. 1953-1956.

Yang C. S. *et al.*, « Cancer prevention by tea : Animal studies, molecular mechanisms and human relevance », *Nat. Rev. Cancer*, 2009, 9, p. 429-439.

Yoshida Y. *et al.*, « Evaluation of the antioxidant effects of coffee and its components using the biomarkers hydroxyoctanecadienoic acid and isoprostane », *J. Oleo. Sci.*, 2008, 57, p. 691-697.

Yu H. N. *et al.*, « Effects of metal ions, catechins and their interactions on prostate cancer », *Crit. Rev. Food Sci. Nutr.*, 2007, 47, p. 711-719.

Yu X. *et al.*, « Coffee consumption and risk of cancers : A meta-analysis of cohort studies », *BMC Cancer*, 2011, p. 96.

## Chapitre 16

« Acetyl-L-carnitine monograph », *Altern. Med. Rev.*, 2010, 15, p. 76-83.

Alexander J., « Selenium », *Novartis Found Symp.*, 2007, 282, p. 143-149.

Allen L. H., « How common is vitamin B12 deficiency ? », *Am. J. Clin. Nutr.*, 2009, 89, 693S-696S.

Andres E. *et al.*, « B12 deficiency : a look beyond pernicious anemia », *The Journal of Family Practice*, 2007, 56, p. 537-542.

Arnold J. T. et Blackman M. R., « Does DHEA exert direct effects on androgen and estrogen receptors and does it promote or prevent prostate cancer ? », *Endocrinology*, 2005, 146, p. 4565-4567.

Badovinac R. L. *et al.*, « Folic-acid containing supplement consumption during pregnancy and risk of oral clefts : A meta-analysis », *Birth Defects Research (Part A)*, 2007, 79, p. 8-15.

Bardia A. *et al.*, « Efficacy of antioxidant supplementation in reducing primary cancer incidence and mortality : Systematic review and meta-analysis », *Mayo Clin. Proc.*, 2008, 83, p. 23-34.

Beck S. G. et Handa R. J., « Dehydroepiandrosterone (DHEA) : A misunderstood adrenal hormone and spine-tingling neurosteroid ? », *Endocrinology*, 2004, 145, p. 1039-1041.

Bent S. *et al.*, « Spontaneous bleeding associated with ginkgo biloba », *J. Gen. Intern. Med.*, 2005, 20, p. 657-661.

Bent S., « Herbal medicine in the United States : Review of efficacy, safety and regulation. Grand rounds at University of California, San Francisco Medical Center », *J. Gen. Intern. Med.*, 2008, 23, p. 854-859.

Bessler H. *et al.*, « Coenzyme Q10 decreases TNF and IL-2 secretion by human peripheral blood mononuclear cells », *J. Nutr. Sci. Vitaminol.*, 2010, 56, p. 77-81.

Billard J. M., « Ageing, hippocampal synaptic activity and magnesium », *Magnes. Res.*, 2006, 19, p. 199-215.

Bilska A. et Wlodek L., « Lipoic acid – The drug of the future ? », *Pharmacol. Rep.*, 2005, 57, p. 570-577.

Bonakkar R. A. et Guarneri E., « Coenzyme Q10 », *Am. Fam. Physician*, 2005, 72, p. 1065-1070.

Bonifait L. et Grenier D., « Cranberry polyphenols : Potential benefits for dental caries and periodontal disease », *J. Can. Dent. Assoc.*, 2010, 76, a130.

Brass E. P., « Supplemental carnitine and exercise », *Am. J. Clin. Nutr.*, 2000, 72 (suppl.), 618S-623S.

Brewer G. J., « Iron and copper toxicity in diseases of aging, particularly atherosclerosis and Alzheimer's disease », *Exp. Biol. Med.*, 2007, 232, p. 323-335.

Brewer G. J., « Risks of copper and iron toxicity during aging in humans », *Chem. Res. Toxicol.*, 2010, 23, p. 319-326.

Brewer G. J., « Why vitamin E therapy fails for treatment of Alzheimer's disease ? », *J. Alzheimer Dis.*, 2010, 19, p. 27-30.

Bruno E. J. *et al.*, « Water-soluble vitamins : Research update », *Curr. Sports Med. Rep.*, 2005, 4, p. 207-213.

Bucci L. R., « Selected herbals and human exercise performance », *Am. J. Clin. Nutr.*, 2000, 72, 624S-636S.

Cashman K. D. *et al.*, « Estimation of the dietary requirement for vitamin D in free-living adults-64 y of age », *Am. J. Clin. Nutr.*, 2009, 89, p. 1366-1374.

Castellani R. J. *et al.*, « Iron : The redox-active center of oxidative stress in Alzheimer disease », *Neurochem. Res.*, 2007, 32, p. 1640-1645.

Cavalcanti D. R., da Silveira F. R., « Alpha lipoic acid in burning mouth syndrome-a randomized double-blind placebo-controlled trial », *J. Oral. Pathol. Med.*, 2008, 39, p. 254-261.

Celec P. et Starka L., « Dehydroepiandrosterone – Is the fountain of youth drying out ? », *Physiol. Res.*, 2003, 52, p. 397-407.

Cockayne S. *et al.*, « Vitamin K and the prevention of fractures », *Arch. Int. Med.*, 2006, 166, p. 1256-1261.

Cranenburg E. C. *et al.*, « Vitamin K : The coagulation vitamin that became omnipotent », *Thromb. Haemost.*, 2007, 98, p. 120-125.

Crentsil V., « Mechanistic contribution of carnitine deficiency to geriatric frailty », *Ageing Res. Rev.*, 2010, 9, p. 265-268.

Das D. K. et Maulik N., « Resveratrol in cardioprotection : A therapeutic promise of alternative medicine », *Mol. Interv.*, 2006, 6, p. 36-47.

Das U. N., « Folic acid and polyunsaturated fatty acids improve cognitive function and prevent depression, dementia, and Alzheimer's disease – but how and why ? », *Prostaglandins Leukot Essent Fatty Acids*, 2008, 78, p. 11-19.

Desai V. et Kaler S. G., « Role of copper in human neurological disorders », *Am. J. Clin. Nutr.*, 2008, 88, 855S-858S.

Druesne-Pecollo N. *et al.*, « Beta-carotene supplementation and cancer risk : A systematic review and metaanalysis of randomized trials », *Int. J. Cancer*, 2010, 127, p. 172-184.

Dugoua J. J. *et al.*, « Safety and efficacy of ginkgo during pregnancy and lactation », *Can. J. Clin. Pharmacol.*, 2006, 13, e-277-e284.

Dunn B. K. *et al.*, « A nutrient approach to prostate cancer prevention : The Selenium and Vitamin E Cancer Prevention Trial (SELECT) », *Nutr. Cancer*, 2010, 62, p. 896-918.

Dyck D J., « Dietary fat intake, supplements and weight loss », *Can. J. Appl. Physiol.*, 2000, 25, p. 495-523.

Ebisch I. M. W. *et al.*, « The importance of folates, zinc and antioxydants in the pathogenesis and prevention of subfertility », *Hum. Reprod. Update*, 2006, 13 : p. 164-174.

Ellinger S. *et al.*, « Tomatoes, tomato products and lycopene in the prevention and treatment of prostate cancer : Do we have evidence from interventions studies ? », *Curr. Opin. Clin. Nutr. Metab. Care*, 2006, 9, p. 722-727.

Evans J. D. *et al.*, « Role of acetyl-L-carnitine in the treatment of diabetic peripheral neuropathy », *Ann. Pharmacother.*, 2008, 42, p. 1686-1691.

Fan X. et Monnier V. M., « Vitamin C-mediated Maillard reaction in the lens probed in a transgenic-mousse model », *Ann. NY Acad. Sci.*, 2008, 1126, p. 194-200.

Forsblad-d'Elia H. *et al.*, « Low serum levels of sex steroids are associated with disease characteristics in primary Sjogren's syndrome, supplementation with dehydroepiandrosterone restores the concentrations », *J. Clin. Endocrinol. Metab.*, 2009, 94, p. 2044-2051.

Fosmire G. J., « Zinc toxicity », *Am. J. Clin. Nutr.*, 1990, 51, p. 225-227.

Genazzani A. D. *et al.*, « Might DHEA be considered a beneficial replacement therapy in the elderly ? », *Drugs Aging*, 2007, 24, p. 173-185.

Grimley Evans J. *et al.*, « Dehydroepiandrosterone (DHEA) supplementation for cognitive function in healthy elderly people », *Cochrane Database Syst. Rev.*, 2006, 18, CD006221.

Guerrera M. P. *et al.*, « Therapeutic uses of magnesium », *Am. Fam. Physician*, 2009, 80, p. 157-162.

Hambidge K. M. et Krebs N. F., « Zinc deficiency : A special challenge », *J. Nutr.*, 2007, 137, p. 1101-1105.

Hamilton S. J. *et al.*, « Coenzyme Q10 improves endothelial dysfunction in statin-treated type 2 diabetic patients », *Diabetes Care*, 2009, 32, p. 810-812.

Harrison F. E. et May J. M., « Vitamin C function in the brain : Vital role of the ascorbate transporter (SVCT2) », *Free Radic. Biol. Med.*, 2010, 46, p. 719-730.

Hasani-Ranibar S. *et al.*, « A systematic review of efficacy and safety of herbal medicines used in the treatment of obesity », *World J. Gastroenterol.*, 2009, 15, p. 3073-3085.

Hathcock J. N. *et al.*, « Vitamins E and C are safe across a broad range of intakes », *Am. J. Clin. Nutr.*, 2005, 81, p. 736-745.

He X. *et al.*, « Iron homeostasis and toxicity in retinal degeneration », *Prog. Retin. Eye Res.*, 2007, 26, p. 649-673.

Head K. A., « Peripheral neuropathy : Pathogenic mechanisms and alternative therapies », *Altern. Med. Rev.*, 2006, 11, p. 294-329.

Hercberg S. *et al.*, « The SU.VI.MAX study. À randomized, placebo-controlled trial of the health effects of antioxidant vitamins and minerals », *Arch. Intern. Med.*, 2004, 164, p. 2335-2342.

Hoffmann P. R., « Mechanisms by which selenium influences immune response », *Arch. Immunol. Ther. Exp.*, 2007, 55, p. 289-297.

Hogarth C. A. et Griswold M. D., « The key role of vitamin A in spermatogenesis », *J. Clin. Invest.*, 2010, 120, p. 956-962.

Huang H. Y. *et al.*, « The efficacy and safety of multivitamin and mineral supplement use to prevent cancer and chronic disease in adults : A systematic review for a National Institutes of Health State-of-the-Science Conference », *Ann. Intern. Med.*, 2006, 145, p. 372-385.

Huiguera-Ciapara I. *et al.*, « Astaxanthin : A review of its chemistry and applications », *Crit. Rev. Food Sci. Nutr.*, 2006, 46, p. 185-196.

Jang D. J. *et al.*, « Red ginseng for treating erectile dysfunction : A systematic review », *Br. J. Clin. Pharmacol.*, 2008, 66, p. 444-450.

Jia L. *et al.*, « Current evaluation of the millennium phytomedicine-ginseng : Collected chemical entities, modern pharmacology, and clinical applications emanated from traditional Chinese medicine », *Curr. Med. Chem.*, 2009, 16, p. 2924-2942.

Johnson J. J. *et al.*, « Green tea polyphenols for prostate cancer chemoprevention : A translational perspective », *Phytomedicine*, 2010, 17, p. 3-13.

Jones A. A., « Age related macular degeneration, should your patients be taking additional supplements ? », *Aust. Fam. Physician*, 2007, 36, p. 1026-1028.

Jones L. L. *et al.*, « Acylcarnitines : Role in brain », *Prog. Lipid Res.*, 2010, 49, p. 61-75.

Kamel N. S. *et al.*, « Antioxidants and hormones as antiaging therapies : High hopes, disappointing results », *Clev. Clin. J. Med.*, 2006, 73, p. 1049-1056.

Kaneki M. *et al.*, « Pleiotropic actions of vitamin K : Protector of bone health and beyond ? », *Nutrition*, 2006, 22, p. 845-852.

Karlik H. et Lohninger A., « Supplementation of L-carnitine in athletes : Does it make sense ? », *Nutrition*, 2004, 20, p. 709-715.

Katsiki N., Manes C., « Is there a role for supplemented antioxidants in the prevention of atherosclerosis ? », *Clin. Nutr.*, 2009, 28, p. 3-9.

Kelley B. J. et Knopman D. S., « Alternative medicine and Alzheimer disease », *Neurologist*, 2008, 14, p. 299-306.

Kenny A. M. *et al.*, « Dehydroepiandrosterone combined with exercise improves muscle strength and physical function in frail older women », *J. Am. Geriatric Soc.*, 2010, 58, p. 1707-1714.

Kidd P. M., « Vitamins D and K as pleiotropic nutrients : Clinical importance to the skeletal and cardiovascular systems and preliminary evidence for synergy », *Altern. Med. Rev.*, 2010, 15, p. 199-222.

Kieffer D. et Pantuso T., « Panax ginseng », *Am. Fam. Physician*, 2003, 68, p. 1539-1542.

Koh E. H. *et al.*, « Effects of alpha-lipoic acid on body weight in obese subjects », *Am. J. Med.*, 2011, 124, p. 85-88.

Kohgo Y. K. *et al.*, « Body iron metabolism and pathophysiology of iron overload », *Int. J. Hematol.*, 2008, 88, p. 7-15.

Kumar S. *et al.*, « Antiproliferative effects of honey and its polyphenols : A review », *Journal of Biomedicine and Biotechnology*, 2009, article ID 830616.

Larsson s. C. et Wolk A., « Magnesium intake and risk of type 2 diabetes : A meta-analysis », *J. Intern. Med.*, 2007, 262, p. 208-214.

Lee H. P. *et al.*, « All-trans-retinoic acid as a novel therapeutic strategy for Alzheimer's disease », *Expert. Rev. Neurother.*, 2009, 9, p. 1615-1621.

Lichtenstein A. H., « Nutrient supplements and cardiovascular disease : A heartbreaking story », *J. Lipid. Res.*, 2009, 50 (suppl.), S429-433.

Littaru G. P. et Tiano L., « Clinical aspects of coenzyme Q10 : An update », *Nutrition*, 2010, 26, p. 250-254.

Lopez-Lluch G. *et al.*, « Is coenzyme Q a key factor in aging ? », *Mech. Ageing Dev.*, 2010, 31, p. 225-235.

Lü J. M. *et al.*, « Ginseng compounds : An update on their molecular mechanisms and medical applications », *Curr. Vasc. Pharmacol.*, 2009, 7, p. 293-302.

Maczurek A. *et al.*, « Lipoic acid as an anti-inflammatory and neuroprotective treatment for Alzheimer's disease », *Adv. Drug Deliv. Rev.*, 2008, 60, p. 1463-1470.

Mahadevan S. et Park Y., « Multifaceted therapeutic benefits of ginkgo biloba : Chemistry, efficacy, safety and uses », *J. Food Sci.*, 2008, 73, R14-R19.

Maiani G., « Carotenoids : Actual knowledge on food sources, intakes, stability and bioavailability and their protective role in humans », *Mol. Nutr. Food Res.*, 2009, 53, S194-S218.

Mandl J. *et al.*, « Vitamin C : update on physiology and pharmacology », *Br. J. Pharmacol.*, 2009, 157, p. 1097-1110.

Mazur A. *et al.*, « Magnesium and the inflammatory response : Potential physiopathological implications », *Arch. Biochem. Biophys.*, 2007, 458, p. 48-56.

McCaffery P. *et al.*, « Retinoic acid signalling and function in the adult hippocampus », *J. Neurobiol.*, 2006, 66, p. 780-791.

McCully K. S., « Homocysteine, vitamins, and vascular disease prevention », *Am. J. Clin. Nutr.*, 2007, 86, 1563S-1568S.

McLean R. R. et Hannan M. T., « B vitamins, homocysteine, and bone disease : epidemiology and pathophysiology », *Curr. Osteoporos. Rep.*, 2007, 5, p. 112-119.

Miller E. R. *et al.*, « Meta-analysis : High-dosage vitamin E supplementation may increase all-cause mortality », *Ann. Intern. Med.*, 2005, 142, p. 37-46.

Moreira P. I. *et al.*, « Lipoic acid and N-acetyl cystein decrease mitochondrial-related oxidative stress in Alzheimer disease patients fibroblasts », *J. Alzheimer Dis.*, 2007, 12, p. 195-206.

Mulholland C. A. et Benford D., « What is known about the safety of multivitamin-multimineral supplements for the generally healthy population ? », *Am. J. Clin. Nutr.*, 2007, 85, 318S-322S.

Mynatt R. L., « Carnitine and type 2 diabetes », *Diabetes Metab. Res. Rev.*, 2009, suppl. 1, S45-S49.

Nahas R., « Complementary and alternative medicine approaches to blood pressure reduction : An evidence-based review », *Can. Fam. Physician*, 2008, 54, p. 1529-1533.

Nieves J. W., « Osteoporosis : the role of micronutriments », *Am. J. Clin. Nutr.*, 2005, 81, 1232S-1239S.

Opie L. H. et Lecour S., « The red wine hypothesis : From concepts to protective signalling molecules », *Eur. Heart J.*, 2007, 28, p. 1683-1693.

Oude Griep L. M. *et al.*, « Raw and processed fruit and vegetable consumption and 10-year coronary heart disease incidence in a population-based cohort study in the Netherlands », *PLoS ONE*, 2010, 5, e13609.

Pandey K. B., Rizvi S. I., « Plant polyphenols as dietary antioxidants in human health and disease », *Oxidative Medicine and Cellular Longevity*, 2009, 5, p. 270-278.

Panjari M. et Davis S. R., « DHEA therapy for women : Effect on sexual function and wellbeing », *Hum. Reprod. Update*, 2007, 13, p. 239-248.

Panjari M., Davis S. R., « DHEA for postmenopausal women : A review of the evidence », *Maturitas*, 2010, 66, p. 172-179.

Park S. et Johnson M. A., « What is an adequate dose of oral vitamin B12 in older people with poor vitamin B12 status ? », *Nutrition Reviews*, 2006, 64, p. 373-377.

Penniston K. L. et Tanumihardjo S. A., « The acute and chronic toxic effects of vitamin A », *Am. J. Clin. Nutr.*, 2006, 83, p. 191-201.

Pescosolido N. *et al.*, « The aging eye and the role of L-carnitine and its derivatives », *Drugs in R&D*, 2009, 9, suppl. 1, p. 3-14.

Pitkin R. M., « Folate and neural tube defect », *Am. J. Clin. Nutr.*, 2007, 85, 285S-288S.

Prasad A. S., « Zinc : Mechanisms of host defense », *J. Nutr.*, 2007, 137, p. 1345-1349.

Qu J. *et al.*, « Coenzyme Q10 in the human retina », *Invest. Ophtalmol. Vis. Sci.*, 2009, 50, p. 1814-1818.

Queen B. L. et Tollefsbol T. O., « Polyphenols and aging », *Curr. Aging Sci.*, 2010, 3, p. 34-42.

Quinzii C. M. *et al.*, « Human coenzyme Q10 deficiency », *Neurochem. Res.*, 2007, 32, p. 723-727.

Radad K. *et al.*, « Use of ginseng in medicine with emphasis on neurodegerative disorders », *J. Pharmacol. Sci.*, 2006, 100, p. 175-186.

Rao A. V. et Rao L. G., « Carotenoids and human health », *Pharmacological Research*, 2007, 55, p. 207-216.

Rayssiguier Y. *et al.*, « High fructose consumption combined with low dietary magnesium intake may increase the incidence of the metabolic syndrome by inducing inflammation », *Magnes. Res.*, 2006, 19, p. 237-243.

Renaud S. et Lorgeril M. de, « Wine, alcohol, platelets and the French paradox for coronary heart disease », *The Lancet*, 339, p. 1523-1526.

Roddam A. W. *et al.*, « Endogenous sex hormones and prostate cancer : A collaborative analysis of 18 prospective studies », *J. Nat. Cancer Inst.*, 2008, 100, p. 170-183.

Rylander R., « Drinking water constituents and disease », *J. Nutr.*, 2008, 138, 423S-425S.

Santarosa B., Peters E., « Nutritional aspects of the prevention and treatment of osteoporosis », *Arq. Bras. Endocrinol. Metab.*, 2010, 54, 2.

Saper R. B. *et al.*, « Common dietary supplements for weight loss », *Am. Fam. Physician*, 2004, 70, p. 1731-1738.

Schweizer U. *et al.*, « Selenium and brain function : A poorly recognized liaison », *Brain Res. Rev.*, 2004, 45, p. 164-178.

Shahidi F., « Antioxydant factors in plant foods and selected oilseeds », *Biofactors*, 2000, 13, p. 179-185.

Shay K. P. *et al.*, « Alpha-lipoic acid as a dietary supplement : Molecular mechanisms and therapeutic potential », *Biochim. Biophys. Acta*, 2009, 90, p. 1149-1160.

Shi J. *et al.*, « Polyphenolics in grape-seeds – Biochemistry and functionality », *J. Med. Food.*, 2003, 6, p. 291-299.

Sierpina V. S. *et al.*, « Ginkgo biloba », *Am. Fam. Physician*, 2003, 68, p. 923-926.

Singh U. et Jialal I., « Alpha-lipoic acid supplementation and diabetes », *Nutr. Rev.*, 2008, 66, p. 646-657.

Smith A. D., Refsum H., « Vitamin B12 and cognition in the elderly », *Am. J. Clin. Nutr.*, 2009, 89, 707S-711S.

Sohala R. S. et Forsterb M. J., « Coenzyme Q, oxidative stress and aging », *Mitochondrion*, 2007, 7 (suppl), S103-S111.

Sola S. *et al.*, « Irbesartan and lipoic acid improve endothelial function and reduce markers of inflammation in the metabolic syndrome : Results of the irbesartan and lipoic acid in endothelial dysfunction (ISLAND) study », *Circulation*, 2005, 111, p. 343-348.

Sontia B. et Touyz R. M., « Role of magnesium in hypertension », *Arch. Biochem. Biophys.*, 2007, 458, p. 33-39.

Stewart P. M., « Aging and fountain-of-youth hormones », *N. Engl. J. Med.*, 2006, 355, p. 1724-1726.

Sun-Edelstein C. et Mauskop A., « Foods and supplements in the management of migraine headaches », *Clin. J. Pain*, 2009, 25, p. 446-452.

Swaminathan S. *et al.*, « The role of iron in diabetes and its complications », *Diabetes Care*, 2007, 30, p. 1926-1933.

Tchernof A. et Labrie F., « Dehydroepiandrosterone, obesity and cardiovascular disease risk : A review of human studies », *Eur. J. Endocrinol.*, 2004, 151, p. 1-14.

Thomson C. D., « Assessment of requirements for selenium and adequacy of selenium status : A review », *Eur. J. Clin. Nutr.*, 2004, 58, p. 391-402.

Thomson M. J. *et al.*, « Antioxidant treatment for heart failure : Friend or foe ? », *QJM*, 2009, 102, p. 305-310.

Tiano L. *et al.*, « Effect of coenzyme Q10 administration on endothelial function and extracellular superoxide dismutase in patients with ischaemic heart disease : A double-blind, randomized controlled study », *European Heart Journal*, 2007, 28, p. 2249-2256.

Vang O. et Das D. K., « Resveratrol and health », *Ann. NY Acad. Sci.*, 2011, vol. 1215.

Villamor E. et Fawzi W. W., « Effects of vitamin A supplementation on immune responses and correlation with clinical outcomes », *Clin. Microbiol. Rev.*, 2005, 18, p. 446-464.

Volkov I. *et al.*, « Vitamin B12 could be a master key in the regulation of multiple pathological processes, », *J. Nihon Med. Sch.*, 2006, 73, p. 65-69.

Voutilainen S. *et al.*, « Carotenoids and cardiovascular health », *Am. J. Clin. Nutr.*, 2006, 83, p. 1265-1271.

Wang X. *et al.*, « Efficacy of folic acid supplementation in stroke prevention : A meta-analysis », *The Lancet*, 2007, 369, p. 1876-1882.

Watanabe F., « Vitamin B12 sources and bioavailability », *Exp. Biol. Med.*, 2007, 232, p. 1266-1274.

Weinman S. *et al.*, « Effects of ginkgo biloba in dementia : Systematic review and meta-analysis », *BMC Geriatr.*, 2010, 10, p. 14.

Williamson G. et Manach C., « Bioavailability and bioefficacy of polyphénols in humans. Review of 93 intervention studies », *Am. J. Clin. Nutr.*, 2005, 81, 243S-255S.

Wollen K. A., « Alzheimer's disease : The pros and cons of pharmaceutical, nutritional, botanical and stimulatory therapies, with a discussion of treatment strategies from the perspective of patients and practitioners », *Altern. Med. Rev.* 2010, 15, p. 223-244.

Wollin S. D. et Jones P. J., « Alpha-lipoic acid and cardiovascular disease », *J. Nutr.*, 2003, 133, p. 3327-3330.

Wong R. W. *et al.*, « Iron toxicity as a potential factor in AMD », *Retina*, 2007, 27, p. 997-1003.

Yanagisawa H., « Zinc deficiency and clinical practice. Validity of zinc preparations », *Yakugaku Zasshi, Journal of the Pharmaceutical Society of Japan*, 2008, 128, p. 333-339.

Young A. J. *et al.*, « Coenzyme Q10 : A review of its promise as a neuroprotectant », *CNS Spectr.*, 2007, 12, p. 62-68.

Young S. N., « Folate and depression-a neglected problem », *J. Psychiatry Neurosci.*, 2007, 32, p. 80-81.

Zembron-Lacny A. *et al.*, « Assessment of the antioxidant effectiveness of alpha-lipoic acid in healthy men exposed to muscle-damaging exrcise », *J. Physiol. Pharmacol.*, 2009, 60, p. 139-143.

## Chapitre 17

Bravata D. M. *et al.*, « Using pedometers to increase physical activity and improve health : A systematic review », *JAMA*, 2007, 298, p. 2296-2304.

Gomez-Cabrera M. C. *et al.*, « Moderate exercise is an antioxidant : Upregulation of antioxidant genes by training », *Free Radic. Biol. Med.*, 2008, 44, p. 126-131.

Heber D., *The LA Shape Diet,* New York, HasperCollins Publishers, 2004.

Horasanli K. *et al.*, « Do lifestyle changes work for improving erectile dysfunction ? », *Asian J. Androl.*, 2008, 10, p. 28-35.

Hunter D. J. et Eckstein F., « Exercise and osteoarthritis », *J. Anat.*, 2009, 214, p. 197-207.

Khan N. A. *et al.*, « The 2008 Canadian hypertension education program recommendations for the management of hypertension. Part 2 – Therapy », *Can. J. Cardiol.*, 2008, 24, p. 465-475.

Marwick T. H. *et al.*, « Exercise training for type 2 diabetes mellitus : Impact on cardiovascular risk. A scientific statement from the American Heart Association », *Circulation*, 2009, 119, p. 3244-3262.

Mathur N. et Klarlund Pedersen B., « Exercise as a mean to control low-grade systemic inflammation », *Mediators of Inflammation*, 2008, article ID 109502.

Mitchell J. H. *et al.*, « Classification of sports », *Med. Sci. Sports Exerc.*, 1994, 26, S242-S245.

Mittleman M. A., « Air pollution, exercise and cardiovascular risk », *N. Engl. J. Med.*, 2007, 357, p. 1147-1148.

Ricard C. *et al.*, « Description et incidence des recours aux urgences pour accidents de sport en France. Enquête permanente sur les accidents de la vie courante, 2004-2005 », *Bull. épid. hebdo.* de l'Institut de veille sanitaire, septembre 2008, 33, 2.

Sachdev S. et Davies K. J., « Production, detection and adaptive response to free radicals in exercise », *Free Radic. Biol. Med.*, 2008, 44, p. 215-223.

Tsatoulis A. et Foutounakis S., « The protective role of exercise on stress system dysregulation and comorbidities », *Ann. NY Acad. Sci.*, 2006, 1083, p. 196-213.

## Chapitre 18

Barnes J. *et al.*, « Hypnotherapy for smoking cessation », *Cochrane Database Syst. Rev.*, 2010 (10), CD001008.

Benowitz N. L., « Pharmacology of nicotine : Addiction, smoking-induced disease and therapeutics », *Annu. Rev. Pharmacol. Toxicol.*, 2009, 49, p. 57-71.

Chandler M. A., Rennard S. I., « Smoking cessation », *Chest*, 2010, 137, p. 428-435.

Goodson W. H. et King E. B., « Discharges and secretions of the nipple », *in* Bland K. I. et E. B. Copeland (éd), *The Breast*, Philadelphie, Saunders, 2003, vol. 1, p. 65-90.

Henningfield J. E. *et al.*, « Pharmacotherapy for nicotine dependence », *CA Cancer J. Clin.*, 2005, 55, p. 281-299.

Hind D. *et al.*, « Varenicline in the management of smoking cessation : A single technology appraisal », *Health Technol. Assess.*, 2009, 13, suppl. 2, p. 9-13.

Le Foll B. *et al.*, « Treatment of tobacco dependence : integrating recent progress into practice », *CMAJ*, 2007, 177, p. 1373-1380.

Lebargy *et al.*, *Épidémiologie du tabagisme. Aide à l'arrêt du tabac,* Traité de médecine Akos, 6-0935, Paris, Elsevier 2005.

Morita A., « Tobacco smoke causes premature aging », *J. Dermatol. Sci.*, 2007, 48, p. 169-175.

Proctor R. N., « The global smoking epidemic : A history and status report », *Clinical Lung Cancer*, 2004, 5, p. 371-376.

White A. R. *et al.*, « Acupuncture and related interventions for smoking cessation », *Cochrane Database Syst. Rev.*, 2011 (1), CD 000009.

## Chapitre 19

Billiard M., *Le Guide du sommeil,* Paris, Odile Jacob, 2007.

Brzezinski A., « Melatonin in humans », *New Engl. J. Med.*, 1997, 336, p. 186-195.

Bursztyn M. et Stessman J., « The siesta and mortality : Twelve years of prospective observations in 70-years-olds », *Sleep*, 2005, 28, p. 345-347.

Campos H. et Siles X., « Siesta and the risk of coronary heart disease : Results from a population-based, case-control study in Costa Rica », *Int. J. Epidemiol.*, 200, 29, p. 429-437.

Dauvilliers Y. et Billiard M., « Aspects du sommeil normal », *Encycl. méd.-chir.*, *Neurologie*, 17-025-A10, Paris, Elsevier, 2004.

Lahl O. *et al.*, « An ultra short episode of sleep is sufficient to promote declarative memory performance », *J. Sleep Res.*, 2008, 17, p. 3-10.

Lovato N., Lack L., « The effects of napping on cognitive functioning », *Progr. Brain Res.*, 2010, 185, p. 155-166.

Mednick S. C. *et al.*, « Comparing the benefits of caffeine, naps and placebo on verbal, motor and perceptual memory », *Behav. Brain Res.*, 2008, 191, p. 79-86.

Morgenthaler T. I. *et al.*, « Practice parameters for the clinical evaluation and treatment of circadian rhythm sleep disorders. An American Academy of Sleep Medicine report », *Sleep*, 2007, 30, p. 1445-1459.

Naska A. *et al.*, « Siesta in healthy adults and coronary mortality in the general population », *Arch. Intern. Med.*, 2007, 167, p. 296-301.

Poirrier R. et Cambron L., « Photothérapie en lumière vive », *Rev. méd. Liège*, 2007, 62, p. 25-32.

Reimão R. *et al.*, « Siesta among Brazilian Native Terena adults : A study of daytime napping », *Arq. Neuropsiquiatr.*, 2000, 58, p. 39-44.

Reiter R. J. *et al.*, « Melatonin and its metabolites : New findings regarding their production and their radical scavenging actions », *Acta Biochim. Pol.*, 2007, 54, p. 1-9.

Roth T., « Insomnia : Definition, prevalence, etiology and consequences », *J. Clin. Sleep Med.*, 2007, 15, S7-S10.

Stang A. *et al.*, « Daily siesta, cardiovascular risk factors and measures of subclinical atherosclerosis : Results of the Heinz Nixdorf Recall Study », *Sleep* 2007, 30, p. 1111-1119.

Terman M. et Terman J. S., « Controlled trial of naturalistic dawn simulation and negative air ionization for seasonal affective disorder », *Am. J. Psychiatry*, 2006, 163, p. 2126-2133.

Zaregarizi M. *et al.*, « Acute changes in cardiovascular function during the onset period of daytime sleep : Comparison to lying awake and standing », *J. Appl. Physiol.*, 2007, 103, p. 1332-1338.

## Chapitre 20

Astin J. A. *et al.*, « Mind-body medicine. State of the science », *J. Am. Board Fam. Pract.*, 2003, 16, p. 131-147.

Benson H., *The Relaxation Response,* New York, Harpertorch, 2000.

Burke D. T. *et al.*, « Martials arts as sport and therapy », *J. Sports Med. Phys. Fitness*, 2007, 47, p. 96-102.

Cardoso R. *et al.*, « Meditation in health : An operational definition », *Brain Res. Protoc.*, 2004, 14, p. 58-60.

Chow Y. W. Y. et Tsang H. W., « Biopsychosocial effects of qigong as a mindful exercise for people with anxiety disorders : A speculative review », *J. Altern. Complement Med.*, 2007, 13, p. 821-839.

Epel E. S., « Psychological and metabolic stress : A recipe for accelerated cellular aging ? », *Hormones*, 2009, 8, p. 7-22.

Ho R. C. M. *et al.*, « Research on psychoneuroimmunology : Does stress influence immunity and cause coronary artery disease ? », *Ann. Acad. Med. Singapore*, 2010, 39, p. 191-196.

Innes K. E. *et al.*, « Risk indices associated with the insulin resistance syndrome, cardiovascular disease and possible protection with yoga : A systematic review », *J. Am. Board Fam. Pract.*, 2005, 18, p. 491-519.

Jorm A. F. *et al.*, « Effectiveness of complementary and self-help treatments for anxiety disorders », *MJA*, 2004, 181, S29-S46.

Kyrou I. *et al.*, « Stress, visceral obesity and metabolic complications », *Ann. NY Acad. Sci.*, 2006, 1083, p. 77-110.

Li J. X. *et al.*, « Tai chi : Physiological characteristics and beneficial effects on health », *Br. J. Sports Med.*, 2001, 35, p. 148-156.

McCaffrey R. et Fowler N. L., « Qigong practice : A pathway to health and healing », *Holist. Nurs. Pract.*, 2003, 17, p. 110-116.

Melbourne Academic Mindfulness Group, « Mindfulness-based psychotherapies : A review of conceptual foundations, empirical evidence and practical considerations », *Aust. NZ J. Psychiatry*, 2006, 40, p. 285-294.

Ott M. J., « Mindfulness meditation : A path of transformation & healing », *J. Psychosoc. Nurs. Ment. Health Serv.*, 2004, 42, p. 22-29.

Pasquali R. *et al.*, « The hypothalamic-pituitary-adrenal axis activity in obesity and the metabolic syndrome », *Ann. NY Acad. Sci.*, 2006, 1083, p. 111-128.

Peters R. K. *et al.*, « Daily relaxation response breaks in a working population : 1. effects on self-reported measures on health », *Am. J. Public Health*, 1977, 67, p. 946-953.

Peters R. K. *et al.*, « Daily relaxation response breaks in a working population : 2. effects on blood pressure », *Am. J. Public Health*, 1977, 67, p. 954-959.
Ricard M., *L'Art de la méditation*, Paris, Nil Éditions, 2008.
Selye H., « Forty years of stress research : Principal remaining problems and misconceptions », *CMA Journal*, 1976, 115, p. 53-56.
Selye H., Bensabat S., *Stress. De grands spécialistes répondent*, Paris, Hachette, 1980.
Tsatoulis A. et Foutounakis S., « The protective role of exercise on stress system dysregulation and comorbidities », *Ann NY Acad. Sci.*, 2006, 1083, p. 196-213.
Wayne P. M. *et al.*, « The effects of Tai chi on bone mineral density in postmenopausal women : A systematic review », *Arch. Phys. Med. Rehabil.*, 2007, 88, p. 673-680.
Werneke U. *et al.* « Complementary medicines in psychiatry. Review ol effectiveness and safety », *Br. J. Psychiatry*, 2006, 188, p. 109-121.

## Chapitre 21

Coelho S. G., Hearing V., « UVA tanning is involved in the increased incidence of skin cancers in fair-skinned young women », *Pigment Cell and Melanoma Res.*, 2010, 23, p. 57-63.
Marguery M. C., « Photoprotection », *Encycl. méd.-chir., Dermatologie*, 2001, 98-944-A-10.
Nichols J. A. *et al.*, « Skin photoprotection by natural polyphenols : anti-inflammatory, anti-oxidant and DNA repair mechanisms », *Arch. Dermatol. Res.*, 2010, 302, p. 71.
Scarlett W. L., « Ultraviolet radiation : Sun exposure, tanning beds and vitamin D levels. What you need to know and how to decrease the risk of skin cancer », *J. Am. Osteopath. Assoc.*, 2003, 103, p. 371-375.
Sivamani R. K. *et al.*, « The benefits and risks of ultraviolet (UV) tanning and its alternatives : The role of prudent sun exposure », *Dermatol. Clin.*, 2009, 27 (2), 149-154, vi.
Tang M. S., « Ultraviolet A light : Potential underlying causes of melanoma », *Future Oncol.*, 2010, 6, p. 1523-1526.
Thaler A. K. von *et al.*, « The role of ultraviolet radiation in melanomagenesis », *Exp. Dermatol.*, 2010, 19, p. 81-88.

# Sites Internet

American Heart Association : http://www.heart.org/HEARTORG/
Association Bleu Blanc Cœur : http://www.bleu-blanc-coeur.com/accueil.php
Autorité européenne de sécurité des aliments (EFSA) : http://www.efsa.europa.eu/fr
Club des cardiologues du sport : http://www.clubcardiosport.com/
Composition des aliments : http://www.afssa.fr/TableCIQUAL/
Extrait d'ail vieilli : http://www.kyolic.com/
INRA, besoins en calcium : http://www.inra.fr/sia2002/1_garder-os-squelette.html.
Juvenon : http://juvenon.com/about/scientific.htm

Mind/body Medical Center : www.massgeneral.org/bhi/
NIH Osteoporosis : http://www.niams.nih.gov/Health_Info/Bone/Bone_Health/Nutrition/default.asp
Organisation mondiale de la santé : http://www.who.int/mediacentre/news/releases/2003/pr20/en/

## ➤ *Pour en savoir plus, consulter :*

http://www.edouard-pelissier.fr/

# Remerciements à

Franck Daval pour l'aide à la documentation,
Caroline Rolland pour la relecture.

# Table

CHAPITRE 14



CHAPITRE 15



CHAPITRE 16

Cet ouvrage a été imprimé
en août 2012 par

CPI

FIRMIN-DIDOT

27650 Mesnil-sur-l'Estrée

Cet ouvrage a été transcodé et mis en pages
chez Nord Compo (Villeneuve-d'Ascq)

N° d'impression : 113890
N° d'édition : 7381-2795-X
Dépôt légal : septembre 2012

*Imprimé en France*